U0273515

柳学洙 著

陈宝贵 整理

医林锥指

修订版

中国中医药出版社
·北京·

图书在版编目（CIP）数据

医林锥指 / 柳学洙著；陈宝贵整理. —北京 ：中国中医药出版社，2013.7（2015.5重印）
ISBN 978-7-5132-1538-1

Ⅰ. ①医… Ⅱ. ①柳… ②陈… Ⅲ. ①医案 - 汇编 - 中国 - 现代 Ⅳ. ① R249.7

中国版本图书馆 CIP 数据核字（2013）第 139523 号

中 国 中 医 药 出 版 社 出 版
北京市朝阳区北三环东路28号易亨大厦16层
邮政编码　100013
传真　010 64405750
三河鑫金马印刷有限公司印刷
各地新华书店经销

＊

开本 710mm×1000mm　1/16　印张 23　字数 300 千字
2013年7月第1版　2015年5月第2次印刷
书　号　ISBN 978-7-5132-1538-1

＊

定价　48.00　元
网址　www.cptcm.com

醫林錐指

任應秋

此为本书1984年出版时任应秋教授题签

内容提要

本书自1984年出版发行以来，受到广大读者的好评，影响了一批中医临床工作者。由于当时条件有限，出版数量不多，今已难寻，再版呼声日高。今由柳先生之高徒陈宝贵教授修订整理再版，以满足广大中医工作者学习和临证之需要。修订版《医林锥指》做了如下改动：《产后发热证治辑要》篇经过认真校对，错误之处予以更正；将《临证散拾》篇重新编排，分为外感病、内伤病、外科病、妇科病、儿科病、五官科病几部分，各病案列于其下，并在主要病证前加以概述，又收入柳先生的部分医案；把《闲话医药》篇中的一部分典型病案移至《临证散拾》篇中，又对医话顺序做了重新编排，并加入了一些新的医话；对古典医籍中引用的病名、药名及剂量习惯保持不变；把《临证散拾》篇及《闲话医药》篇中的药名、剂量统一用现代药名、剂量。本书中所载药物犀角、羚羊角、山甲属于国家明令禁止或限售之药物，所述内容供参考之用，希望读者临证时使用相应的代用品。本书见解独到，按语精当，可供中医临床工作者学习参阅使用。

序

　　津沽医学源远流长，历代名医辈出。天津武清柳学洙先生，为天津近代有名的老中医。其一生勤学不倦，经验丰富，早年拜师于张锡纯先生，从师三年，继承并发扬了张先生之学术思想。柳先生不但精于临证，理论也有颇多建树。

　　新中国成立后中医药学出现了百花齐放、百家争鸣的局面。老中医专家在有生之年，纷纷把自己的宝贵经验奉献出来，为中医药事业的发展贡献一份力量。柳先生整理临证资料，仿庄子"用管窥天，用锥指地，不亦小乎"之意，著名为《医林锥指》一书，于1984年出版，出版后受到同道广泛好评。时至今日，已近30年。此次再版，我认为不但能使后学者真正领略中医大家的临证思路，而且对研习经典，继承老中医经验也很有帮助。

　　《医林锥指》原书分为"产后发热证治辑要""临证散拾"及"闲话医药"三部分。"产后发热证治辑要"专门辑录了历代医家对产后发热的证治认识、经验和柳先生的独到见解。每段引述后多加评论，或评析前贤所论精要，或比较医家见解之异同，或是评论方药之得失。……所论或寥寥数语、言简意赅，或长篇宏论、剖深镂细。与原文相参校习，颇多启迪，此种体裁格调也别具一格，令人耳目一新。"临证散拾"和"闲话医药"充分体现了丰富的临证经验及思辨方法，临证精细，用药平实老道，文字虽朴实无华，论叙随文而释，莫不尽显柳先生中医基本功之深厚。该书是不可多得的临证参考书，如读者细心品读，定能在临证上有很多收获。

唐·王冰云:"将升岱岳,非径奚为;欲诣扶桑,无舟莫适。"老中医之经验不但为学习中医之门径,亦为继承之瑰宝。如今,中医药事业正处在难得的发展机遇期,我辈应抓住这一机会,传承创新,为弘扬中医药学做出更多贡献。

天津名老中医陈宝贵教授为柳学洙先生的亲传弟子,也是武清中医院前任院长。他医德高尚,医术精湛,勤奋工作,无私奉献,为中医药事业做出了突出贡献。20年的同道之谊,相知相敬。今逢《医林锥指》再出版,陈教授邀序于我,认真拜读研习之后,多有教益,谨循为之。

中国工程院院士
中国中医科学院院长
天津中医药大学校长

2013年5月

原 序

余从事中医临床工作将六十载。昔时，诊事猬集，无论风雨寒暑，周旋于病榻之间，凝神苦思，搔首濡毫，竭愚者之千虑，剖析疑似，或至忘食；迨患者霍然而起，又欣然如释重负。余本职在于治病救人，"泥上偶然留指爪"亦不过为当时治病所需，聊备遗忘而已，并不敢存立言之念。

后来，领导再三鼓励，勉以不宜以老耄而妄自菲薄，遂不敢以疏懒辞，乃将往日搜集之零星资料，稍加整理，汇成一册。庄子云："是直用管窥天，用锥指地也，不亦小乎？"余学殖荒疏，囿于见闻，遂以"锥指"名之，以志雪泥鸿爪意也。

本书凡三篇。

第一篇：《产后发热证治辑要》。1957年夏，酷暑炎蒸，产妇死于中暑者时有所闻，余痛于此，诊后乃将先贤有关产后中暑及产后发热疾病的论述辑为一篇，名之曰《产后发热证治辑要》，上至汉·张仲景《金匮要略》，下至民国及新中国成立后的一些名医著作，其论述精辟者，多所采择。

本篇又分为六个部分。

一曰《金匮要略·妇人产后病脉证治》集解。李东垣说："仲景药为万世法，号群方之祖……"故将《金匮要略·妇人产后病脉证治》之原文列于章首，为便于理解，将白话"语释"附于原文之后。其后之"集注"是各家对《金匮》条文的注释，对原文之邃旨，或加发挥，或补其不足，匡其不当。再次是历代医家有关产后病的一部分医案。这些医案师仲圣之法，而不泥其方，有发明创造，故录之以为佐证。笔者之管见则附于最末，然难免贻点金成铁之诮。

二曰广《女科经纶·产后发热章》。

三曰产后中暑。

四曰产后温病。

五曰胎产病医案抄。

六曰胎产病论治文摘。

第二篇名之为《临证散拾》。古人云："失之东隅，收之桑榆。"日月如驶，转瞬已将六十寒暑，虽偶有心得，何敢自持。读张菊梅君医案，题为《临证偶拾》，今余掇拾零散往事，窃类东施效颦，故以《散拾》名之，聊作野人献曝。

本篇中之病名以中医病证名称为主。西医病名间有之，如滑囊炎、过敏性水肿、高血压等，而病种次序，略无轩轾。

所录医案，多为近年所积留者，旧时所存，十失八九，仅凭回忆所及者录之。

第三篇曰《闲话医药》。略近医话，而雅驯逊之。有稍长之论，有简短之小品，有医林掌故，有医药知识，漫无次序，如闲话可也。

书中药物剂量标准，前人医案不便擅改，仍循古制，余之所记，则皆用今制。书成多靠局、院领导的关怀，院内同志们的帮助，并承全国中医学会副会长任应秋教授赐予题签，在此表示感谢。本稿之整理，全赖陈宝贵同志，次子宗游亦参与其事。

余滥竽医界垂六十年，其中功过，瑜不掩瑕，而半世浮沉如汪洋大海中之一水泡，遂以"医海一沤"自名，简呼"一沤"。

一沤知闻浅短，又书成率尔，舛谬之处，在所难免，倘荷明达指正，不胜感激之至！

编著者柳学洙 谨识

1982年10月

前　言

天津名老中医、主任医师柳学洙先生所著《医林锥指》一书，自1984年出版发行以来，受到业内好评，引起了国内外同行的高度评价。该书分三篇：一曰"产后发热证治辑要"，二曰"临证散拾"，三曰"闲话医药"，记载了柳师从医六十年累积的经验总结及体会。柳师临证经验丰富，书中理论深邃，按语精当，治疗具有独特之处，实用性强。全书内容编写条理分明，首尾相应，博而不杂，始终如一。此书出版已近三十年，由于当时条件有限，出版数量不多，今已难寻。今重新整理出版，既是对恩师的追思，又是对柳老学术经验的重新整理，更为了能满足广大中医爱好者学习阅读需要。

回想当年跟师的情景仍历历在目，然流光逝去已近三十载矣！多年来，余着实谨遵师嘱，竭尽所学，仁心救人。《医林锥指》常伴案头枕边，遇不解之处，亦会求解其中，每每翻阅，受益良多。今应广大医学界同行的要求，再次整理修订出版。

修订版《医林锥指》仍续原版三个篇幅的结构，较前做了如下改动：

1.《产后发热证治辑要》经过认真校正，对原有的舛谬之处进行核对并加以修正完善。

2. 将《临证散拾》部分分为外感病、内伤病、外科病、妇科病、儿科病，体例列病为纲，以证为目，加入了一部分医案。并在一些主要病证前有的加以概述，病案需说明者加以按语。

3. 闲话医药篇中的一些典型病案移至前篇，对医话顺序加以重新排序，并加入了一些新的医话。另外，经过认真校正，对原有的舛谬之处进行校对并加以修正完善。

先生一生医德高尚，谦虚谨慎，待人以诚。其居室名"恕庵"，用以自勉。对病者不分贫富贵贱，晚年重病在身仍不拒求诊者。1986年《医林锥指》所得稿酬分别捐献给县医院、幼儿园和"振兴中华修我长城"基金会，自己分文未留。《医林锥指》的整理再版不仅对先生的学术思想总结具有重要价值，更对当前弘扬医务工作者仁爱济世的医德观具有现实意义。愿师之精神和著作长留于世，福泽后人。

修订版《医林锥指》一书的整理及校对工作，我的博士研究生寇子祥、张美英也参与其中，愿他们学业精进、传承创新。由于时间仓促，不足之处敬请明达指正。

整理者 陈宝贵

2013年1月

目　录

柳学洙先生小传 1

产后发热证治辑要 5
　　《金匮要略·妇人产后病脉证治》集解 7
　　广《女科经纶·产后发热章》 42
　　　　产后外感风寒不可作伤寒治 43
　　　　产后头痛发热不可作外伤感冒治 43
　　　　产后诸发热状类伤寒不可发汗 43
　　　　产后伤食发热宜下 46
　　　　产后伤食发热类伤寒 46
　　　　产后伤食发热不可作血虚治 46
　　　　产后伤食发热分证用药 46
　　　　产后发热属肝虚血燥 49
　　　　产后发热属阴虚生内热 49
　　　　产后发热属阴虚阳浮于外 49
　　　　产后发热属血脱阳无所附 49
　　　　产后阴虚发热宜补气 50
　　　　产后发热不可作火治误用寒凉 50
　　　　论丹溪治产后发热用方之法 50
　　产后中暑 55
　　产后温病 67
　　胎产病医案抄 73
　　　　吴鞠通医案 73
　　　　王孟英医案 76
　　　　来天培医案 83
　　　　张隐庵医案 83
　　　　谢映庐医案 83

恽铁樵医案 …………………………………… 87

丁甘仁医案 …………………………………… 89

舟雪峰医案 …………………………………… 94

张聿青医案 …………………………………… 95

周小农医案 …………………………………… 99

刘蔚楚医案 …………………………………… 104

曹颖甫医案 …………………………………… 105

赵志青医案 …………………………………… 107

胎产病论治文摘 ……………………………… 108

傅青主新产治法 ……………………………… 108

单养贤论产后服生化汤 ……………………… 109

王孟英谈生化汤适应证 ……………………… 110

张山雷论产后恶露不多 ……………………… 110

张景岳论产后治法 …………………………… 111

虞天民辨丹溪主末二字即标本论 …………… 111

叶以潜产后攻补二法辨疑论 ………………… 112

虞天民论产后用白芍药宜制炒 ……………… 112

张景岳论产后用芍药 ………………………… 113

吴鞠通辨产后不可用白芍 …………………… 113

陈自明论产后证先调脾胃 …………………… 113

王孟英论产前宜调解饮食 …………………… 114

龚商年《临证指南·产后病门》之按语 …… 114

张飞畴论产后危证有三冲三急 ……………… 115

徐灵胎论妇科 ………………………………… 115

徐灵胎论胎产 ………………………………… 116

徐灵胎论妇人产后热用药宜凉 ……………… 117

雷少逸论胎产用药宜慎 ……………………… 117

严鸿志论产后用补 …………………………… 118

雷少逸论经产兼证治法 ……………………… 118

张锡纯谈产后温病 …………………………… 119

吴鞠通论产后三大证 ………………………… 119

吴鞠通论产后瘀血 …………………………… 120

吴鞠通论产后补泻 122

吴鞠通论产后误用归芎 122

吴鞠通论产后当究奇经 123

吴鞠通论产后当补心气 123

吴鞠通论产后虚证 124

朱丹溪论产后治法 124

临证散拾 127

  外感病 129

    风寒感冒 130

    风热感冒 134

    虚人感冒 136

    秋燥 137

    暑病 139

    温病 141

    温毒 146

    《伤寒》方证 149

  内伤病 153

    咳嗽 153

    小青龙汤证 162

    二陈汤证 166

    痹证 172

    呃逆 181

    反胃 183

    脘腹痛 186

    鼓胀 190

    黄疸 193

    眩晕 196

    高血压 202

    补肾法治验 205

    癫狂痫 218

    失音 223

痿证 230

寒疝 232

滑囊炎 233

面瘫 234

耗散滑脱证 236

绦虫病 239

妇科病 240

月经病 240

崩漏 246

带下 250

妊娠病 256

产后病 261

妇科杂病 272

儿科病 273

小儿腹泻 274

百日咳 274

外科病 276

色素沉着 277

牛皮癣 278

浸淫疮 278

肿疡 280

脱骨疽 281

乳疽 283

五官科病 285

咽肿发热 285

咽肿音嗄 285

耳肿牙痛 286

头痛龈肿 286

牙痛 287

鼻衄 288

口疮 288

暴发火眼 290

胬肉攀睛 290

眼底炎 292

慢性青光眼 292

闲话医药 295

饮证 297

痰饮 298

悬饮 299

溢饮 300

支饮 300

热入血室杂谈 303

仲景及诸家论热入血室 303

诸家论热入血室的治法 306

热入血室男女皆有此病 310

杂病亦有热入血室 311

病邪的出路 311

"寒入血室"与"热入血室" 316

读《遇安斋证治丛录·答周小农书》书后 318

治疗流行性乙型脑炎的体会 319

忆方氏治产后感冒 321

并补徐洄溪论《宗传》之不足 321

"医不三世,不服其药" 322

怀念三师 323

张师寿甫 323

陆师渊雷 323

张师山雷 324

孙雨亭 324

赵云青 325

张宗周 325

张福麟 326

写药名宜通俗 326

医贵识病 327

切诊 329

谈用大方 329

阳明燥土，得阴乃安 330

疫毒移于大肠下利 331

吴鞠通谈"泻白散" 333

记战汗 334

截疟退热 336

癃闭 338

蛔厥 338

消渴 339

遗尿 340

民间验方治疝气 341

治血友病 342

定风珠治验 342

漏底伤寒难治案 343

青蒿鳖甲汤治验 343

湿热痢忌早服温热药 344

温病误于辛温之教训 344

燮理汤治痢疾 345

养脏汤法治一虚性下痢 346

水蛭化癥瘕 346

水蛭治遗精 348

轻粉治蓄水 348

人参治吐血 348

生石膏治热痹 349

益母草、白茅根治急性肾炎 350

小蓟治舌衄 350

柳学洙先生小传

柳学洙（1906.8—1988.3），字溥泉，号医海一沤，天津武清县人。先生幼年失怙，立志学医。一生潜心阅览历代医案，手不释卷。民国时期县内瘟病流行，以清瘟败毒之剂治愈多人。1929年拜张锡纯先生为师，常侍左右，直至张师去世，对师著《医学衷中参西录》领悟极深。1939年就读陆渊雷先生之国医函授班，又与兰溪医校张山雷先生过从甚密，曾受赠《中风斠诠》一部。在三师指点下，学业益进，医术愈高。

先生从医六十余载，学验俱丰，常经方、时方、民方并用，并汲取诸家之长，以药少效高而著称于津沽。其学术思想及成就主要有以下几方面：

1. 重经典及疗效　先生注重经典之学习，受张师影响尤重《内经》《伤寒》及《金匮》诸书，对其重点章节皆能背诵，并能熟练应用。另外，尤喜读孟英之书，对其医案医论亦深有研究。先生还重视疗效，认为没有疗效，讲得再好也是"纸上谈兵"。有时为了观察疗效，常数次到病家询问，可见其对疗效之重视。

2. 临证经验　先生治疗外感病善用仲景法，对《伤寒》诸方运用得非常纯熟，疗效很高，这也得力于张师之指点。如麻附细辛汤、小青龙汤等。杂病方面，对失音、眩晕、高血压等病及补肾法都很有体会，其医案医论对临证很有指导意义。

3. 妇科病　新中国成立后，由于医疗水平很低，多数产妇及大夫又死抱古之观念不放，以至于误死者甚多，先生痛于此，乃将先贤有关产后发热疾病的论述辑为一篇，并参以己见，有的结合现代医学之观点，指出谬误，名之曰《产后发热证治辑要》，对产后发热之病有很大指导意义。调经保胎方面先生也独有见地，如"加味寿胎丸"治疗滑胎，从固肾入手，治愈者众。

4. 经验方运用　先生善用经方验方，如以苓桂术甘汤治产后腹水，创

"茵佩郁蓝汤"以退黄，民间验方治疝气等，疗效甚佳。

先生医德高尚，谦虚谨慎，淡泊名利，待人诚恳。其居室名"恕庵"，用以自勉。对病者不分贫富贵贱，无论风雨寒暑，咸往应诊。晚年重病在身仍不拒求诊者。律己法身，拒收患者馈礼，推辞不下，照价折款托人送归。先生还谨遵业内行规，从不诋毁同道以抬高自己，常向同道虚心请教。

《产后发热证治辑要》和《诊余漫笔》二书，为先生晚年所著，后经北京中医学院（现北京中医药大学）任应秋教授推荐，将二书合编，名曰《医林锥指》，并题笺，由天津科学技术出版社出版，全国发行。

早年先生曾任教于县中医学校，对学生言传身教，严格要求，谆谆教诲，声随影附者百余人。晚年收陈宝贵为入室弟子。看到学生、弟子等学有成就尤为高兴，曾在给弟子陈宝贵出师书中写道："该生踏实认真，对于中医经典著作苦心钻研，总结临床医案，获效处予以剖析。所以有效之原理，于疑似间一点即透，举一反三，助予整印了《产后发热证治辑要》及《诊余漫笔》二书，喜其深得要旨。昔马俶晚年得尤在泾[1]对人言，吾今得一人胜得千万人矣。……余不敢望马尤二先哲之项背，然情事颇相似，故并

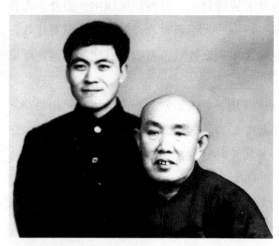

柳学洙与陈宝贵师徒合影（右为柳学洙）

记之。"并赋诗一首："保健从来重养修，《素》《灵》遗产几千秋。吾侪朝夕勤研讨，皕载芳踪羡马尤。"给学生赵振发的诗中写道："返约多由博览生，存精剔伪好论评。嗣真[2]以德[3]名垂久，端自艰辛砥砺成。"可见其提携后人之真诚。此外，先生还喜吟咏，好诗词，著有《医林杂咏》存世。

---

① 马俶（音 tì）、尤在泾均为清代名医。尤在泾为了深造，又就学于马俶。
② 真：指元·赵嗣真，著有《活人辨疑》。
③ 德：指宋·赵以德，著有《金匮衍义》。

产后发热证治辑要

《金匮要略·妇人产后病脉证治》集解

【原文】问曰：新产妇人有三病，一者病痉，二者病郁冒，三者大便难，何谓也？师曰：新产血虚，多汗出，喜中风，故令病痉；亡血复汗，寒多，故令郁冒；亡津液，胃燥，故大便难。

【语译】问：妇人产后有三种病，一是痉病，二是郁冒，三是大便难，这是为什么？老师说：因为产后血虚，出汗又多，很容易感受风邪，所以易生痉病；产后失血又加上汗出亡阳，寒邪便乘虚而入，所以发生郁冒；产后失血出汗，以致津液亏损而胃中干燥，所以大便困难。

【集注】

尤在泾曰：痉，筋病也。血虚汗出，筋脉失养，风入而益其劲也；郁冒，神病也。亡阴血虚，阳气遂厥，而寒复郁之，则头眩而目瞀也；大便难者，液病也。胃藏津液而渗灌诸阳，亡津液胃燥，则大肠失其润而便难也。三者不同，其为亡津伤液则一。……

张景岳云：产后发痉，乃阴血大亏证也。其证则腰背反张，戴眼直视，或四肢强劲，身体抽搐。在伤寒虽有刚痉、柔痉之辨，然总之则无非血燥血枯之病。而实唯足太阳与少阴主之。盖膀胱与肾为表里，肾主精血，而太阳之脉络于头目项背，所以为病若此。若其所致之由，则凡伤寒误为大汗以亡液，大下以亡阴，或溃疡脓血，大溃大下之后乃有此证。故在产后，亦唯去血过多，或大汗大泄而然。其为元气亏极，血液枯败也可知。凡遇此证，速当察其阴阳，大补气血……。

吴鞠通曰：产后亦有不因中风而本脏自病郁冒、痉厥、大便难三大证者。盖血虚则厥，阳孤则冒，液短则大便难。冒者汗者，脉多洪大而芤。痉者厥者，脉则弦数，叶氏谓之肝风内动，余每用三甲复脉、大小定风珠及专翁大生膏而愈。……盖此六方，皆能润筋，皆能守神，皆能增液故也，但有浅深次第之不同耳。产后无他病但大便难者，可与增液汤。以上七方，产后血虚，液短，虽微有外感，或外感已去大半，邪少虚多者，便可选用。不必俟外感净尽而后用之也。再产后误用风药，误用辛温则燥，致令津液受伤者，并可以前七方斟酌救之。余制此七方，实从《金匮》原文体会而来，用之无不应手而效，故敢以告来者。

王肯堂曰：产后血晕者，由败血流入肝经，眼黑花，头目眩晕，不能起坐，甚至昏闷不省人事，谓之血晕。……凡晕，血热乘虚逆上凑心，故昏迷不醒，气闭欲绝是也。其由有三：有用心使力过多而晕；有下血多而晕；有下血少而晕。……下血多而晕者，但昏闷烦乱而已。……下血少而晕者，乃恶露不下，上抢于心，心下满急，神昏口噤，绝不知人。

丹波元简曰：案巢源云，运闷之状，心烦欲绝是也。亦有去血过多，亦有下血极少，皆令运闷。若去血过多，血虚气极，如此而运闷者，但烦闷而已。若下血过少而气逆者，则血随气上掩于心，亦令运闷，则烦闷而气满急。二者为异，亦当候其产妇血下多少，则知其产后应运与不运也。然烦闷不止，则毙人。巢氏所谓如此。

知产后血晕，自有两端。其去血过多而晕者，属气脱，其证眼闭口开，手撒手冷，六脉微细或浮是也。下血极少而晕者，属血逆，其胸腹胀痛，气阻，两手握拳，牙关紧闭是也。此二者，证治霄壤，服药一差，生死立判，宜审辨焉。……

黄竹斋说：汤本求真曰：据《明理论》云，郁为郁结而气不舒者也。冒为昏冒而目不明者也。

【前贤医案】

何廉臣医案　韩午祺兄之令嫒，嫁于臬埠沙宅。胎已九月，因血崩而坠胎，产后又因血崩而痉厥，病势甚危。余以三甲复脉汤急救，一剂即效，三剂而痉厥止。后用调理法而愈。

注：本案载何廉臣刊印的《叶批温病条辨》中。

余无言医案 治破伤风奇效方，方用蝉衣去净头足，为极细末。用黄酒半斤，将蝉衣细末五钱放入，文火多煮数沸，一次服之。无何，周身黎黎有汗，由头至足，无处无之。其汗胶黏，其气腥臭。微汗颇久，邪去病乃可愈，殆一汗之后，痉象顿除。此系《傅青主男科》中之验方，无人注意。余初试于一张姓妇，效如桴鼓。嗣常用之治破伤风患者，十治十愈，真神方也。

注：此案载《金匮要略新义》中。

一沤按：此为产后提出三病为纲，非谓产后只此三病。痉在原书《痉湿暍》篇中，分痉病有刚痉与柔痉。症状是项背强直，角弓反张，头向后屈，仰面不俯，四肢诸筋，强直拘挛，屈而不伸，腹部陷没如舟状，牙关紧闭，两目上窜。《金匮今释》说，脑脊髓膜炎和破伤风都有这些症状。此在产后，因产道创面感染破伤风菌所致。前人限于时代，不知细菌学，见新产之后，气血骤虚，故便认为血虚是主因，见其有抽搐，则认为外受风邪，乃根据《内经》"诸暴强直，皆属于风"和"邪之所凑，其气必虚"而来，然大多都不主张用散风药。虽然《金匮》治痉之方多用麻黄、桂枝、葛根等药，徐灵胎则直言"虚者竟无治法，《金匮》诸方，见效绝少"。张景岳谓为血燥、血枯，宜大补气血；尤在泾谓三大证皆为亡血伤液；吴鞠通引叶香岩内风动之说，补出脉象及应用的方剂。何廉臣使用三甲复脉汤治产后痉厥，取得疗效，证明吴鞠通说自己订的方应手而效，不是虚夸。我曾治过许姓一例，产后五六天发痉，用小定风珠即效。然在这以前见过多例，几乎无一治愈者。发痉距离产后日期越近，预后越不良。有姚、程二人，产后第二天患痉，第三天即死去。一阎姓延至十余天，一张姓延至二十余天都未治好。一例钱姓，某医治以蜈蚣、全蝎等药，幸未殒命，然肌肉僵板笨滞，不似病前灵便了。一例于姓，一老医生用丸药治愈，其方密不告人，但云内有巴豆霜，患者服后，大便泄几次，又见了一些瘀血。新生儿破伤风，与此同一病因。今则普遍用新法接生，此病已极罕见。又余无言之蝉衣酒，未经用过，不知果能如其所说之十治十验否!

郁冒，综合诸家之说，其病可分为两类，一为下血多而骤虚，一为血下少而上逆。辨证当从丹波元简所论。此后世多称为血晕或血厥，颇似近世之产科休克，如羊水栓塞、胎儿母体自发性输血、血栓栓塞、气体栓塞、产后血管舒缩性虚脱等。见过一例，竟来不及抢救而顷刻死亡。巢源所说之烦闷不止则毙人，当即指此类型。

大便难比痉和郁冒为轻，用吴氏之增液汤即可。

【原文】产妇郁冒，其脉微弱，呕不能食，大便反坚，但头汗出。所以然者，血虚而厥，厥而必冒。冒家欲解，必大汗出。以血虚下厥，孤阳上出，故头汗出。所以产妇喜汗出者，亡阴血虚，阳气独盛，故当汗出，阴阳乃复。大便坚，呕不能食，小柴胡汤主之。

小柴胡汤方

柴胡半斤，黄芩三两，人参三两，甘草三两，半夏半升，生姜三两，大枣十二枚。

右七味，以水一斗二升，煮取六升，去滓，再煎取三升，温服一升，日三服。

【语译】产妇患了郁冒以后，脉象微弱，呕吐而不能进食，大便反而干燥，只头部出汗，这是因为血虚而气上逆，气上逆就发生昏厥，当昏厥要解除的时候，必定出汗很多；由于血虚而阳无所附，所以下肢发凉，孤阳上越而头部出汗；产妇所以喜欢出汗，是因为产后失血多而亡阴血虚，以致阳气偏胜，所以应当出汗以损阳，使阴阳调和而恢复平衡。至于大便困难，呕吐而不能进饮食等症状，可用小柴胡汤主治。

【集注】

尤在泾曰：郁冒虽有客邪，而其本则为里虚，故其脉微弱也。呕不能食，大便反坚，但头汗出，津气上行而不下逮之象。所以然者，亡阴血虚，孤阳上厥，而津气从之也。厥者必冒，及阴阳复通，汗乃大出而解也。产妇新虚，不宜多汗，而此反喜汗出者，血去阴虚，阳受邪气而独盛，汗出则邪去阳弱，而后与阴阳和，所谓损阳而就阴是也。小柴胡主之者，以邪气不可不散，而正虚不可不顾，唯此法为能解客邪而和阴阳耳。

徐忠可曰：此为郁冒与大便难相兼者，详其病因与治法也。大便坚非热多，乃虚燥也。呕非寒乃胆气逆也。不能食非实邪，乃胃有虚热，则不能食也。故以柴胡、参、甘、芩、半、姜、枣和之。

《金鉴》曰：大便坚，呕不能食，用小柴胡汤，必其人舌有苔，身无汗，形体不衰者始可，故病得解，自能食也。若有汗，当减柴胡，无热当减黄芩，呕则当倍姜、半，虚则当倍人参。又在临证之变通也。

余无言曰：产妇郁冒，其脉微弱，呕不能食，大便反坚，但头汗出。所以然者，血虚而厥，厥而必冒，孤阳上出，故头汗出。亡阴血虚，故大便反坚。阳气独盛，故呕不能食也。冒家欲解，必大汗出。产妇喜汗出者，必邪气去，阴阳乃复也。小柴胡汤主之。

丹波元简云：此条文法，稍近倒装。"小柴胡汤主之"一句，本当在"但头汗出"下。其以先辨郁冒之理，故更于章末补出三句也。冒家大汗出，即是小柴胡相适之效，亦犹少阳病振汗之比。且以血虚下厥三句，释头汗出之理。所以产妇喜汗出者四句，释前条亡血复汗之理，即血虚邪客之候。阴阳乃复一句，与冒家欲解，必大汗出相应。盖喜汗出、头汗、大汗三证不同，宜分别看。大便反坚，反字对呕不能食而言。盖呕不能食是少阳证，大便宜未至坚，今产后液燥，故大便反坚也。

曹颖甫曰：此申上节郁冒大便难而发明其病理，非小柴胡汤可通治郁冒大便难也。仲师所以不出方治者，正以证有轻重，剂量可随时增减也。至不明病理而妄治之，则殆矣！证情由于血虚，自当以养血为主。是以产后血虚，不唯桂枝去芍药加龙骨牡蛎为治标之法，而初非正治。即仲师小柴胡汤，亦为大便坚，呕不能食而设，亦非通治郁冒。郁冒之脉，所以微弱者，亦由血虚，血虚则肝阴亏而胆液生燥，少阳之气上逆，则呕不能食。呕则胃燥，津液不能下溉大肠而大便坚，故治此者，但需小柴胡汤以平胆胃之逆，使膈上津液足以下润大肠，诸恙可愈。若夫虚阳上浮，则但头汗出。阴虚阳越，则卫不与营和，但令助营气之弱，使与胃气相接，其病自愈。曰冒家欲解，必大汗出乃愈者，此即脏无他病，先其时发汗则愈宜桂枝汤之例也。如营气过弱，异于血实不行，即当去芍药。阳气上盛，吸水不降，即当加龙骨牡蛎，可以片言决也。陈修园乃谓小柴胡汤通治郁冒及便难，有是理乎？余尝治湖南曹姓妇产后冒风恶寒泄泻之证，经前医两进小柴胡汤，泄泻虽止，而壮热头晕，多汗而喘，一身尽痛，恶露不行。余谓产后百脉空虚，风寒易入，此即恶寒泄泻所由来，此时不用温中补虚，反用解外之小柴胡汤张发其阳气，因有头晕之变。瘀血为阳气吸引，不得下行，故身痛。阳气郁冒于上，故多汗而喘。余即认定虚寒，用潞党三钱、炙芪三钱、熟地二两、归身五钱、附子三钱、麦冬四钱，外加姜枣。一剂而浮阳减，继以胶艾汤而恶露通。夫小柴胡汤能治郁冒，岂有本郁冒而反用小柴胡汤之理？足见仲师此方，专为大便坚呕不能食而设。盖以止少阳之呕逆，留胃液而润肠燥，并欲下行之腑气，不为浮阳吸引也。仲师恐人误认为郁冒方治，故于节末另提大便坚呕不能食两层，二者之中，又以呕不能食为主。然非好学深思心知其意者，未易为浅见寡闻者道也。

【前贤医案】

《临证指南医案》　张，产后郁冒，汗出潮，腹痛。

炒生地，炒山楂，丹参，茯神，浮小麦，黑穞豆皮。

唐，产后骤脱，参附急救，是挽阳固气之法。但损在阴分，其头痛汗出烦渴，乃阳气上冒。凡开泄则伤阳，辛热则伤阴，俱非新产郁冒之治道。尝读仲景书，明本草意。为是拟方于后，亦非杜撰也。

生左牡蛎一钱，生地二钱，上阿胶二钱，炒黑楂肉三钱，茺蔚子一钱半。

顾，小产三日，脉数头痛，脘痞，小腹坠痛，欲厥，此属郁冒。

连翘，郁金汁，丹皮，钩藤，茯苓，炒山楂，益母草，汤煎。

《类证治裁》 李氏，产后郁冒，昏睡不语，虑其痉厥。用鲜石菖蒲根汁热服，渐次苏醒能言。询所苦？但云目暗咽塞，心系下引，遂闷绝不知人。此为风火，痰阻窍也。因用桔梗、荆芥、甘菊（炒）、连翘、贝母、茯神、山栀、菖蒲汁（冲），二服而安。

《女科辑要笺正》 庚辰春，吕姓妇分娩，次日，患血晕，略醒一刻，又目闭头倾，一日数十发。其恶露产时不少，今亦不断。脉大，左关弦硬。用酒化阿胶一两，童便冲服。是夜晕虽少减而头汗出，少腹痛有形。寒战似疟，战已，发热更甚。投没药血竭夺命散二钱，酒调服。寒热腹痛头晕顿除。唯嫌通身汗出。此是气血已通而现虚象。用黄芪五钱，炒归身二钱，大枣三个，甘草一钱，炒枣仁三钱，炒小麦五钱，煎服，汗止而安。

王孟英曰：恶露虽少而胸腹无所苦者，不可乱投破瘀之药。今秋，周鹤庭室人，新产而眩晕，自汗懒言，目不能开。乃父何新之视脉虚弦浮大，因拉余商治。询其恶露虽无，而脘腹无患。乃用牡蛎、石英、龟、鳖、琥珀、丹参、甘、麦、大枣为剂，覆杯即减，数日霍然。此由血虚有素，既娩则营阴下夺，阳越不潜。设泥新产瘀冲之常例，而不细参脉证，则杀人之事矣。

张山雷曰：眩晕昏冒，本属阴虚于下，阳越于上。况在新产，下元陡虚，孤阳上越，尤其浅而易见，显而易知。即《素问》所谓"上实下虚，为厥癫疾"者。此癫字，即巅顶之巅。在古人，未尝不知病本于脑。所以《调经论》又谓"血之与气，并走于上，则为大厥，厥则暴死，气反则生，不反则死"。已明言气血上冲，甚者且至暴死。……无如中古以降，久昧此旨。只知为痰迷神昏。……苟能识此病源，皆是气血升浮，冲激扰脑，则摄纳虚阳抑降浮焰，即是无上捷诀，无不覆杯得效，应手有功。尧封此节，以血虚血瘀，分作两层，乃一虚一实，一闭一脱，确是脑神经病辨证之两大纲。阿胶禀济水沉重之质，直补下焦肝肾真阴，以招纳浮耗之元阳，返其故宅，自然气火皆潜，功成俄顷。更以童便之直捷下行者为向导，则其力尤专，其效尤捷。其血竭、没药，虽似为破瘀而设，然亦仅泄降下行，以顺其气，尚非攻逐峻剂。唯酒性升腾，大是禁忌，必不可用。在制方者欲以为流通瘀滞之计，而不悟其不利于潜降一层。虽古人于昏眩之证，尚未知是脑神经病，然气升火浮，亦已尽人能知。犹用酒引，终是误会，不可不正。尧封治吕氏产妇一条，恶露不少，已非瘀滞，而脉大弦硬，有阳无阴，诚是虚候。阿胶童便，本极相宜。然效不显而头有汗，尚是酒之误事。再投夺命散而即大效，则腹痛者气必滞，前之阿胶腻补，必不能吹嘘气机。服此散而沈谓气血已通，即是气药之得力处。然此妇之晕，已是虚证，不可误认瘀血上冲。夺命散仅能降气，亦非大破之比。盖新产无论血去多寡，下元必虚。孟英谓不可乱投破瘀，最是至理名言。王、沈两案，其证实是大同。然治法，则沈尚呆板而王则灵活。同有自汗证，沈必黄芪、归身，大刀阔斧，谓其固表补血，谁曰不宜？抑知归芪皆含有升发气象，对此虚火外浮，尚非切当。何如梦隐之牡蛎、石英、龟鳖两甲潜阳摄纳镇定浮嚣之丝丝入扣耶？王谓营阴下夺，阳越不潜，亦岂专为血虚有素而言。见理既真，选药更允，自在尧封之上。……盖凡体较弱之人，初产昏眩，原是常事。固不在乎瘀露之通塞，亦非是恶血之上冲。潜降浮阳，镇摄气逆，孟英此法，无往不宜。即在昏瞀最急时，先服童便，只啜一口，立觉醍醐灌顶，耳目清明，最是神丹，他药皆所不及。以其下行最迅，是乃熟路。气降而脑不受激，即《素问》所谓"气反则生"者也。

一沤按：本节小柴胡汤的用量是汉制。历代医家多有考证古今制的不同。现在临床用此方习惯剂量：柴胡10克，黄芩6克，人参4克，甘草6克，半夏6克，生姜6克，大枣12枚。（方内人参亦可代以党参）此方在本条是治呕不能食，曹颖甫说不能用它来治产后郁冒，日本丹波元简也有同样看法。所引几例治郁冒的医案都未用小柴胡汤，也可以说明这一点。治郁冒和痉病一样，都不主张用风药。《类证治裁》用荆芥，《本草纲目》中说荆芥能治血晕、血闷。

余无言认为本节原文错乱难读，他做了一番整理；丹波元简说本节文字稍近倒装；《金鉴》补出应当舌有苔，身无汗，形体不衰者。这些意见都极正确，也符合百家争鸣，值得提倡。

《女科辑要》是清·沈尧封著，王孟英整理后收入《潜斋医学丛书》中，张山雷又做了笺正，名《女科辑要笺正》。书中张山雷对沈尧封和王孟英两个病案做了详细分析，虽篇幅稍长，然细腻入微，读之不觉辞费，给人开拓不少思路。略为删节，录供参考。

陆渊雷说产褥热也能出现郁冒。产褥热与产后破伤风，同是产道创伤面细菌感染所致。亦极危重。我见过一例高热持续不退，终以衰弱而死亡；两例高烧重度昏迷，经中西医会诊，亦未治愈。但能注意接生时做好消毒，是可以预防的。

【原文】病解能食，七八日更发热者，此为胃实，大承气汤主之。
大承气汤方
大黄四两（洗），厚朴半斤（炙、去皮），枳实五枚（炙），芒硝三合。

右四味，以水一斗，先煮二物，取五升，去滓，内大黄，煮取二升，去滓，内芒硝，更上微火一二沸，分温再服。得下，止服。

【语译】郁冒病已经解除，能进饮食，七八天又有发烧的现象，这是因为胃中实结的缘故，应用大承气汤主治。

【集注】

黄树曾曰：病解能食，谓郁冒之病解后，已能吃饭及其他食物也。七八日更发热，谓郁冒之病解后七八日又发热也，此发热当指蒸蒸发热言。蒸蒸发热者，热在肌肉如熏蒸也。阳明主肉，故蒸蒸发热为阳明病。胃主纳谷，为阳明之腑，能食而发热，显非虚证，乃产后郁冒愈后，复因停食而蒸蒸发热也。故名之曰胃实，而主大承气汤下其宿食。

【前贤医案】

《续名医类案》　孙文垣治温氏妇，产后五十余日，右胁胀痛手不可近（非虚痛可知。原注）。赤白带下多如脓，发热便秘，诊之曰：此恶露未尽，血化为脓，宜急治之也。常见数妇病此，治之不善，积久为毒，有成肠痈者，有内成毒从腰俞出者，皆瘀血为患也。急用泽兰叶、山楂、五灵脂消恶露为君，川芎、当归、茯苓、白芍为臣，益母为佐，香附、青皮为使，外与当归龙荟丸润大便，使热从之去。服后次日，胸胁皆宽，痛亦止。又食荤与鸡子，复作痛，但不如前之盛，与保和丸用山楂煎汤送下三钱，遂愈。（若用行气药，则引恶血入四肢，发为痈毒，故产后以去恶露为要著。原注）

易思兰治一妇，产后半月余，胃中有清水，作逆而吐，以为胃寒，令煮鸡倍用椒姜，初觉相宜（凡内热虚火之人，初服辛热之药，亦有小效。原注）。至三五日清水愈多，以椒姜煎汤时服之。近一月，口气渐冷，四肢发厥，昼夜作逆，腹中冷气难堪，有时战栗。用四君子汤人参一钱至二钱，初服少安，久则不应。又加炮姜，亦不效。众议用附子理中汤（庸俗必趋之道。原注）。易诊之，六脉俱无，以食指复按尺部中指无名指之后（诊法妙。原注），脉来实数有力，左右皆同。发言壮厉，一气可说三五句。唇焦颊赤，大便五六日一次，小便赤少。此实热证也。询之，其俗产后以食胡椒炒鸡为补，此妇日食三次，半月后遂得此疾。乃用三黄汤治之，连进四盏，六脉俱现，姜椒汤不欲饮矣。又进四盏，身不战栗，清水减半。服四日，口中热气上升，满口舌尖俱发黄小粟疮。大便八日不通，以四苓合凉膈散空心一服，至午不动，又以甘草煎汤，调元明粉五钱，热服。一时许，腹中微鸣，吐出酸水一二碗，大便连去二次。又服元明粉五钱，下燥矢十余枚。后以四苓、三黄、山栀、枳壳调理而愈。主人曰："荆人之病，医皆以为虚而用姜附，先生一诊而遂用大剂三黄汤更加元明粉寒凉之剂以通之，不以产为掣肘，公何见也？"易曰："脉证明显，不详察耳。脉法云：极大极微，最宜斟酌。凡诊脉遇极大无力者，须防阳气浮散于外；若极微之脉，久久寻而得之，手指稍稍加力，按之至骨愈坚牢者，不可认作虚寒。今脉左右三部，初按悉无，再以食指按其尺部后，中指无名指按其尺后，脉来洪实有力，所谓伏匿脉是也。此乃阳匿于下，亢之极矣。又大便秘结，小便赤少，唇焦颊赤，气壮言高。自脉与证视之，其为实热明矣。若果虚寒，脉当浮大无力，何以实数有力？证当气息微弱，何以言貌壮强？其口气冷，吐清水，四肢厥时战栗者，正火极似水阳遏阴浮之义也。战栗则热入血室，热极则生风矣。热在肝肾，不在心经，故言语真诚而不妄也。其致病之由，本于食椒鸡过多，胡椒性味辛热，能散寒逐饮。鸡属巽而入肝，性温能活滞血而养新血。鸡可常食，椒性大热有毒，不可过多，多则热毒积于肠胃，而诸怪证作矣。至于服姜椒而反现寒证者，正古云服黄连而反热者服姜附而反寒之谓也。用三黄者，黄连味苦入心，苦能下泄，如天气下降，自能引地气上升；黄芩利大肠之热毒；黄柏生肾水以制火；甘草稍解诸药之毒；元明粉软坚；四苓散合凉膈散清利大小便。此药一服，故口舌生疮，其毒自口而出。虽不补产后之虚，然内邪既去，则正气自冒，而虚弱者充实矣，是不补之中而有大补者在也。"

按：此为火极似水，乃物极必反之候。凡患此为燥热温补所杀者多矣，哀哉！

一沤按：孙文垣治案原注谓若用行气药，则引恶血入四肢，发为痛者，似非通论。方内之香附、青皮均属气药。带下如脓，用化瘀法自是正治，似宜稍加解毒药。

极大极微之脉，最宜斟酌，吾人宜切记。尺部及尺后实数有力，谓之伏匿脉，此等处最易惑人。易案结合患者唇焦颊赤，气壮声高，本属实热已不容置疑。真寒假热、真热假寒，辨证时最是吃紧处，不容稍事含混。易思兰之发挥诊断与病理及药治，皆极精当，佳作也。又"黄连苦能下泄，如天气下降自能引地气上升"可与沈氏服黄连厥苏晕止恶露行，治刘舜泉孙媳之病例对勘之。

本条原文大承气汤的用量也是汉制。现在每味在10克左右即可。煎法中之内大黄，"内"读如"纳"，放入的意思。

诸家注释，以黄注最为明当，故录入。郁冒病解后，胃气已和，故能进食，七八日更发热，由用大承气汤来推测，知为胃肠有积滞。其热应如黄注的"蒸蒸发热"。结合吾人临证，停食、伤食的发热，热度都不太高。用些消导药如六曲、麦芽、山楂、莱菔子、槟榔、枳壳等，已足胜任，用大承气汤应十分慎重。然仲景本意，当是产后如有实证，亦可用下，不能拘囿于产后体虚而不敢下。管见，如兼顾虚弱一层，下药中似乎也可以加一些扶正药，使邪去而正不伤。如陶氏黄龙汤（大黄、芒硝、厚朴、枳实、人参、当归、桔梗、甘草、姜、枣）。孙、易两个病例，均属产后实证，都不拘泥于"产后宜大补气血"之说，而对证施治，故收效很好。

【原文】产后腹中疠痛，当归生姜羊肉汤主之；并治腹中寒疝，虚劳不足。

当归生姜羊肉汤方

当归三两，生姜五两，羊肉一斤。

右三味，以水八升，煮取三升，温服七合，日三服。若寒多者，加生姜成一斤。痛多而呕者，加橘皮二两、白术一两。加生姜者，亦加水五升，煮取三升二合服之。

【语译】产后腹内疼痛绵绵，应当用当归生姜羊肉汤主治。本方也可以治疗腹内寒疝气痛与气血虚损劳伤不足的证候。

【集注】

黄树曾曰：疠痛，谓绵绵而痛，其痛缓。腹气逆上作痛，谓之寒疝。五劳七伤，脱力，气血虚损，皆得称为虚劳不足。

当归生姜羊肉汤，此方三味均列，而以当归冠之，则其所主之腹中痛胁痛里急寒疝，产妇腹中疠痛，必由血虚，寒邪乘虚逼迫血分。盖当归为补血之品，生姜连质合煎，能散在下之寒，羊肉温补气血，故此方又治虚劳不足。第此虚劳不足，当为气血虚有寒滞者，与黄芪建中汤证之虚劳不足由于营卫不和阴阳形脉俱不足者有间。至若阴虚有内热之人，以上两方，皆不可用，医者审之！

陆渊雷曰：产后腹痛，有因于里虚者，本方所主也；有由于里实者，枳实芍药散所主也；实甚者，大承气汤所主也；有因于瘀血者，下瘀血汤所主也。程氏云：产后血虚有寒，则腰中急痛。《内经》曰：味厚者为阴。当归羊肉味厚者也，用以补产后之阴，佐生姜以散腹中之寒，则疠痛自止。夫辛能散寒，补能去弱，三味，辛温补剂也，故并主虚劳寒疝。《本草衍义》云：仲景治寒疝用羊肉汤，服之无不验者。一妇人，冬月生产，寒入子户，腹下痛不可按，此寒疝也。医欲投抵当汤，余曰：非其治也，以仲景羊肉汤煎水，二服即愈。

【前贤医案】

《续名医类案》　缪仲淳治庄敛之次女，产后恶露未净，至夜发热，脾胃却弱，腰腹大痛。时师谓产后气血俱虚，投以当归人参诸补剂转剧。咸虑其成蓐劳也。诊之，谓不数帖即痊矣。用白芍、扁豆、杜仲各三钱，红曲、苏子、车前各二钱，萸肉、麦冬、青蒿各四钱，橘红、干葛各钱半，炙草八分，牛膝五钱，黑豆八钱，泽兰一钱。十剂而恶露净，发热已，腹痛亦止。但腰痛未尽除，脾胃尚未健，改用白芍、山楂、橘红、麦芽、石斛、扁豆、沙参各三钱，砂仁、萸肉、杜仲、五味子各一钱，炙草五分，牛膝五钱，莲肉四十粒。十余剂，脾胃亦健而愈。

张飞畴治陈子厚媳，八月间因产不顺，去血过多，产后恶露稀少，服益母汤不行，身热汗血。产科用发散行血更剧。自用蕉糖酒一碗，遂周身络脉棰楚难堪，恶露大下，面赤戴眼，出汗如浴，但言心痛不可名状（即杀血心痛也。原注）。此去血过多，心失其养故痛。肝主筋，为藏血之地，肝失其荣，故脉络棰楚不堪。且汗为产后之大禁，非急用人参恐难挽也。用四君合保元汤加白芍、五味，一剂汗止。因其语言如祟，疑为瘀血未尽，更欲通利。曰：音怯无神，此属郑声，且腹不瘀痛，瘀从何有？此神气散而不收之故。前方入枣仁、龙齿，诸证悉平。后服独参汤，至弥月而安。

柴屿青治钱屿沙官侍御时，其夫人产后三日，恶露甚少，面白，唇燥口干身热，拟用参。屿沙以产后不宜用参为疑。柴曰：果有外感，自别有治法，今证属不足，舍此必致贻患，即不可用参之说，此不知医者及女流之说也。遂授人参当归散加好桂一钱。次日口润生津，调理半月而愈。

魏玉璜治许竹溪夫人，产后数日，发热自汗，面赤头痛，恶食不眠，恶露极少而淡，腹时胀痛，脉则洪大而数。曰：此血虚也。腹胀面赤，其势欲崩，宜峻补。或问故？曰：面赤者阳上越也；腹胀者阴下陷也。阳上飞则阴走下，势所必然。以熟地一两，杞子、枣仁各五钱，一剂。次日，小腹之右，忽有一块如桀且硬，按之痛甚。于是疑为瘀血而误补，欲更张。幸病人素服余药，姑延再诊，曰：其块骤起即大如桀，虽瘀滞亦无如是之甚也，此正肝脾失血，燥而怒张，得补犹然，否则厥而崩矣。今脉大渐敛，面赤渐退，非药之误，乃药之轻也。令前方加倍，再入白芍五钱，炙甘草一钱。一服块渐平，再服块如失。前方减半，数剂，诸证全安。此证若作瘀治，断无幸矣。

严鸿志曰：魏先生断证施治，明若秋毫，亦由病者深信，得竟其功。

曹颖甫医案 产后下血过多，其人水分不足，则因虚生燥而大便难，水分过多则因虚生寒而腹中疗痛。当归生姜羊肉汤，当归以补血，生姜以散寒，羊肉以补虚，而疗痛可止。唯治腹中寒疝虚劳不足，宜于本方加生附子一枚，非唯去病，兼能令人有子，余于赵振生妻张氏亲验之。盖前此所不孕者，以其有痛淋也（每痛必下白物一滴），服此方而痛淋止矣。

一沤按：本条腹中疗痛之"疗"字，读如"绞"，是绵绵作痛之意。羊肉汤补虚，虚痛一般是绵绵而痛。也有人说是剧痛，痛如绳绞。存之备考。此汤剂量用原方的一半或三分之一即可。

所附医案前四例都是治虚痛而未用羊肉汤，是由羊肉汤的补虚而悟到用其他补虚药物。以见中医学是逐步向前发展，不是墨守成规的。缪案中舌与脉诊均略去未记，度其前方得效，在于白芍、扁豆、杜仲、苋肉、麦冬、炙草、牛膝、黑豆补肾益胃，红曲、苏子、车前子、橘红、泽兰理气活血止腹痛，干葛、青蒿解肌退烧。次方见烧已退，即撤去葛、蒿。恶露已净，即减去车前、泽兰等。养胃药中加石斛、沙参、莲肉、五味子。助消化药中加山楂、麦芽。步伐井然，异于前医之纯用补剂者。张案产时去血过多，遂使恶露稀少，蕉糖酒饮后，血又大下，汗出如浴而致虚极。张山雷谓产后不宜恣意服益母糖酒，确是目睹其弊而告诫患者。止汗补虚，在人参不易得时，黄芪亦可重用。唯病后调养谓用独参汤是否有笔误？或是日服参汤？若独参汤，习惯上多用于急救也。柴案产后恶露少无腹痛，非瘀也。面色白是血虚；唇燥口干，但不思饮，是无实热。虽有身热，乃气阴两虚，故用补剂而安。此属甘温除热法。魏案产后恶露极少而淡属血虚，甚易知。腹有胀痛诊为阴下陷，则非老于经验者不能道。服补药后小腹有硬块大如槃且有按痛，根据瘀滞无发展如是之速推断，更见妙语。人谓柳州长于用补，唯其认证确，斯药无妄施耳。曹颖甫先生案中说当归生姜羊肉汤治腹中寒疝虚劳不足，宜加生附子一枚。生附子有大毒，应谨慎，不如用制熟者稳安。赵志青大夫说：他的老师赵云青先生谈北京李沛生治疗一腹痛患者，病已一年多，服过很多中西药都未效，李用此汤两剂即治愈。经方用之得当，确能覆杯奏效。余闻之极喜，成打油诗一首：只眼须凭自主张（借清·赵翼句），纷纷众口说华洋。一方愈彼经年痛，两剂归姜羊肉汤。

【原文】产后腹痛，烦满不得卧，枳实芍药散主之。

枳实芍药散方

枳实（炒令黑、勿太过）、芍药等分。

右二味，杵为散，服方寸匕，日三服，并主痈脓，以麦粥下之。

【语译】产后腹内疼痛，心烦胸满，不得安卧，用枳实芍药散主治。

【集注】

陆渊雷曰：此治腹满挛急而痛，为比较的实证。《金鉴》云：产后腹痛，不烦不满，里虚也，今腹痛烦满不得卧，里实也。尤氏云：产后腹痛而至烦满不得卧，知血郁而成热，且下病而碍上也。与虚寒疼痛者不同矣。枳实炒令黑，能入血行滞，同芍药为和血止痛之剂也。

黄树曾云：此证之烦，由于不耐腹痛而生，不得卧则由烦满所致。曰腹痛烦满而不曰虚烦，足征其为实证而非虚证，不可投补剂矣。

腹痛烦满不得卧，本系小承气汤证。唯在产后则非特为气分壅结，血分且必有留滞。枳实破热结除满，烧黑能利气中之血，芍药破阴结止腹痛，能利血中之气，气利则满除，血利则痛已，痛满既蠲，必不烦而能卧矣。

此证与上节之证，一实一虚，一疏一补，恰是对子。盖示人以产后之病亦有实有虚，宜详加辨认，慎勿囿于产后阴血大虚宜补气血之偏见而致偾事也。

曹颖甫曰：产后腹痛有三，一为虚寒之痛，上节所谓疠痛者是也。一为蓄血之痛，后节枳实芍药散治之不愈者是也。一为胃实血不流行之证，即此烦满不得卧者是也。血少不能交会于心则烦，胃气滞则满，胃不和则胀满而不得卧。方用芍药以通血分之瘀，枳实以导胃实之滞，并用大麦粥以调养肝脾。但使血分通调，中气疏畅，烦满自止，烦满止然后营卫调适，卧寐坦然矣。

【前贤医案】

《临证指南医案》 钦，初产汗出眩晕，胸痞，腹痛，宜通恶露。

炒山楂，延胡，郁金，赤芍，炒牛膝，香附，童便（冲），益母汤代水。

又，腹痛少缓，但胸痞痰多，治从上焦。

炒山楂，郁金，丹参，橘红，炒川贝，甜花粉。

程，冲脉为病，男子内结七疝，女子带下瘕聚，故奇脉之结实者，古人必用苦辛和芳香以通脉络。其虚者必辛甘温补，佐以流行脉络，务在气血调和，病必痊愈。今产后体虚，兼瘀而痛，法当益体攻病，日期已多，缓治为宜。

生地，生姜，丹皮，琥珀末调入。

此苦辛偶方，加丹皮以通外，琥珀以通内，所以取效。

又，回生丹，取乎醋煮大黄一味，约入病所，不碍无病之所，故亦效。二法皆入络药。

又，小生地，归须，红花，郁李仁，柏子仁，茯神。

又照前方去红花、郁李仁，加泽兰。

沈，产后动怒，气血皆逆，痛呕不卧，俛不能仰，面冷肢冷，口鼻气寒。痛必自下冲上。此属疝瘕厥痛。

淡吴茱萸，韭白，两头尖，川楝子，桂枝木，茯苓。

《女科医案选粹》　一妇产后恼怒，左少腹结一块，每发时小腹胀痛，从下攻上，膈间乳上皆痛，饮食入胃即吐，遍治不效。叶香岩用炒黑小茴香一钱、桂酒炒当归二钱、自制鹿角霜、菟丝子各一钱五分、生楂肉三钱、川芎八分，水煎，送阿魏丸七分，八剂而愈。次用乌鸡煎丸原方半料，永不复发。

严鸿志按：叶氏此方，不特可治产后瘀积，并堪移治癥瘕之类。

一沤按：陆氏说："此治腹满挛急而痛，为比较的实证"。枳实行气破积，芍药解痉镇痛（当用白芍），故服之有效。二药等分，轧成散后，每次可服5至10克。叶香岩所治数例，钦，胸痞腹痛，以用化瘀药来推测病情，其痛应连小腹；程，已说明体虚兼瘀；沈，属于气郁上逆，并有寒象，用温降辛开得效。严选一例，与沈病略同，但较重，于温开中加入化痞力极优的阿魏丸，足见功力之深。四例同是产后腹痛，而非板滞地用一个效方去处理，于此体会出中医学，是着重在辨证准确后而做出有效地治疗，得到殊途同归的效果。阿魏味极臭。我曾治过一例腹水，每天服3克，一个月后胀消，此为亡友张福麟君所传。

【原文】师曰：产妇腹痛，法当以枳实芍药散，假令不愈者，此为腹中有干血著脐下，宜下瘀血汤主之；亦主经水不利。

下瘀血汤方

大黄二两，桃仁二十枚，䗪虫二十枚（熬去足）。

右三味，末之，炼蜜和为四丸，以酒一升，煎一丸，取八合顿服之，新血下如豚肝。

【语译】老师说：产后妇女腹中疼痛，按理应当用枳实芍药散治疗。

假使服药后还不好的，是由于有瘀血凝滞在腹内脐下部，应当用下瘀血汤主治。如月经不正常而有瘀结的，也可用此方治疗。

【集注】

元简云：此方犹是抵当丸、大陷胸丸之例，宜云下瘀血丸。今作汤字者，盖传写之伪耳。方后煎字，亦宜作煮字，始合古义。徐氏《兰台轨范》云：新字当作瘀字。血下如豚肝，色暗也，徐氏作瘀血，为是。

黄树曾曰：产妇腹痛，服枳实芍药散不愈者，显非积滞胃不和，乃有瘀血著脐下，即所谓恶露不行也。此证非枳实芍药所能为力。其脐下必硬痛，故宜下其瘀血，而主以下瘀血汤也。

下瘀血汤方用大黄、桃仁、䗪虫。考《神农本草经》大黄主下瘀破积聚，故用以为君。脐下为小腹，小腹两旁谓之少腹，瘀血著脐下，是少腹有故。盖少腹者胞宫藏血之所，恶露由此出也。夫产后恶露之不行，必因邪气所阻。故桃仁能入血分以通气，气通则邪除而血行。且稽之以《伤寒论》《千金方》等书，用桃仁之外候有三：曰少腹有块；曰身中甲错；曰表证未罢，则此证自当用之。䗪虫味咸气寒，能去脐以下之积血，又善能续绝伤。产妇阴气大伤，而积血著脐下又当速去，故必用此始为标本兼顾万全之法。方中大黄、桃仁、䗪虫均负重任，产妇腹痛有瘀，应以下瘀血为急务，故方名下瘀血汤。

陆渊雷曰：本条证，因干血著脐下而痛，其痛亦必在脐下，与枳实芍药散之痛连大腹者自异。且必有一二瘀血证可鉴别。由是言之，岂待服枳实芍药散不愈然后用本方乎？瘀血证者何？小腹有痛块，肌肤甲错，目中蓝色，脉迟紧沉结或涩，舌色紫绛或有紫斑，皆是也。

汤本氏云：如师言干血著脐下，本方证之瘀血块，密著于脐下部之腹底，按之则有抵抗压痛，往往为知觉过敏，不能触诊，以此可与他瘀血证鉴别。

【前贤医案】

王孟英医案　一妇娩后恶露不行，或劝服生化汤。孟英适至，诊曰：阴虚内热，天令炎蒸，虽赤砂糖不可服也。以生地、丹参、丹皮、豆卷、茺蔚子、茯苓、桃仁、栀子、山楂、泽兰、琥珀投之即效。

一妇产后恶露不行，而宿哮顿发。孟英以丹参、桃仁、贝母、茯苓、滑石、花粉、桂枝、通草、蛤壳、苡仁、山楂、丝瓜络、茺蔚子、旋覆花、琥珀出入为方，三日而愈。

黄树曾曰：观上两案，用药均不出下瘀血汤之范围，其不用大黄䗪虫而代以丹参琥珀等味者，盖因人之体质不齐，脉证各殊也。

《柳选四家医案》　某，产后瘀凝未净，新血不生，身热日久，少腹疼痛，小溲淋漓，带下血筋。此肝经郁热，兼夹瘀凝为患，殊非小恙，姑拟泄肝和营化瘀为法。鲜生地（姜汁拌炒焦）一两、生姜渣（鲜地汁拌炒黄）三钱、黑栀、延胡、金铃子、龙胆草、丹参、赤苓、归须、猩绛、甘草梢、青葱管。（《王旭高医案》）

柳宝诒按：恰合病机，唯少腹痛者，于化瘀一层，尚须着意，拟加西珀、乌药、红花。

产后恶露不行，小腹作痛，渐见足肿面浮喘咳，此血滞于先，水渍于后，宜兼治血水，如甘遂大黄之例。紫菀、茯苓、桃仁、牛膝、青皮、杏仁、山楂肉、小川朴、延胡。（《静香楼医案》）

柳宝诒按：用其例而易其药，因原方太峻也。

再诊，瘀血不下走而上逆，急宜以法引而下之，否则冲逆成厥矣。归身、滑石、蒲黄、通草、牛膝、瞿麦、五灵脂、赤芍。

三诊，膈宽而腹满，血瘀胞中，宜以缓法下之。大黄、青皮、炙草、丹皮、桃仁、赤芍、归身。

又丸方：牛膝一两，赤芍、元胡、蒲黄、五灵脂、川芎、桂心、桃仁各五钱，归尾、丹皮各八钱。

柳宝诒按：迭换四方，一层深一层，次序秩然，恰与病机宛转相符。

一沤按：本节的下瘀血汤，主治瘀血著脐下，其辨证应从陆渊雷所讲的几项诊法。

按丸药的剂量，旧制一般重10克至15克，方内桃仁、蟅虫全是个数，每丸约用大黄4克。酒煮，应是黄酒。男性瘀血亦可服。

王孟英的两例医案和《柳选四家医案》的王旭高医案一例，《静香楼医案》一例，用药都比较平稳，正如黄树曾所说人之体质不齐，脉证各殊。故用药不能都依样画葫芦也。

又尝见刘山林治瘀血闭经，用醋炒大黄、三棱、莪术各10克，轧面，分三次服，一剂月经即通。

【原文】产后七八日，无太阳证，少腹坚痛，此恶露不尽；不大便，烦躁发热，切脉微实，再倍发热，日晡时烦躁者，不食，食则谵语，至夜即愈，宜大承气汤主之。热在里，结在膀胱也。
大承气汤方见前。

【语译】产后已七八天，没有太阳表证症状，少腹部坚硬而又疼痛，这是瘀血恶露尚未去尽，邪热结于膀胱的缘故；如果同时有不大便，烦躁不安，发热，脉症现实象，每到下午发烧，烦躁更加厉害等症状的，不能进饮食，否则就发谵语，到夜间就又都痊愈的，宜用大承气汤主治。

【集注】

《金鉴》云："热在里结在膀胱也"八字，应在本条"恶露不尽"之下。未有大承气汤下膀胱血之理，当移之。"再倍"二字，当是衍文。

李师彦曰：本条原文"再倍发热，日晡时烦躁者"当是"日晡时再倍发热烦躁者"，上下文义始属，应经错简，今正之。

尤在泾曰：无太阳证者，无头痛恶寒之表证也。产后七八日，少腹坚痛，恶露不尽，但宜行血去瘀而已。然不大便烦躁发热，脉实，则胃之实也。日晡为阳明旺时，而烦躁甚于他时，又胃热之验也。食气入胃，长气于阳，食入而助胃之热则谵语。至夜阳明气衰而谵语愈，又胃热之验也。故曰热在里结在膀胱也。里即阳明，膀胱即少腹。盖胃不独血结于下而亦热聚于中也。若但治其血而遗其胃，则血虽去而热不除，即血亦未必能去。而大承气汤中，大黄枳实均为血药，仲景取之者，盖将一举两得之欤？

【前贤医案】

《续名医类案》　高鼓峰治一妇人，产后恶露不尽，至六七日鲜血奔注，发热口渴，胁痛狂叫，饮食不进。或用四物汤调理，或用山楂、青皮、延胡、黄芩等药，卒无一效。脉之，洪大而数，此恶露未尽，留泊血海，凡新化之血，皆迷失故道不去，蓄血瘀则以妄为常，曷以御之，遂以醋制大黄一两、生地黄一两、桃仁泥五钱、干漆三钱，浓煎饮之。或曰产后大虚，药毋过峻否？生者自生，去者自去，何虚之有，第急饮之。果熟寐半夜，次早下黑血块数升，诸证如失矣。复用益气而安。

王士雄按：此鼓峰杰出之案，然干漆可删。愈后亦不宜遽投补中益气汤。

朱丹溪治一妇人，年十八，难产七日，产后大便泻，口渴气喘，面红有紫斑，小腹胀痛，小便不通。用牛膝、桃仁、当归、红花、木通、滑石、甘草、白术、陈皮、茯苓煎汤，调益母膏，不减。后以杜牛膝煎浓汁一碗饮之，至一更许，大利下血一桶，小便通而愈。

王士雄按：此证余每以当归龙荟丸投之立效。

《玉台新案》　郡城侯姓妇，年三十有八，因元宵夜游，行走太劳，归即小产。医者皆以其胸腹有块用逐瘀成法，每剂必加炮姜，俱未有效，后虽停药，而骨节如焚，积块愈大，小便艰涩，热痛异常。至三月初始延余诊，已奄奄一息。诊其脉沉伏之极，隐隐难寻。余固知其阴虚阳盛，但日期多延，宜用缓治。初投复脉减去姜桂，神气稍安。继投丹溪大补阴丸，诸羔悉减。终投本事虎杖汤，积块平复，淋痛皆除。不及一月，饮食大增而痊愈。

得胜渡卫姓妇，初产恶露不行，发热疼痛，中夹冬温伏气。医用逐瘀温经套剂，遂致热邪流注左腿，日夜难安，饮多食少。至冬至朝廷余诊治。余变产后宜温之说，用凉血大剂加通瘀解毒，四剂而愈。

《类证治裁》 巢氏，初春小产，寒热头痛烦呕，汗后复热，血下如豆汁，篡间糜损。脉右洪大，左沉数，此温邪化热乘虚袭入下焦也。以豆豉、山栀、蒌仁、鲜生地、石斛、知母、麦冬、丹参、阿胶。血稀热减，去知母、阿胶，加丹皮、竹叶心、元参，汗透身凉而脉和。

一沤按：《金匮》书成于汉代，多年传抄刻印，极易出现讹误颠倒。本条《金鉴》与《条释》均于原文前后有所移易。整理古籍使其通畅易晓，可以不为古人多加回护。按原文讲解，尤注与陆注亦极明畅，故并录之。有关产后腹痛、发热之医案，附录数则，治法各有专长，作为经文羽翼可也。

所引医案中，高鼓峰所治患者产后发热口渴，胁痛狂叫，非虚证。虚痛势缓，实痛不可忍故狂叫。更有脉形洪大而数，虽有鲜血奔注，仍是实证。大黄用醋炒，可缓其攻下之力。干漆有毒，炮制法谓宜炒到烟净。实则大黄桃仁化瘀力已不弱，王云干漆可删，极是。

丹溪治产后病，非都用补剂也。其宜大补气血之说，或针对某病而言？余友孙雨亭先生治一产妇恶露与小溲均少而小腹疼痛，用生化汤合五苓散，一剂轻，二剂愈。

《玉台》治侯姓妇，用姜桂与大补阴丸，甚合缓治之理。虎杖汤：虎杖根洗净剉一合，以水五合，煎一合，去滓。入乳香、麝香少许服之。治砂石淋。卫姓妇为冬温伏气与瘀血凝结而流注下肢，故用凉血通瘀解毒获效。虽未出方，当不外生地、元参、丹皮、丹参、栀子、银花、小蓟、花粉、元胡、泽兰、青蒿、瓜络、桑枝之类。

叶香岩云："产后当气血沸腾之候，最多空窦，邪气必乘虚内陷。"《类证治裁》中之巢氏为温邪化热袭入下焦，迫血下行色如豆汁而复篡间糜损，初方给以凉血养阴稍参豆豉和解，服后血稀热减；次方减知母之寒阿胶之腻，加入轻扬之竹叶，遂得汗而脉静身凉。卫姓妇和巢氏两例，一为冬温伏气热瘀搏结流注于下肢；一为温热下陷迫血下行并发篡间糜损。既属于温病范畴，自宜用凉血养阴法酌加解毒通络或轻剂和解，第二条之小柴胡，本条之大承气皆不可用。

【原文】产后风续续数十日不解，头微痛，恶寒，时时有热。心下闷，干呕，汗出，虽久，阳旦证续在耳，可与阳旦汤（即桂枝汤）。

【语译】产后感受风邪，经过几十天仍未解除，有轻微头痛，怕冷，常常发烧，心窝部发闷，干呕，出汗等症状，虽然延续时间已久，但阳旦证仍然存在，还可以用阳旦汤治疗。

注：阳旦证就是桂枝汤证，也就是太阳中风证。阳旦汤就是桂枝汤。

【集注】

尤在泾曰：产后中风，至数十日之久，而头痛恶寒等证不解，是未可卜度其虚，而不与解之、散之也。阳旦汤治伤寒太阳中风夹热者。此风久而热续在者，亦宜以此治之。夫审证用药，不拘日数，表里既分，汗下斯判。上条里热成实，虽产后七八日与大承气汤而不伤于峻，此条表邪不解，虽数十日之久，与阳旦汤而不虑其散。非通于权变者，未足以语此也。

余无言曰：本条第二句，原作数十日不解，欠通。盖百日之内，皆可云数十日也。且与病理不合，特改为十数日，以不可拘于日数而不敢用解肌药也。尤氏谓审证用药，不拘日数，表里既分，汗下斯判。旨哉斯言！

【前贤医案】

《金匮要略新义》　王姓妇，年二十六岁，住上海南市城内。六月间，产后发热，久久不退，诸医罔效。延至二十余日，始延余诊。病者面绯目赤，口唇燥裂脱皮，舌苔焦腻而边紫绛，津液干枯，口干欲食冷物。时或谵语昏糊，烦躁不安。脘口拒按作痛，腹部较软。胸部红疹，隐而不透。皮肤干燥不泽。额上或有汗出。热甚耳聋。大便多日未解，小溲短赤。胸内如焚，手足微冷，已见呃逆。余见此状，觉毫无把握。既属产后，且又正衰邪盛，用药诚大难事。遍阅诸方，只桑、菊、银、翘、豆豉、豆卷而已。然当危急之时，决将产后二字，置之度外。为书一方如下：生石膏三两、肥知

母四钱、鲜石斛四钱、鲜生地一两、天花粉六钱、生黄芩三钱、生山栀四钱、大麦冬三钱、锦纹军二钱、元明粉二钱、炒粳米一两、鲜芦根三两、生梨汁，一杯冲服。并嘱另以好西瓜汁与之多饮。此方服后，大便得下二次，腥臭黏腻，莫可名状。然硝黄不敢多用者，以正气虚也。大便既解，呃逆顿除，皮肤有汗，热势渐减，神情亦转安静，且能略进米饮。次日为之略为加减，续服一剂，大便又下二次，并下赤头蛔虫一条，于是神情完全清明。后又续进清理余邪扶持正气之剂，旬日告痊矣。

一沤按：吴鞠通云："治产后之实证，自有妙法。妙法为何？手挥目送是也。手中所治系实证，目中、心中、意中注定是产后。识证真，对病确，一击而罢。治上不犯中，治中不犯下，目中清楚，指下清楚，笔下更清楚，治产后之能事毕矣。如外感自上焦而来，固云治上不犯中，然药反不可过轻，须用多备少服法，中病即已。外感已，即复其虚，所谓无粮之兵，贵在速战，若畏产后虚怯，用药过轻，延至三四日后，反不能胜药矣。"温热大家临床实践精心结构之名论，可移此佳案作评语。

又按："阳旦证"，《伤寒论》有"证象阳旦"句，成无己注即桂枝汤证。《中国医学大辞典》谓阳旦汤为桂枝汤倍桂枝加附子。又《千金方》阳旦汤方为桂枝三钱，酒炒黄芩三钱，芍药、炙甘草各二钱，生姜三片，大枣三枚。治冬温脉浮，发热咽干，项强头痛，或自利而咳。

尤注极明晰，盖有是病即用是药，日期长短，可以不拘。《新义》案虽非阳旦证，但可作病期不拘日数之验。

【原文】产后中风，发热，面正赤，喘而头痛，竹叶汤主之。

竹叶汤方

竹叶一把，葛根三两，防风、桔梗、桂枝、人参、甘草各一两，附子一枚（炮），大枣十五枚，生姜五两。

右十味，以水一斗，煮取二升半，分温三服。温覆使汗出。颈项强，用大附子一枚，破之如豆大，煎药扬去沫。呕者，加半夏半升洗。

【语译】产后感受风邪，病人发热，面色很红，气喘，头痛，用竹叶汤主治。

【集注】

《金鉴》曰：产后中风之下，当有"病痉者"三字，始与方合。若无此三字，则人参附子施之于中风发热可乎？而又以竹叶命名者，何所谓也？且方内有项强用大附子一枚之文。本篇有证无方，则可知必有脱简，当补之。（《辑义》云：此注恐非，是方盖防发痉之渐，若至直发痉，则难奏效也。）

李师彦曰：产后中风……喘而头痛者（名曰痉），竹叶汤主之。按本条喘而头痛者，当有"名曰痉"三字。观首条病痉，及本条竹叶汤方后颈项强等句自知，此古文脱简也，今补之。

尤在泾曰：此产后表有邪而里适虚之证。若攻其表则气浮易脱，若补其里则表多不服。（"表多不服"句，《金匮译释》作"表邪不解"。）竹叶汤用竹叶、葛根、桂枝、防风、桔梗解外之风热，人参、附子固里之脱，甘草、姜、枣以调阴阳之气而使其乎，乃表里兼济之法。凡风热外淫而里气不固者，宜于此取法焉。

徐忠可曰：中风发热头痛，表邪也。然面正赤，此非小可淡红，所谓面若妆朱，乃真阳上浮也。加之以喘，气高不下也。明是产后大虚，元气不能自固，而又杂以表邪，自宜攻补兼施。

沈明宗曰：产后风最易变为柔痉，故发热头痛，虽属太阳表证，恐隐痉病之机，所以方后云颈项强加大附子一枚。

程林曰：产后血虚，多汗出喜中风故令病痉，今证中未至背反张，而发热面赤头痛，亦风痉之渐，故用竹叶主风痉，防风治内痉，葛根治刚痉，桂枝治柔痉，生姜散风邪，桔梗除风痹，辛以散之之剂也。邪之所凑其气必虚，佐人参以固卫，附子以温经，甘草以和诸药，大枣以助十二经，同诸风药，则发中有补，为产后中风之大剂也。颈项强直，痉病也，加附子以散寒。呕者，风拥气逆也，加半夏以散逆。

陆渊雷曰：前小柴胡、大承气，治产褥热之实证，此治产褥热之虚证。

【前贤医案】

《女科医案选粹》 杨乘六治许氏妇，产后发热，或时作寒，头痛体倦，医与疏邪降火，烦渴不食。杨诊之，其脉浮取似数，重按则芤，左手尤甚。唇舌皆白，面无血色。用十全大补汤加炮姜。或曰如此大热而用姜桂何也？曰：阳在外为阴之卫，阴在内为阳之守，两相依附者也。今产后阴血大亏，虚阳无附，浮散于外而为热。非引浮散之阳归于柔阴，其热不退。故用温补气血之剂，欲其补以收之也。又曰：姜桂味辛而散，何能补而收之？曰：桂逢阳药固能汗散，若逢阴药即为温行；姜之为用，生则开肌发汗，熟则温中散寒，至炮黑则入血，且能引气药以入血分而生新血。故以大补为主，以之为佐使，阴得阳生，则热自除耳。四剂果热退身凉，十余剂诸证悉愈。

魏玉璜曰：凡产后证，多属阴虚血少，第以二地、二冬、杞子一切养荣之剂，无不立愈，若气血兼补，杂以姜附刚剂，非耽延时日，即贻病者后患，临证者宜审之。（王孟英亦以魏氏此论为极是）

俞子容治一妇人，新产仅七日，为调息失宜，腠理不密，感冒风寒，两眼反视，手足瘈疭，名曰蓐风。用荆芥穗一味，新瓦上焙干，为细末，豆淋酒调下三钱，或用童便调服，其疾即愈。

严鸿志按：此案《续名医类案》作王肯堂治验，未知谁是。此即华佗愈风散也。姚僧坦"集验方"以酒服名"如圣散"。肖存敬方，用古钱煎汤服，名"一捻金"。戴氏《证治要诀》名"独行散"。贾似道《悦生随抄》呼为"再生丹"。陈氏名曰"举卿古拜散"，盖珍秘此方，隐括其名，用韵切语，举卿为荆，古拜为芥，有不欲人知之意也。俗语谓单方一味，气死名医。只要对证投药，不在乎多。

雷少逸治豫章邱某之室，分娩三朝，忽患时行寒疫。曾经医治，有守产后成方用生化者，有遵丹溪法用补虚者，金未中的，而热势益张。邀雷诊之，脉似切绳转索，舌苔满白，壮热无汗。曰：此寒疫也，虽在产后，亦当辛散为治。拟用辛温解表法：淡豆豉、防风、杏仁、陈皮、葱白、川芎、白芷、干姜、黑荆、稽豆。二剂，热遂从汗而解。复用养荣涤污之法，日渐而瘳。

严鸿志按：疫乃时行疠气，含有毒质，一人受之，传染众人，一方受之，蔓延四方，如役使然。有夹寒、夹暑、夹湿、夹燥之不同。治者当审其何疫而施方，尤必兼以败毒诸品方为合法。若新产而犯寒疫，寒未化火，固宜温散。若寒已化火，只宜凉解。盖因产后气血暴虚，虚阳无依，再用辛温，是助桀为虐矣。

王孟英治翁嘉顺室，娩后发热，竹林寺僧治之不应；温、龚二医，皆主生化汤加减，病益剧。请孟英治之，脉软滑微数。曰：素体阴亏，热自内生，新产血去，是以发热，唯谵妄昏瞀，最是吓医之证。渴喜热饮，宛似虚寒之据；宜其猜风寒而表散；疑瘀血以攻通；遂尔帖帖炮姜，人人桃桂，阴愈受灼，病乃日加。幸而痰饮内盛，津液未致涸竭，与蠲饮六神汤去橘、半，加西洋参、生地、花粉、竹茹、知母、生白芍为剂，数日而瘳。

杨素园曰：凡痰饮内盛之人，服寒热药如石投水，人皆以为禀赋之异，不知皆痰饮为患也。

吴鞠通治额氏妇，年二十二岁，除夕日亥时请诊。先是产后受寒痹痛，医用桂附等极燥之品，服之大效。医见其效也，以为此人非此不可，用之一年有余。不知温燥与温养不同，可以治病，不可以养生。以致少阴津液被劫无余，厥阴头痛，单巅顶一点，痛不可忍。畏明，至于窗间有豆大微光即大叫，必室如漆黑而后少安，一日厥去四五次。脉弦细数，按之无力。危急已极。勉与定风珠潜阳育阴以息肝风：大生地、麻仁、生白芍、生龟板、麦冬、生阿胶、生鳖甲、海参、生牡蛎、鸡子黄、炙甘草。次诊，微见小效，再加鲍鱼片煎服。三诊，又见效，方法如前。四诊，厥止，头痛大减，犹畏明，方法如前。五诊，腰以上发热，腰以下冰凉，上下浑如两截；身左半有汗，身右半无汗，左右浑如两畔。自古方书，未见是证。窃思古人云，琴瑟不调，必改弦而更张之。此证当令其复厥，厥后再安则愈。照前方定风珠减半，加青蒿。当夜即厥二三次。六诊，照前定风珠原方分量一帖，服后厥止神安。连服数剂，至正月二十外，撤去帐幔，汤药服至二月春分，后与专翕大生膏一料痊愈。

严鸿志按：此证液劫风动，动极畏明，厥逆，与定风珠育阴潜阳却合。忽传变为一身上下左右不和，显是少阳少阴枢机不利，为加青蒿复厥，除青蒿则厥止，以青蒿功用减柴胡一等，亦善能转枢运机也。吴氏治病，可谓明察秋毫。

一沤按：本节因方中有附子，故《金鉴》《金匮条释》都说应加"病痉者"或"名曰痉"，是以附子着想。按仲景书，凡以某药名方者，即以某药为主药，如麻黄、桂枝之取汗；柴胡之和解皆是，本方以竹叶名汤，竹叶清热利水，非治痉之药，谓之治痉，殊难理解。元简谓果真为痉，恐难取效，亦即徐灵胎说"《金匮》方治痉，收效极少"之意。约略记得恽铁樵说过，用古人方有效有不效，效则证明其对，不效则证明其不对。吾人临床，不一定凡病皆见过，古人的方不一定必都用过，不知者可以阙疑，不宜曲为解释。尤注、徐注谓治内虚又有外感，颇切当，当从之。附录的几个医案，皆《女科医案选粹》所选，患者皆有发热症状，各依其病因而施治。每条后均有原选者所写的按语，可供参考。

【原文】妇人乳中虚，烦乱呕逆，安中益气，竹皮大丸主之。
竹皮大丸方
生竹茹二分，石膏二分，桂枝一分，甘草七分，白薇一分。
右五味，末之。枣肉和丸，弹子大。以饮服一丸，日三夜二服。有热者倍白薇，烦喘者加柏实一分。

【语译】妇人在哺乳期内，中气虚弱，心烦意乱，呕吐，应当安中益气，用竹皮大丸主治。

【集注】

尤在泾曰：妇人乳中虚，烦乱呕逆者，乳子之时，气虚火胜，内乱而上逆也。竹茹、石膏甘寒清胃，桂枝、甘草辛甘化气，白薇性寒入阳明，治狂惑邪气，故曰安中益气。

唐容川曰："妇人乳"作一读（dòu），谓乳子也。"中虚"作一句，谓中焦受气取汁上入心以变血，下安胃以和气。乳汁去多，则中焦虚乏，上不能入心化血，则心神无依而烦乱，下不能安胃以和气，则冲气上逆而为呕逆。其方君甘草、枣肉以填补中宫化生津液，而又用桂枝、竹茹达心通脉络以助生心血，则神得凭依而烦乱止。用石膏、白薇以清胃降逆，则气得安养而呕逆除。然此四药相辅而行，不可分论。必合致共用，乃能和阴调阳，成其为大补中虚之妙剂也。

武之望曰：中虚不可用石膏，烦乱不可用桂枝。此方以甘草七分，配众药六分，又以枣肉为丸，仍以一丸饮下，可想其立方之微，用药之难，审虚实之不易也。仍饮服者，尤虑夫虚虚之祸耳。用是方者，亦当深省！

余无言曰：产后药过寒凉，往往不再生育。本方桂枝，所以矫石膏、白薇之苦寒，非为解肌也。中阳得桂草之护持，冲任之脉亦得其荫矣。

【前贤医案】

《王孟英医案》　方氏妇，产后经水渐淡，数年后，竟无赤色，且亦结块。平时亦无带下，人日尪羸。脉软数，口苦，时有寒热。与青蒿、白薇、黄柏、柴胡、当归、鳖甲、龟板、芍药、乌鲗、枸杞子、地骨皮等出入为方，服百剂而愈，此仅见之证矣。

严鸿志按：此因命门火衰，中土阳微，肝阴大亏所致。若薛氏治之，必用八味丸矣。

《古今医案按》　戴元礼治乐元忠妻，产后病惊，身飘飘如在浮云中，举目则旋转，持身不定，四肢酸软。医以安神补虚治之，转甚。戴诊左脉芤涩，神色不变，是因惊致心包络积血耳。乃下血如漆者一斗，遂愈。古云大实似羸者此也。

俞东扶按：此证必其认为虚矣，苟不辨左脉之芤涩，岂能测其心包之血积耶？人但知惊是病，不知因惊又致病，则治病无益也。可举此案以例其余。

《临证指南医案》 右，二八，产后成劳损，先伤下焦血分，寒热数发不止，奇经八脉俱伤，欲呕不饥，肝肾及胃，有形凝瘕，议柔剂温通补下。

人参，当归（小茴香拌炒），茯苓，沙苑，淡苁蓉，杞子，鹿角霜，生紫石英。

汪，产后百日，寒热消渴，心痛恶食，溏泻，此蓐劳液涸，已属沉疴，难治。拟酸甘化阴扶胃，望其小安而已。

人参，乌梅，炙草，赤石脂，木瓜，茯神，炒粳米。

张，二八，产后下虚，厥气上冲犯胃，食入呕胀，脉络日空，营卫两怯，寒热汗泄，淹淹为蓐劳之病，最难调治。

淡吴茱萸七分，桂枝五分，茯苓三钱，炮姜八分，炒木瓜一钱，南枣。

倪，小产半月颇安，忽然腹腰大痛，或攒膝跗足底，或引胁肋肩胛，甚至汤饮药饵，呕吐无存。娠去液伤，络空风动。昔贤谓按之痛缓属虚，勿道诸痛为实。

炙草，淮小麦，南枣，阿胶，细生地，白芍。

一沤按：产后体力亏虚，若有结积应下证即下之，如前条之大承气；有表证宜汗即汗之，如前之阳旦汤；有热证宜清即清之，如本节之竹皮大丸。然人之常情，多拘于产后宜温宜补，恐惧石膏之寒，本方合成丸，每丸含石膏量约3克，且有桂枝之温，枣肉之补相为辅佐。果证如经文所论，可径服之，勿作过多顾虑。然必须认证准确。附录王、戴二案，一虚一实，处理各异，可以对勘。叶案四例，皆有发热呕恶，但无实热，故未用《金匮》方。

以见立方之关键，首在辨证。

【原文】产后下利虚极，白头翁加甘草阿胶汤主之。

白头翁加甘草阿胶汤方

白头翁、甘草、阿胶各二两，秦皮、黄连、柏皮各三两。

右六味，以水七升，煮取二升半，纳胶，令消尽，分温三服。

【语译】产后又加下利，因为气血虚极，用白头翁加甘草阿胶汤主治。

【集注】

丹波元简曰："虚极"犹言疲惫。

尤在泾曰：伤寒热利下重者，白头翁汤主之。寒以胜热，苦以燥湿也。此亦热利下重，而当产后虚极，则加阿胶救阴，甘草补中升阳，且以缓连柏之苦也。

徐忠可曰：凡治痢者，湿热非苦寒不除，故以类聚四味之苦寒不为过。若和血安中，则一味甘草及阿胶而有余。治痢好用参术者，正由未悉此理耳。

陆渊雷曰：此治血痢困惫之方，不特产后而已。白头翁汤治热痢，阿胶止血，甘草治困惫，即吉益氏所谓急迫。故又治肠风痔血诸病。旧注多以虚极为虚弱，以阿胶、甘草为养阴补中，非也。

黄树曾云：考《伤寒论》白头翁主下利欲饮水，或热利下重者。叶天士、王孟英诸贤，均用以治热证泻痢。此节所谓下利，当指热证泻利而言。其人必脉数，口干或下重。若系虚寒泄泻，下利清谷，脉沉微迟缓者，断非此方所宜，此学者所宜留意者也。

曹颖甫曰：产后下利，寒热不同。今但云下利虚极，白头翁加甘草阿胶汤主之。此仲师之失辞，不可为训者也。夫热利下重，则为白头翁汤证，加甘草以补中，阿胶以养血，亦第为热利虚极而设。夫产后血瘀不行，腐败而下痢为热；血去过多，因虚受凉而下利为寒。余尝于丙午六月治梁姓妇人，因产后纳凉，下利腹痛，余用附、桂、炮姜，略加白头翁、秦皮，一剂而利止。所以用白头翁、秦皮者，以新产不无血热也。所以去黄连、柏皮者，以暴受寒凉不胜苦寒也。若必执成方以治病，与乡愚用单方何以异哉！

【前贤医案】

《女科医案选粹》 陆养愚治李尚田乃正，产后患痢，延及年余，肢肌羸瘦，面色黧黑，以为不可为矣。脉之，两手皆微小，而右关尺之间尚觉如珠有力。舌中常起黑苔。曰：微小乃久痢生脉，脉滑苔黑，必沉积在肠，久而未去也。若大下之，病当愈。李谓初病亦常服通利，今饮食不进者数月矣，安得所积乎？因检前方，大都狃于产后，大补气血为主，即用消导，多杂参芪归芍，补不成补，消不成消，致元气日衰，积滞日固，甚至收敛温涩，宜其剧也。乃以润字丸一两，分三服，令一日夜服尽。下紫黑如膏数缶许。口渴甚，煎生脉散作茶饮之，胃渐开。又以润字丸一钱，每日下稠积缶许。十日后，方用补养，一月而痊。

卢绍庵曰：产后久痢，人皆以为不足之虚，唯先生断为有余之实，乃以润字丸大下之，果去稠积而病愈，何为神效若此？良由指下精明，弃证而从脉也。

陆养愚治长兴臧舜田夫人，脾胃素常不实，产后动怒，大便泄泻，彼处医家以胃苓汤加归芍投之，泻势日甚一日，且汗出气喘。令人延柴春泉与陆养愚同诊。诊毕，春泉谓养愚曰：脉虽大，按之不甚空，尚有一二分生意。因同拟一方，人参理中汤加诃子肉果。已煎矣，内忽传人事多不省了，快请两相公进看。陆与柴又进诊之，脉浮按虚数，沉按如丝，手足厥逆，证更危急，春泉谓今夜决不能延，出即告辞，舜田苦留，许每人送五十金，事济则二公之功，不济非二公之过。春泉必不可留而去。养愚不忍，舜田极其感激。养愚曰：病势诚危，万一不测，恐为人议论，且动身时极难为情，医家同患，无怪春泉也。今余既在此，急于前药内加入附子一钱煎服之。夜竟清爽，汗止泻减。明早又进一剂，病减七八。后去附子加归芍数剂而起。逮舜田置酒碧湖致谢，养愚曰：前所服药，两人同议，必邀春泉，方敢领惠。舜田从之。

卢绍庵曰：此证因郁怒伤肝，木邪乘土，中气受制，食难消化，加之产后虚脱，他医不健脾而反分利，误矣。先生与柴君审视，药病相对，但大势似不可为，是以柴君辞去。先生平日利济存心，且审病情尚有一分生意，不忍以危而同去，卒以获全。仁心妙术，已为难得，至其不没柴君同治之意，尤为今人所难。

沈尧封治一妇产后去血多，遂寒战汗出，便泻不止，用大剂真武汤以干姜易生姜，两剂战定而汗泻如故。又服两日，寒战复作，再用补中汤，无人参加附子，两贴，病者云："我肚里大热，口渴喜饮。"然汗出下利，寒战不减。沈方凝思，其母云，彼大孔如洞，不能收闭，又无力服参，谅无生理。沈用炙黄芪五钱、北五味四钱、炒白芍、茯苓各二钱、炒归身、炒甘草各钱半，大枣三枚。一剂病减，四剂痊愈。

王孟英按：此案可见气虚不能收摄者，宜甘温以补之，酸涩以收之，不可以辛热走泄助火食气也。

王孟英治陆厚甫室，陈芷浔主事女也。产后经旬，偶发脘痛。专家与温补药，因寒热气逆，自汗不寐，登圊不能解，而卧则稀水自流，口渴善呕，杳不纳谷，金云不起矣。乃父速孟英诊之，脉弦数而滑。曰：本属阴虚，肝阳侮胃，误投温补涩滞之药，气机全不下降，以致诸证蜂起，医者见而却走，是未明其故也。与沙参、竹茹、楝实、延胡、栀、连、橘、贝、杏、斛、枇杷叶，为肃肺以和肝胃法，覆杯即安。但少腹隐隐作痛，于前方去杏、贝、竹茹，加知母、花粉、蓉、芍、橘核、海蛇（蜇），乃解宿粪而瘳。

严鸿志按：此案始病肝胃，被温补而变成阳明燥实热结旁流之候。《金匮》瓜蒌薤白汤及调胃承气汤均可投。

王孟英治倪怀周室，新产数日，泄泻自汗，呕吐不纳。专科谓犯三禁，不敢肩任。诊脉虚微欲绝，证极可虞，宜急补之，迟不及矣。用东洋参、黄芪、冬术、龙骨、牡蛎、酒炒白芍、桑枝、木瓜、扁豆、茯神、橘皮、紫石英、黑大豆投之。四剂渐安。

周光远曰：新产后用参芪大补，而又当盛夏之时，非有真知灼见者不能也。诚以天下之病，千变万化，原无一定之治。奈何耳食之徒，唯知执死方以治活病，岂非造孽无穷，亦何苦人人皆欲为医，而自取罪戾耶？

金大文治陆氏妇，新产三日，发疹，细而成粒，不稀不密。用荆芥、蝉蜕、鼠黏子等药，一剂头面俱透，越一日渐有回象，忽大便溏泻数次，觉神气不宁。问其所苦，曰热曰渴。言语颤怯如抖出，脉细数至七至。外露但欲寐少阴证据。大文曰：此阳脱证也，属少阴。用生附子煅（hàn）如炒米三钱、白芍一钱五分、炒甘草一钱、炮干姜八分，水煎，冲入童便一调羹，猪胆汁四小茶匙。服毕即睡，醒来热渴俱除。续用黄芪建中汤加丹参、苏木，二剂而安。

严鸿志按：疹透便泻，本属顺候，唯新产数日内，用药为难耳。方虽对证，姜附究宜慎用。

王孟英治吴濂仲妹，孟夏分娩发热，初疑蒸乳，数月不退。产科知夹温邪，进以清解，而大便溏泻。遂改温燥，其泻不减。易医视之，与参、芪、姜、术、鹿角、肉果等药，泄泻愈甚。热壮神昏，汗出势危。其亲季眉，请援于孟英。按脉洪数七至，口渴苔黄，洞泻如火，小溲不行。因谓季眉曰：病犹可治，第药太惊人，未必敢服。季眉愿任监服。乃疏白头翁汤加石膏、犀角、银花、知母、花粉、竹叶、栀子、楝实、桑叶与之。脉证较减，仍用前方。而病家群哗产后最忌寒凉，况洞泻数日乎！仍招前医商之。谓幸我屡投温补在前，否则昨药下咽，顷刻亡阳。复定参芪之方，业已煎矣。所亲张芷舟闻之，急命汾伯驰至其家，幸未入口，夺盏倾之。索孟英方，煎而督灌，群季轮守。孟英感其情挚，快舒所长，大剂凉解，服至七帖，泻止热退。乃去白头翁汤加生地、元参、竹茹、川贝，服半月，始解黑色燥矢，而眠食渐安。第脏腑之邪虽已清涤，而从前温补将热邪壅滞于膜络之间者，复发数痛于胸乳之间。孟英令其恪守前法，复入蒲公英、丝瓜络、橘叶、菊叶等药。服至百剂，始告痊愈，而天癸亦至。世似俗泥于产后宜温之说，况兼泄泻，即使温补而死，病家不怨，医者无憾也。或具只眼，其谁信之！

一沤按：壮热神昏，口渴苔黄，脉洪数，都属实热。洞泻如火，乃大便热如火，非下利清谷，亦非大孔如洞，也属实热，即所谓协热下利也。不用白头翁加胶草，而加石膏、犀角、银花等药者，为其热实，非虚极也。治疗至百日，始终主持清营解热，后又复入解毒而获痊愈。非于医学修养有素，绝难有此坚定胆识。张山雷先生尝言孟英书医案最好，陆士谔先生亦极称许孟英医案，非阿其所好也。

又按：产后下利虚极用白头翁加胶草汤，未叙出湿热证状，曹颖甫氏谓仲景失辞，诚然。一沤早年治一杨氏妇，三十余岁，产后七天，下痢红白，一天七八次，腹痛发热，不思食，脉虚数。用白头翁加胶草汤更加石菖蒲、石莲子，三剂痊愈。《本草》载石菖蒲、石莲子治噤口痢。

【小结】

产后气血多虚，故都要给产后增加营养，以使其体力尽早恢复。若患病，也应首先照顾到虚弱的一面，然后再查明其致病的原因，而给以对证的药物。《金匮》本篇，先叙产后三病，三病皆属于血虚液亏，历代注家补出治法。次叙其变证，或宜下，或宜清，或宜汗解，或宜化瘀，则不尽拘于产后虚弱而顾虑重重，不敢放胆用药。但在治变证时，究应十分审慎，不宜率尔从事。张生甫《医学达变》云：虽云产后忧惊劳倦，气血暴虚，诸症乘虚易犯，何可胜数。如有食毋专消导；有气毋专耗散；热不可任用芩、连；寒不可概施桂、附；寒则血块瘀痛；热则新血妄行。见表证而轻用麻黄，是重竭其阳；见里证而率用承气，是重亡其阴。耳聋胁痛，或肾虚恶露之停，休用柴胡；谵语多汗，恐元弱似邪之症，非同胃实。厥有元气之衰，非大补不能回阳起弱；痉或阴血之虚，非滋荣不能舒筋而活络。乍寒乍热恐类疟，若以疟治，迁延难愈；言语无伦病似邪，若以邪治，转防增变。一应耗气破血之品，汗吐攻下之法，纵宜施诸壮实，岂宜概施胎产等说，原颇近理堪听，然亦当权其缓急轻重，何可尽拘。盖体虚苟患实邪，亦属虚中实证，祛邪即所以安正，所谓急则治其标也。不然邪不祛则正更虚，姑息适以养奸，因循反致延误。只须认证明确，施治对证，至必要时，虽汗下攻破等剂，在所不忌，但勿过剂可耳。谓余不信，试观《金匮产后篇》治郁冒解后，发热胃实者宜大承气汤；又治腹痛恶露不尽，脉微实便闭，日晡烦热更甚，食则谵语，至夜愈，宜大承气汤；又治腹痛枳实芍药散不愈，为有瘀血著脐下，宜下瘀血汤；以及中风发热面赤，喘而头痛用竹叶汤。此非汗下攻破之剂，产后未可尽拘之明证乎？经曰："有故无殒，亦无殒也，大积大聚，衰其大半而止。"妊娠且从权宜，则产后亦从可想矣。张氏这段文章，也是先言其常，后言其变。"权变"即通权达变，可作《金匮》本篇的总结。

广《女科经纶·产后发热章》

《女科经纶》为清代肖壎著，出版于1684年，新中国成立后有排印本。《简明中医辞典》称其"论述颇有条理"。今录其产后发热病若干条于《金匮要略》后，以补充《金匮》之未备。并录历代医家之论述及医案若干则以为发挥，至于作者之年代，则不尽按其先后排列矣。

产后外感风寒不可作伤寒治

李氏曰：产后外感，离床太早，或换衣袭风，冷入下部，令人寒热似疟，头痛不止。血虚者芎归汤加人参、柴、葛；气虚者补中汤加防风、干姜。切不可以伤寒法治之。

产后头痛发热不可作外伤感冒治

《大全》曰：凡产后头痛发热，不可便作外伤感冒治。此等多是血虚，或是败血作梗，宜以和平之剂必效。如玉露散或四物加柴胡。若便以小柴胡、竹叶石膏之类，不救者多矣！

产后诸发热状类伤寒不可发汗

吴蒙斋曰：新产后伤寒，不可轻易发汗。产时有伤力发热；有去血过多发热；有恶露不去发热；有三日蒸乳发热；有早起劳动，饮食停滞发热；状类伤寒，要在仔细详辨，切不可随便发汗。大抵产后大血空虚，汗之则变筋惕肉𪖤，或感冒昏迷，或搐搦，或便秘，其害非轻。凡有发热，宜以四物为君，加柴胡、人参、炮姜最效。盖干姜辛热，能引血药入血分，气药入气分，且能去恶生新，有阳生阴长之道，以热治热，深合《内经》之旨。

慎斋按：以上三条，序产后有外感发热之证也。产后发热，状类伤寒，虽有外感，禁用发表。唯以养血为主，佐以散风寒之剂，如生化汤，芎归汤倍加川芎、葱白。若吴氏论发热数种，又当分因治之。如恶露未尽，腹痛未除，五七朝内，不见虚证，人参尚宜斟酌。如有虚证，必以桃仁与人参同用为当。

一沤按：《经纶》自序末，署肖埙赓六氏，未言慎斋。查《中国医学人名志》，只说肖埙字赓六。据1957年上卫排印本之内容提要称：……肖氏于原文后即随加按语，作了补充或批判……则慎斋当是肖埙之号。

原书引用他书，开首都注出书名或原著者人名。本节第一条只称李氏，名字待查。

所引第一节，指产后劳动太早或不慎为风寒所袭，宜分别是否兼有血虚或气虚，于养血或益气方中加疏散药即可，不宜滥用麻桂等重剂。

第二节谓产后血虚可致发热。败血作梗，亦能发热，此等热都不甚高。血虚应有面色不华，唇舌色淡等虚弱表现。败血，古人多指瘀血而言，非今之败血症。瘀血应有小腹痛或小腹胀，恶露不畅及恶露不见，腹痛拒按等表现。求其因而治之，不能一见有发热，遂一概用小柴胡汤或竹叶石膏汤。

第三节之伤力，去血过多，或恶露不净，蒸乳，过早劳动，饮食停滞，此六项之发热，也都不会太高，慎斋按语，可资参考。其辨证可参看后节沈尧封与张山雷之论述。

又《傅青主女科》有产后"类伤寒证"，录其全文于下：

"产后七日，发热头痛恶寒，勿认作伤寒太阳证；口苦咽干耳聋胁痛，勿认作伤寒少阳证；潮热有汗，谵语便闭，勿认作伤寒阳明府胃中燥粪宜下证。数证多由劳倦伤脾，运化稽迟，气血枯槁，肠腑燥涸，乃虚证类实，当补之证。治者慎勿用麻黄汤以治类太阳证；柴胡汤以治类少阳证；且妄议三承气汤以治类阳明胃实证也。间有少壮产妇，妄汗妄下幸而无妨。而于虚弱之人亦复妄行汗下，多致不救。屡见过汗成痉，误下成膨，且有汗脱不禁，泻下不止者，危哉！《妇人良方》云：'产后大便秘，必待腹满觉胀，欲去不能，结在直肠者，方用猪胆汁润之。若日期虽久，饮食如常，腹中如故，只用补剂而已'。昔仲景云：'亡血家不可发汗'。丹溪云：'产后切不可发表'。前贤非谓产后真无伤寒之兼证也，亦非谓麻黄、柴胡、承气三方之必无对证也，诚恐后学执偏门而轻产，拘成方而误治耳。谁知产后有伤寒，生化中芎、姜亦能散之乎！

加味生化汤，治类伤寒发热头痛。川芎、防风各一钱，当归三钱，炙草四分，羌活四分，桃仁十粒。"

【前贤医案】

《王旭高医案》　某，产后营虚，内热日久，近感风邪，发热更甚，胸闷心跳，气滞血亏，显然可见。

炒香豉，黄芪，防风，全归，白芍，白术，茯神，枣仁，玉竹，桑叶。

方仁渊按：虚多邪少，从补营之中加轻散药一二味，即可祛邪。若重加发散，邪转不服，反多变证。

《施今墨医案》 许太太，产后二日，忽发寒热，全身酸楚，恶露极臭，嗜睡。产褥热。拟退热活血法。

黑荆芥三钱，炒香豉三钱，赤、白芍各三钱，柴胡一钱半（同炒），杏、桃仁各二钱，泽兰二钱，小生地三钱，酒当归三钱，广皮一钱五，清半夏三钱，酒川芎一钱五，老苏梗一钱五，炙草五分。

方义：黑芥穗为治产褥热之特效药，故本方用以为主。又加泽兰汤及增损柴胡汤活血退热。

二诊，前方服二剂后，发热退，知识清，恶露净。局方生化汤连服二剂，即愈。

祝慎余按：此病本为伤风感冒，然特在产褥之时耳。疏散之剂又酌宜加血分之药，自可应手而愈矣。

《恽铁樵医案》 蔡奶奶，12月11日，产后骨楚，发热形寒，面色灰黯，舌色亦劣，脉尚滑数，腹有瘀结。

炒荆芥四分，归身三钱，秦艽一钱五，制香附三钱，枳实八分，炒郁金一钱，桃仁一钱五，红花一钱五，炙草一钱五。

《张聿青医案》 右，产后不时发热，腹中作痛，营虚夹滞未清，久恐延损。延胡索，广郁金，乌药，楂炭，降香，砂仁，炒青蒿，西血珀，制香附。

王，右，产后旬日，外感风邪，头痛发热，得汗不解，两日来恶露涩少，少腹作痛，按之微硬，牵引腰尻，动辄作痛。脉数浮大，右部沉迟。风邪袭于外，气瘀阻于内，恐成时证。姑疏风而宣通营卫。

全当归，酒炒荆芥，川芎，五灵脂，蓬莪术，台乌药，延胡索，紫丹参，泽泻，楂肉炭，乳香，没药，益母草，煎汤代水。

右，新产之后，恣食冷物，以致恶露不行，腹中结块作痛。姑拟宣通，以觇造化。

延胡索酒炒一钱五分，当归须二钱，酒炒灵脂三钱，炒赤芍一钱五分，干漆（炒令烟尽）一钱五分，炒蓬莪术一钱五分，南楂炭三钱，乌药一钱五分，山甲片一钱五分。

一沤按：恽案方中荆芥、秦艽解表；归、草扶正。余药皆为理气化瘀之品，为腹有瘕结也。张案第一例为营虚夹滞，案内既有营虚之语；似宜再加养营药。第二例案语已极明晰，用药亦切合病机。第三例用化瘀药，凡化瘀诸药，都比较峻烈，当是患者体质不见虚象。

产后伤食发热宜下

《金匮要略》曰："产后病解能食，七八日更发热，此为胃实，大承气汤主之。"徐忠可曰：此条言大虚之后有实证，即当以实治。故谓"病解能食"，则脏腑经络之气俱平，无产后本病可疑；至七八日更发热，不恶寒，又无表证可疑。明是伤食之象，故曰胃实。大承气汤逐之，恐因循致虚也。

产后伤食发热类伤寒

《证治要诀》曰：弥月俗称满肚，多有恣意食物，致伤食发热，有类伤寒食复证。宜先用红丸子一二粒，却进小柴胡汤，此论盖有所本。

产后伤食发热不可作血虚治

王节斋曰：产后脾胃大虚，多有过服饮食伤滞发热者，误作血虚，则不效。故凡遇产后发热，须问服何饮食，有无伤积饱闷，恶食泄泻等证，只作伤食治之。若发热而饮食调者，方用补血正法。

产后伤食发热分证用药

薛立斋曰：前证若胸膈饱闷，嗳腐恶食，或吞酸吐泻发热，此为饮食停滞，宜四君子加厚朴、楂、曲；若胸膈闷满，食少发热，或食难化，此为脾气虚弱，宜四君子加炮姜。若用峻厉之剂复伤元气，则谬矣。

慎斋按：以上四条，叙产后有伤食发热之证也。产后热有六证，一曰血虚发热；二曰劳力发热；三曰瘀血发热；四曰风寒发热，五曰伤食发热；六曰蒸乳发热。须分有余不足。治法，血虚、劳力为不足，瘀血、伤食、风寒、蒸乳为不足中之有余。不足者固宜大补气血，而不足中之有余，亦不可以务末而忘本也。《金匮》胃实一证，虽下，亦宜酌量。

一沤按：上四节讲产后伤食也能发热。前三节中已有叙述，此又补出须问服何饮食，有无伤积胸膈饱闷，厌恶饮食，嗳腐吞酸，或大便不整，带有酸腐味，或便时腹痛。应再看舌苔有无腻厚腐浊，脘腹是否拒按。此等发热也不会太高。傅青主说："产后饮食不节，必伤脾胃，治当健脾益胃，审伤何物，加以消导之药。生化汤加神曲、麦芽以消面食，加山楂、砂仁以消肉积，加吴茱萸、肉桂以消寒冷之积，虚甚加人参、白术消补兼施，无有不安者。屡见治者唯知速消伤物，反损真气，益增满闷，可不慎哉！"

"又论中满，妇人素弱，临产又劳，中气不足，胸膈不利，转运稽迟，遂成中满之证。多因食伤气郁，而又恶露停留，大便燥结，此属气血两虚，即当大补气血。若但知伤食当消，气郁宜散，恶露必攻，便结可下，则胃气反损，满闷益增，气不升降，湿热积久，遂成膨胀。若早服生化汤以消块痛，服加参生化汤以健脾胃，当无此患也。"

以上傅氏所论诸消导药，如曲、麦消面食，山楂、砂仁消肉积，吴茱萸、肉桂治冷积，皆可对证选用。莱菔子、鸡内金、炒谷芽、炒稻芽等都是消导药，也可选用。但须注意患者的体质虚实，虚者适当加入扶脾健胃之品。原书引《金匮》之文，可参阅本章第一部分。产后应用大承气汤者，究属罕见。慎斋谓"《金匮》胃实一证，虽下亦当酌量"，极当注意。红丸子出《太平惠民和剂局方》，方下注功用，壮脾胃，消宿食，去膨胀，治冷积等证。药物为三棱、莪术、青皮、陈皮、干姜、胡椒，研末糊丸，如梧桐子大，矾红为衣。性亦峻厉，但服一二粒，量小可不致过伤正气。

【前贤医案】

《古今医案按》 薛立斋治一产妇，腹痛发热，气口脉大，薛以为饮食停滞。不信，乃破血补虚，反发热头痛，呕吐涎沫。又用降火化痰理气，四肢逆冷，泄泻下坠。始悔。问曰：何也？薛曰：此脾胃虚之变证也，法当温补。遂用六君子加炮姜二钱，肉桂、木香各一钱。四剂，诸证悉退。再用补中益气之剂，元气遂复。

俞震按：气口脉大，故认停食，后以误药而变四肢逆冷，泄泻下坠，诚变为虚寒证矣。但不知脉象若何，若脉亦变为细软，则温补得效。设脉仍大，则非所宜。或大而软，犹可用温补以望其敛小。倘脉大且数，按之有力，其死可必，温补无益也。

又治一妇，产后腹痛后重，下痢无度，形体倦怠，饮食不甘，怀抱久郁，且患茧唇。寐而盗汗如雨，竟夜不敢寐，神思消烁。薛曰：气血虚而有热，用当归六黄汤内黄芩、连、柏炒黑，一剂，汗顿止，再剂全止。乃用归脾汤、八珍散兼服，元气渐复而愈。

俞震按：此证不难于用归脾、八珍，而难于用当归六黄。恨不载脉。然留此案，以见古人有是病即用是药，勿拘定产后必当大补也。但苦寒之药，中病即止耳。

朱丹溪治一产妇，年三十余。正月间，新产十余日，左脚左手发搐，气喘不眠，面起黑色，口臭。脉浮弦而沉涩，右为甚。意其受湿，询之，产前三月，时常羹汤茶水。以黄芪、荆芥、木香、滑石、苍白术、槟榔、陈皮、川芎、甘草、芍药，四服后加桃仁。又四服而辘辘有声，大下水晶块大小如蛋子黄与蝌蚪者数十枚而愈。乃去荆芥、槟榔、滑石，加当归、茯苓，调理气血，四十余帖而安。

俞震按：左手左脚发搐，似肝经血燥生风。气喘不眠，黑色口臭，似瘀血入肺死证。脉象浮弦易辨，沉涩难辨，身临其局，彷徨无措者多矣！非丹溪岂能认为湿而用此等药乎？

一沤按：产后伤食发热，本非大证。稍予消导药或节其饮食，自可痊愈。上录三个医案，第一例因误用寒凉药而变成虚寒。俞氏按语指出不应忽略脉象的转变。又举出何种脉象宜温，何种预后不良，可资参考。第二例虽非伤食，乃气血虚而有热，并有腹痛下痢，饮食不甘等一系列消化系症状。薛氏先用养阴清热，继用补益气血，步伐井然。俞氏按语亦极允当。第三例丹溪治验，亦非伤食，而为伤湿，且在产后。所用药亦是补泻并施，以至积湿去而痊愈。俞氏谓"非丹溪岂能认为湿而用此等药乎？盖丹溪翁乃善于治湿之高手也。也可见丹溪治病，重在辨证，非在产后一律用补剂也。"。

产后发热属肝虚血燥

赵养葵曰：如胎前原有阴火证，至产后去血过多，必大发热，烦躁汗出等证，若依前法大补气血，其证必甚。当用逍遥散以清肝火、养肝血。因去血既多，肝虚血燥之故，不可泥于气血之论也。

产后发热属阴虚生内热

朱丹溪曰：产后发热，此热非有余之热，乃阴虚生内热耳。以补阴药大剂服之，必用干姜者何也？曰：干姜能入肺利气，入肝经引血药生血，然不可独用，必与补阴药同用，此造化自然之妙。

娄全善曰：产后发热，多属虚寒，唯干姜加入补阴药中神效，此丹溪之法也。

产后发热属阴虚阳浮于外

王节斋曰：妇人产后阴虚，阳无所依，浮散于外，故发热。用四物汤补血，以炙干姜之苦温从治，收其浮散以归于阴也。

产后发热属血脱阳无所附

薛立斋曰：新产妇人，阴血暴亡，阳无所附而外热，四物加炮姜，补阴以配阳。若误服寒凉克伐之剂而外热，此为寒气隔阳于外，四君子汤加姜桂。不应，急加附子。若肌肤发热，面赤，大渴引饮，此血脱发燥也，当归补血汤。

产后阴虚发热宜补气

赵养葵曰：产后大失血，阴血暴亡，必大发热，名阴虚发热。此阴字正谓气血之阴，若以凉药正治必毙。正所谓证象白虎误服白虎必死。此时偏不用四物有形之物，不能速化几希之气，急用独参汤或当归补血汤，使无形生出有形来，阳生阴长之妙，不可不知也。

产后发热不可作火治误用寒凉

薛立斋曰：产后虚烦发热，乃阳随阴散，气血俱虚，故恶寒发热，若误作火证，投以凉剂，祸在反掌！

论丹溪治产后发热用方之法

武叔卿曰：丹溪治产后发热，以芎归四君子加黄芪不用芍、地者，以新产后血脱用益气之法，不宜敛降凉血以伐生气也。热甚者加干姜。若产后阴血弱发热，四物加茯苓，热甚加炮姜。此方全不用气药，是血虚气不虚也。加茯苓者，使大气降而阴自生，阴生则热自退。热甚加炒干姜者，不从阳引阴，亦可从阴引阳。微乎微乎！

慎斋按：以上七条，亦序产后有发热之证也。产后发热有风寒，有伤食，有瘀血，有蒸乳而外，大抵属阴血虚而阳浮外，故当以辛温从治。戒用寒凉。若肝虚血燥，则宜补血。逍遥散清火，亦宜慎用。阴血大脱又当益气，毋用补血，此又用药之权衡也。

一沤按：此七节论产后阴血虚而阳浮于外之发热，当以辛温从治。下面补出沈尧封治表热里寒下利清谷，用四逆一证；孟英论胎前伏气产后陡发及温湿暑热而致之发热；张山雷论血虚而阳浮于外之发热治宜潜阳摄纳一法。

沈曰："产后发热，所因不同，当与证参看。感冒者鼻塞，亦不可过汗，经有夺血无汗之禁，只宜芎归汤。停食者嗳腐饱闷，宜平剂消食。血虚发热无别证者，脉大而芤，宜归、芪。阴虚者，烦渴脉细，宜生地、阿胶。更有一种表热里寒，下利清谷，烦渴恶热，脉微细者，此少阴危症宜四逆汤。"王孟英云："暴感发热，可以鼻塞验之。若胎前伏邪（温病有新感与伏气之分），娩后陡发者，何尝有鼻塞头痛之形征乎？虽脉亦有不即显露者，唯舌苔颇有可征。或厚白而腻，或黄腻，或黄燥，或有赤点，或微苔舌赤，或口苦，或口渴，或胸闷，或溲热，此皆温湿暑热之邪内蕴，世人不察，再饮以糖酒生化汤之类，则轻者重而重者危。不遇明眼，人但知其产亡，而不知其死于何病误予何药也，医者当谛审之，庶免遗人天殃也。"张山雷曰："新产发热，血虚而阳浮于外者居多，亦有头痛，此是虚阳之升腾，不可误谓冒寒，妄投发散，以煽其焰，此唯潜阳摄纳，则气火平而热自已。如其瘀露未尽，稍参宣通，亦即泄降之意。必不可过与滋填，以增其壅。感冒者，必有表证可辨，然亦不可妄事疏散。诸亡血虚家不可发汗，先圣仪型，早已谆谆告诫，则唯和其营卫，慎其起居，而感邪亦能自解。盖腠理空疏之时，最易感冒，实是微邪，本非重恙，自不可小题大做，一误再误。又有本非感冒，新产一二日后，遂酿乳汁，亦发身热，则活乳通乳，亦极易治。沈谓用胶、地者，则虚甚之外热，必舌光无苔。其宜用四逆者，则阴盛之格阳，必唇舌淡白，或颧赤之戴阳。虽皆不常有之证，而在血脱之后，变幻最多，固非心粗气浮，率尔操觚者所能措置裕如矣。王谓胎前伏邪，娩后陡发之证，实是其人本有蕴热痰湿，分娩而正气骤衰，病状乃著。辨之于舌，最是秘诀。则唯治其湿热痰滞，抉出病根。切弗效俗人治热，只知表散，产后误事，必较之平人尤其捷见。孟英长于治温热，最恶生化一方，为暑热湿热令中，剀切劝戒，诚是至理名言。砂糖酒尤易肇祸，此固江浙间之恶习，不可不改者。若在寒天，则生化砂糖，稍稍用之，亦不为大害，唯酒则不可不戒耳。新产后二三朝，每有微发热而别无所苦者，此则阴虚于下而阳外浮，亦不可作感冒治，生化汤中少许之炮姜，即所以涵藏此虚阳者，一二剂捷验，此古人所谓甘温除热之真旨也。"王渭川曰："产后发热要注意辨别是感冒表热或壮热神昏。如果发热又并发脑证，多为现代医学的产褥热，为危重病证，要注意治疗。"

又，至于生化汤一方，吾乡亦久习用于产后，在恶露不畅，少腹作痛，无明显热象之患者，服之颇能收到行瘀止痛之功，但有实热者，切勿滥服。

【前贤医案】

《古今医案按》 汪石山治一妇产后，时发昏瞀，身热汗多，眩晕口渴。或时头痛恶心。医用四物凉血之剂，病不减。复用小柴胡，病益甚。汪诊之，脉皆浮洪搏指。汪曰：产后而得是脉，又且汗多而脉不为汗衰，法在不治。所幸者气不喘不作泄耳。其脉如是，恐为凉药所激也。用人参三钱，甘草、当归各七分，白术、麦冬各一钱，干姜、陈皮、黄芩各五分，煎服五剂，脉敛而病渐安。

俞震按：浮洪搏指之脉，产后所大忌。合以身热口渴，时发昏瞀，头痛恶心，几与伤寒证相似。用小柴胡汤未为大谬，以方中原有人参也。但汗多眩晕，柴胡不宜。汪公之论，明白切当。非大剂人参，岂能挽回。至言其脉如是，恐为凉药所激，后学安知有此道理。服五剂而脉敛，言更验矣。

又治王佥宪公宜人，产后因沐浴，发热呕恶，渴欲饮冷水瓜果，谵语若狂，饮食不进，体素丰厚不受补。医用清凉，热增剧。石山诊之，六脉浮大洪数。曰：产后暴损气血，孤阳外浮，内真寒而外假热，宜大补气血，与八珍汤加炮姜八分，热减大半。病人自知素不宜参芪，不肯再服。过一日，复大热如火。复与前剂，潜加参芪炮姜，连进二三服，热退身凉而愈。

俞震按：病由沐浴而发热呕恶，渴欲饮冷，狂谵不食。人必以伤寒视之。及用清凉而热增剧，茫无把握矣。况脉洪数用滋阴易用参姜难也。乃投八珍，热减大半，停参芪一日复大热如火，则病宜温补，不宜凉散，始得显然耳。

孙东宿治沈石山夫人，产三日而腹不宽畅，一女科为下之，大泻五六次，遂发热恶心。又用温胆汤止吐，小柴胡退热。服四日，吐与热不止，粒米不进。又用八珍汤加童便，服后昏愦，耳聋眼合，口渴肠鸣，眼胞及手足背皆虚浮。因逆孙诊，六脉皆数，时五月初二日也。东宿曰："脉书云，数脉所主，其邪为热，其正为虚。"以十全大补汤加炮姜进之。夜半稍清爽，进粥一盂，始开目言语。次日已多言语，复昏昧。又以参、术各三钱，炮姜、茯苓、陈皮各一钱，甘草五分，煎服。体微汗，遍身痦瘰，热退而神爽。下午药不接，且动怒，昏昧复如前，六脉散乱无伦，状如解索，痦瘰没而虚极矣。亟以参、术各五钱，炙草、炮姜、附子各一钱。连进二帖，是夜熟寝，唯呼吸之息尚促。初六日，脉又数，下午发热不退，环跳穴边发一毒如碗大，红肿微痛。前医者遂归咎姜附，拟用寒凉解毒药。孙曰："此乃胃中虚火游行无制，大虚之证，非毒也。《内经》云：'壮者气行则愈，怯者着而成病。'唯大补庶可万全，用寒凉速其死矣。"乃煎附子理中汤进之，日夕两帖，参术皆用七钱，服后痦瘰复出，毒散无踪，热亦退矣。再以参苓白术散调理而全安。皆由产后误下，致变百出，可不畏哉！

俞震按：八珍与十全大补，相去不远，乃一则服之而加重，一则服之而遽轻，其义何居？盖得力在肉桂和炮姜也。而敢于用姜桂，由于数脉之义参得透耳。"其邪为热，其证为虚"一语，与景岳恰合，英雄所见略同也。今人一见数脉，只知为热，断不敢用姜附桂，夭枉者多矣。故后有发毒之变。孙公能认定为虚，故终以大剂温补收功，较之胸无定见，随境游移者，自是仙凡迥别。

薛立斋治一产妇，恶寒发热，欲以八珍加炮姜治之。其家知医，以为风寒，用小柴胡汤。薛曰："寒热不时乃气血虚。"不信，仍服一剂，汗出不止，谵语不绝，烦热作渴，肢体抽搐。薛用十全大补二剂，益甚，脉洪大，重按如无，仍以前汤加附子，数剂稍缓，再服而安。

俞震按：此案以脉洪大重按如无，知为气血两虚，是真临证指南也。此案必须桂附，亦非平补气血所能治。

《女科医案选粹》　陆祖愚治聂某子媳，产后百余日，大肠燥结，虚火上冲，肠鸣腹满短气，内外皆热。半月不进饮食。医家皆以养血清火，愈药愈重。祖愚诊得两手浮洪而数，按之无神，脾肾两脉，更觉空虚。乃产后元气耗散，真阴不足，而非实热也。用八味丸清晨淡盐汤服三钱，用人参、白术、茯苓、甘草、归、芍、麦冬、知母、莲肉等作煎剂。立方已毕，有议之者，六脉浮洪，明是火证，若用八味丸，是以火济火也，断不可服。聂曰：素仰此兄高明，姑试服之。投药便觉相宜，数帖诸证少缓，后以补中益气汤加白芍、麦冬，渐服渐轻，一月而瘳。

陆祖愚曰：丹溪谓产后当以大补气血为主，虽有他证，以末治之。此先贤之明验，为后学之矜式。兹者现证显是火热，投寒凉而益剧，则证非有余之火也。两手洪数而空，则脉非有余之火也。龙雷之火，不可以水湿折之。投之以温补，而火自退。《内经》所谓"微者逆之，甚者从之"之意也。

《古今医案按》　薛立斋治一妇人发瘕遗尿，自汗面赤，或时面青，饮食如故，肝脉弦紧。立斋曰：此肝经血燥风热瘕疚也。肝主小便，肝色青，入心则赤，法当滋阴血、清肝火，用加味道遥散。不数剂，诸证悉退。

一沤按：《经纶》引赵养葵论产后大发热，烦躁汗出等证为肝虚血燥，当用逍遥散以清肝火养肝血。慎斋按肝虚血燥则宜补血，逍遥散清火亦宜慎用。薛氏此案，谓为肝经血燥、风热瘕疚，用加味逍遥散治愈。拙见，无论是肝虚，还是肝经血燥，逍遥散中之柴胡，究应慎用。

本节所附医案，汪治第一例是误于凉血之剂，第二例亦误于清凉剂，第三例孙治是误于泻药，薛治第四例误于表散，而造成真寒假热之象，皆以温补挽救危局。俞按辨脉各节，最称精当。如汪一例之浮洪搏指，谓恐为凉药所激；第二例之脉洪数用滋阴易，用参姜难。孙治之数脉所主，其邪为热，其正为虚，用十全大补加炮姜。薛治之脉洪大重按如无为气血两虚。寒热混淆，真假相似，一经道出，疑团顿释，真是画龙点睛之绝妙高手。后学所应熟记深思者也。陆治一例为肾阳虚并有肾阴虚，故以八味丸得效。阴阳之辨，关系最重，差之毫厘，谬以千里。阴阳孰虚之辨，宜参看上节张山雷氏之说，庶不致临证时骑墙莫决也。

【小结】

本编引《女科经纶》共十四节。前三节讲体虚感冒发热，用表散药时要注意到扶正。中四节讲产后伤食发热，治应消食，但也要考虑到体虚的一面，而给以消中兼补的方法。末七节讲因气血虚及阴血虚阳外浮而致之发热，宜温补气血及益阴敛阳。患者的体质及病因病态，不能与条文所载完全一样，在乎临证时仔细分析而与以对证治疗。所谓随机应变，量体裁衣也。

关于因瘀血之发热，可参阅第一章《金匮》中"产妇腹痛……宜下瘀汤"条，并参看王孟英的两个医案。

又蒸乳之发热，用张山雷讲的活乳通乳法即可。

产 后 中 暑

《金匮要略·痉湿暍病脉证治第二》：太阳中暍，发热恶寒，身重而疼痛，其脉弦细芤迟，小便已，洒洒然毛耸，手足逆冷，小有劳，身即热，口开，前板齿燥。若发其汗，则其恶寒甚；加温针，则发热甚；数下之，则淋甚。

赵以德曰：此证属阴阳俱虚。脉弦细者，阳虚也；芤迟者，阴虚也。所以温针复损其阴，汗之复伤其阳。唯宜甘药补之，以解其热耳。即《灵枢》所谓阴阳俱不足，补阳则阴竭，补阴则阳脱，可以甘药。因是知白虎汤中石膏之甘寒，粳米、甘草之辅正，人参之益元，为的（音dì）对之药矣。虽知母之苦寒，为除足阳明及手太阴气分之热，并可益肾，以除烦躁耳。舍此其谁与归！

曹颖甫曰：此证忌汗下被火，与太阳温病略同。但彼为实证，故汗下被火后，多见实象。此为虚证，故汗下被火后，多见虚象。要之为人参白虎、竹叶石膏诸汤证，固不当以形如伤寒妄投热药也。

《金匮要略·痉湿暍病脉证治第二》：太阳中热者，暍是也。汗出恶寒，身热而渴，白虎加人参汤主之。

白虎加人参汤方

知母六两，生石膏一斤（碎），甘草二两，粳米六合，人参三两。

右五味，以水一斗，煮米熟汤成，去滓，温服一升，日三服。

曹颖甫曰：暴行烈日之中，则热邪由皮毛入犯肌腠，于是有太阳中热之病。外热与血热并居，则身热而汗出。暑气内侵，胃液旁泄为汗，则胃中燥热，因病渴饮。寒水沾滞，卫阳不固皮毛，故表虚而恶寒。……此证用人参白虎汤，与太阳篇口燥渴心烦微恶寒同。然则本条所谓恶寒与伤寒中风之恶寒甚者，固自不同也。

周禹载曰：仲景本《内经》病热之旨，申伏气之论，特叙夏月热病白虎汤之治，可谓精矣。乃复出暍病于《金匮》中曰："太阳中热者，暍是也。"正恐人误认为热病，故又言暍自外来而入，热由内伏而发，实为两途。然暑为夏火之令，伤人之气。脉虚身热，遂令人大渴，齿燥汗出而喘，与伏热无异，并治以白虎汤，俱主甘寒去热，苦寒除火，甘温益中。益中者，以暑伤气故益之。然津液耗甚者，必加人参，与辛散温散之味不相涉也。或谓伏发自内，白虎宜也。中暍既由外而内，何为遽用里药？则以风药略兼表散，似无不可。愚谓千古之误，正在于此。虽夏暑与冬寒对峙，而表里则大不同也。冬月腠理密，即卫虚而受者，必以渐进何也？外阴而内阳也。若夏月，则人身已阳外而阴内，外垣既撤，暑得直入。故风寒必显有余，有余者邪也。暑气必显不足，不足者正也。今人以香薷一味，谓伤暑必用之药，不知乘凉饮冷，遏抑阳气，或致霍乱者宜之。若强力作劳，内伤重者，清暑益气，庶几近之。苟用香薷，是重虚其虚矣。况可以表散辛温之味加于其间乎？……余又复为之辨者，愿以白虎汤为主治，清暑益气辅之，亦必随症加减。至于天水散、甘露饮诸方，皆可引用……。

一沤按：中暍（yè）即是中暑，《金匮》第一条禁汗、禁温针、禁下，第二条指出用白虎加参汤主治。赵以德、曹颖甫、周禹载三家都同意这个看法。实际是从上条已指出三禁而悟出。暑为热邪，且能伤气，白虎加参，自是正治。观后人的治验，即可以说明这一疗法是正确的。

王秉衡曰：风、暑、湿、燥、寒，乃天地之气，行于四时者也。唯夏令属火，日光最烈。《内经》云："岁火太过，炎暑流行。"明指烈日之火而言。然春秋冬之时暖燠，无非离照之光热，因皆不可以暑称。故轩岐于五气之下，赘一火字。且其言暑。明曰在天为热，在地为火，其性为暑，是暑该（包括）热与火二者而已。经旨已深著明矣。而人之火病独多者，以风寒暑湿，悉能化火。五志过动，无不生火。则又二气与人性交合化火之大源也。

王孟英曰：《内经》云："在天为热，在地为火，共性为暑。"又云："岁火太过，炎暑流行。"盖暑为日气，其字从日，曰炎暑，为酷暑，皆指烈日之气而言也。夏至后有小暑、大暑；冬至后有小寒、大寒。是暑即热也，寒即冷也。暑为阳气，寒为阴气，乃天地间显而易知之事，并无深微难测之理，而从来歧说偏多，岂不可笑。更有调停其说者，强分动静为阴阳。夫动静唯人，岂能使天上之暑气，随人而制别乎？又有妄合暑湿两气为暑者，则亢旱之年，河井皆涸，禾苗槁枯，湿气全无，可以谓之非暑也？况湿无定位，分旺四季，暑与湿固易兼感，而风湿、寒湿，无不可兼。若云湿与热合始名为暑，然则合于风，合于寒，又将何名乎？且二气兼感者多矣。如风与寒最易合，而仲景严分麻黄、桂枝之异治，岂暑与湿而可不为分别乎？故治暑者，须知暑为火热之邪，然必审其有无兼湿，而随证用药，庶不误人。

又曰：隆冬浅屋，固宜遮蔽密室，添设火盆。若盛暑必择清凉之所，但须避风，切勿过暖，致生诸患。如无凉室，榻前可以新汲水盆贮映之。

又曰：天气酷热，道路受暑，即古所谓中暍也。而不出户庭之人，亦有是病。新产妇人，阴血大去，热邪易袭，故中暑而死者甚多。愚者不知因时制宜，而扃其窗户，幂以帘帏，环侍多人，皆能致病。

一沤按：风、寒、暑、湿、燥、火，为天之六气，使人生病则谓之六淫。暑湿既为二气，则不能谓湿与热合为暑。孟英所辨甚是，然暑天多雨，湿气亦盛，中暑之人兼湿者有之，临证亦先辨其有无兼湿的表现而后治疗，乃不致误。秉衡则直言暑为热火，更是直截了当。

孟英讲产育如值盛暑时，应选择一比较凉爽的环境，或床前放置一盆或数盆新汲的井水，是调节室内空气使之清凉的一种好办法。严密的关闭门窗，还挂上帏帐，再有许多人在室内看侍产妇，都能使过高的室温不易放散，而引起产后中暑，故谆谆告诫家属。

【前贤医案】

《临证指南医案》　沈，产后未复，加以暑热上干，暑必伤气，上焦先受。头胀，微微呕恶，脘闷不晓饥饱。暮热早凉，汗泄不已。经水连至，热迫血络妄动。盖阴虚是本病，而暑热系客气。清上勿碍下，便是理邪。勿混乱首尾，致延蓐损不复矣。

卷心竹叶，生地，炒川贝，连翘，元参，地骨皮。

某，产后血络空虚，暑邪客气深入，疟乃间日而发。呕恶胸满口渴。皆暑热烁胃津液也。此虚人夹杂时气，只宜和解，不可发汗腻补。

青蒿梗，淡黄芩，丹皮，郁金，花粉，川贝，杏仁，橘红。

又，脉缓热止，病减之象。但舌色未净，产后大便未通。产后大虚，不敢推荡。勿进荤腻，恐滞蒸化热。蔬粥养胃，以滋润燥，便通再议补虚。

生首乌，麻仁，麦冬，盐水炒知母，苏子，花粉。

徐洄溪曰：产后血脱，孤阳独旺。虽石膏、犀角，对证亦不禁用。而世之庸手，误信产后宜温之说，不论病证，皆以辛热之药，戕其阴而益其火。叶案中绝无此弊，足证学有渊源。

《李赞襄医案》　1958年7月1日，近邻曹永成之妻，产后患病，延余往诊。患者头痛甚剧，壮热自汗，脉象浮而芤，舌质红绛，略有白苔而干燥。口渴思饮，心中发热，烦躁不宁。产已八日，经王医生治疗，服药二三剂矣。问之，则所用药为营养发散之剂，归地荆防之类，汗后而热不解。余告以此为产后中暑，阳明热炽，若再投以辛温，热将愈甚而入营，神昏瘛疭，随之而至，祸不旋踵。应急用白虎汤。王医仍固执己见，以为苔白脉浮且芤为血虚，大剂寒凉，非产后所宜。是时余因诊务甚忙，无暇久待，亦不愿多与争辩，径为书白虎汤加当归、西瓜翠衣、淡竹叶、鲜茅根。更使病家请杜小轩大夫，说明余意，并主持服药。患者服余方后，头痛略减，热退十之二三。以余不能再往，请杜大夫诊视。照前方略有加减，再服两剂而痊愈矣。

一沤按：认证准确，放胆处方，是学识老到。委托杜小轩大夫主持服药，是对病员负责到底。此等高贵品质，极堪师法。

又，1957年，李华璋介绍杨品三治愈产后中暑的几个医案，也是用白虎加参法，石膏量很大。对照此例，人参白虎（李案未用参）治中暑，不独平人，产后亦适用。只要大渴，大热，汗大出，脉洪大具备，即可放胆使用。

《余听鸿医案》　张小洲之妻，生产正在酷暑。新产两朝，猝然神昏颠倒，言语错乱。余诊之，见喘息气粗，脉洪数极大，汗出如珠，口渴烦躁。余曰："此乃热中于里，逼阴外出而大汗，仲景白虎证也。"即将席置地上，令产妇卧于席，用盆置井水于旁，使其安卧片时，神识渐清，气亦渐平，脉亦稍静。即拟仲景白虎合竹皮竹叶之意，进以石膏、竹茹、竹叶、知母、白薇、鲜石斛、益元散、绿豆衣、丹皮、花粉、青荷叶、西瓜翠衣、甘蔗汁大队甘寒之品。服后至晡，神清热减。仍令其移卧于床，进以稀粥。仍以甘凉之剂，调理而愈。若拘于产后不可见风，不得服药，此证岂能挽回？琴地（江苏常熟）风俗，新产之后，往往窗户密闭，帷幕重遮，酷暑不异严寒，以致产后汗多伤阴，而变为郁冒痉厥者。或竟有触秽中热而死者，不亦大可异哉!

一沤按:产后密闭门窗,南北皆然。在炎热时亦有不愿打破此锢习者。令患者卧席地,置新汲井水于旁,以解除暑气,法极妙。再以甘凉品清内,宜其至晡即热退矣。此等处理办法与治疗方药,俱堪学习。

《冉雪峰医案》 武昌望山门街,程姓少妇,新产方七日,时方炎暑,蜷跼于小卧室内,窗棂门帘紧紧遮蔽,循俗例头包布帕,衣着布衣,因之为暑所伤。身大热,汗出不止。开口齿燥,舌上津少。心愦愦,口渴郁闷,烦躁不可名状。脉浮而芤,与阳明浮芤相搏,胃气生热,其阳则绝类似。余曰:新产阴伤,受暑较重,不宜闭置小房内。倘汗再多,津液内竭,必有亡阴痉厥昏迷谵妄之虞。宜破除俗例,移居宽阔通风较凉之处,以布质屏风遮拦足矣。药用六一、白虎、生脉三方合裁加减:滑石一两,甘草一钱,生石膏八钱,知母、沙参各二钱,麦冬四钱,鲜石斛六钱,同煎,分二次服。病人问可吃西瓜否?余曰:"可,欲吃则吃之。"徐灵胎云:"西瓜为天然白虎汤,大能涤暑。"余回后约二时许,病家着人来问,病人已吃西瓜四块,约重二斤,现坚欲再吃。余曰:"多吃无妨,可随病人之便。"于是一日一夜吃尽十八斤半。半夜后身热退,烦躁俱平,已能安寐。翌日复诊,脉静身凉,烦闷躁急顿除。拟六味地黄汤合六一散清其余焰,复以四物加丹皮、地骨皮、归、地养营,人参归脾各方,调理收功。此病新产七日,迁出密室,移居敞地。滑石、石膏非一两即八钱,大队甘凉甘寒为剂。产后不宜凉,非复寻常蹊径。时方新产,即吃西瓜,且一日一夜吃十八斤半,诚属异事。然暑重若斯,所拟方虽重,尚尔嫌轻。苟非迁地为良,及吃西瓜之多,即令方药有效,未必痊可如是之速!此亦饮食消息一端,可为同仁临床参考之助。

一沤按:徐洄溪以西瓜治暑热案,最是平生得意之作。并载于袁随园撰《徐灵胎传》中。此案吃西瓜至十八斤半,应着眼在一日一夜吃尽,是多次分服法。又病者问可吃西瓜否?乃热炽津伤,急思得凉润解救之。"临病人问所便",景岳曰:"问病人之便,取便之道也。"移患者于凉爽地,亦是处理中暑之有效办法。

《程杏轩医案》　　丹溪云："产后当以大补气血为主，他证必末治之。"言固善矣。然事竟有不可执者。乾隆乙丑仲夏（1745年），岩镇许静翁夫人病延诊。据述产后十二朝，初起洒淅寒热，医投温散不解，即进温补，病渐加重。热发不退，口渴心烦，胸闷便闭。时值溽暑，病人楼居，闭户塞牖。诊脉弦数，视舌苔黄。告静翁曰："夫人病候，乃产后感邪，医药姑息，邪无出路，郁而为热。今日本欲即用重剂清解，恐生疑畏，且与一柴胡饮试之。但病重药轻，不能见效。明早再为进步。"并令移榻下楼，免暑气蒸逼。诘朝视之，脉证如故，舌苔转黑，众犹疑是阴证。余曰不然，阴阳二证，舌苔皆黑。阴证舌黑，黑而润滑，病起即见，肾水凌心也。阳证舌黑，黑而焦干，热久才见，薪化为炭也。药方力薄，不能胜任。议用白虎汤加芩连。饮药周时，家人报曰：热退手足微冷。少顷，又曰：周身冷甚。静翁骇然，亦谓恐系阴证，服此药必殆。余曰：无忧，果系阴证，前服温补药效矣，否则昨服柴胡饮死矣，安能延至此刻？此即仲景所谓热深厥亦深也，姑待之。薄暮厥回，复发烦渴，欲饮冷水。令取井水一碗与饮，甚快。余曰：扬汤止沸，不若釜底抽薪。竟与玉烛散下之。初服不动，再服便解黑矢五六枚，热势稍轻。改用玉女煎数剂，诸候悉平。调理经月而愈。众尚虑其产后凉药服多，不能生育。余曰：无伤，经云："有故无殒。"至今二十载，数生子女矣。

一沤按：身热口渴，胸闷便闭，脉弦数，舌苔黄而转黑，均为实热确征。黑舌之润滑与焦干，及病起即见与热久才见，更为辨别阴阳之的据。初以白虎芩连解热除烦，再用玉烛散下其燥矢。玉烛散为调胃承气汤与四物汤合用，具养血润燥缓下之功。继用玉女煎调理。玉女煎，景岳制，清中有养。叙证颠末周详，文字清朗可诵，佳案也。又，柴胡饮出《卫生宝鉴》，处方为柴胡、人参各五分，黄芩、白芍各七分，甘草四分，大黄八分，当归一钱，生姜三片。

《续名医类案》 马元仪治陆氏妇，产后恶寒，虽重茵厚被不除。屡补不效，将行桂、附矣。诊之，两手脉沉伏，面赤、口燥、胸满。此非产后新感，乃胎前伏暑也。屡用参术，则邪愈结而正愈阻。肌表恶寒者，邪热内郁，逼阳于外也。口干面赤胸满者，邪气夹火夹食上凌清道也。仍宜一表一里治之。用葛根、防风、苏梗、枳壳、桔梗、杏仁、苏子、薄荷。一服而表证已，右关尺转见滑实。随用大黄五钱、元明粉三钱、甘草一钱。一服下积秽甚多。复发疹发颐，合表里两和，余邪毕达之征也。再与辛凉解透之剂而安。此证邪伏于内，久而不宣，用清阳透表，苦寒达下两泄之，犹发疹发颐。而乃妄行温补，将谓脉伏恶寒，为阳虚之候耶？其亦不审病机，甚矣！

王士雄按：在产后能知伏邪，而用一表一里治之，洵是高手。更能不犯苏、防、葛、桔，可免后来发颐之患矣。

孙文垣治一妇人，年十六。初产女艰苦，二日，偶感暑邪，继食面饼，时师不察，竟以参术投之。即大热谵语，口渴，汗出如洗（暑证多汗。原注）。气喘，泄泻（暑伤气。原注），泻皆黄水，无屎（协热下利。原注），日夜无度，小水短少，饮食不进，证甚危急。时六月初旬。女科见热不退，乃投黄连、黄芩、白芍之剂，诸证更甚。又以参术大剂、肉果、干姜等止泻，一日计用参二两四钱，泻益频，热益剧，喘汗转多，谵语不彻口。医各束手。谢曰：汗出如油，喘而不休，死证也。又汗出而热不退，泻而热不止，谵语神昏，产后脉洪大，法皆犯逆，无生路矣。唯附子理中汤，庶侥幸万一。孙诊之，六脉乱而无绪，七八至，独右关坚硬（食积。原注）。因思暑月汗出乃常事，但暑邪、面食、瘀血皆未销镕，补剂太骤，致蓄血如见鬼。若消瘀去积解暑，犹可生也。用益元散六钱解暑清热止泻利水为君，糖球子（即山楂）三钱为臣，红曲、泽兰各一钱五分消瘀安魂为佐，橘红、半夏曲、茯苓理脾为使，三棱五分消前参术决其壅滞为先锋。饮下即略睡，谵语竟止。连进二剂，泻半减。次日仍用前方，其下渐减，大便只二次，有黄屎矣。恶露行黑血数杯。次日诊之，脉始有绪，神亦收敛，进粥一盏。前方去红曲、三棱，加扁豆。大便一次，所下皆黑屎，热尽退。改用六君子加益元散、青蒿、扁豆、香附、酒芍、炮姜，调理而安。

魏柳洲评：三棱亦消瘀之品耳，略消参术之壅滞，则山楂已足矣，非三棱事也。

王士雄按：炮姜是蛇足矣。

陆祖愚治李丹山子媳，自来元气不足，产后六七日，正当酷暑，而卧房在楼。忽头痛气喘昏闷，体若燔炭，沉沉昏去。或以为伤寒，令门窗尽闭，帐幔重围，用二陈、羌活、防、芎、苏一剂，口干唇裂，喘急欲绝。诊之，六脉浮洪而散，乃冒暑，非伤寒，宜凉解，不宜温散。令取井水洒地，铺以芦席，移病人卧其上。饮以香薷饮，遂微汗而苏。再以清暑益气汤，四剂而起。

王士雄按：论症甚超，用药可议。何不用益元散、西瓜汁等物？

沈明生治刘舜泉孙媳，夏月产后晕厥，不知人事。或谓恶露上攻所致，投去瘀清魂等剂，瘀不行，厥益甚。又作痰治、食治，皆不效。沈至，回翔谛审，曰：吾得之矣，此暑热乘虚入心，急宜清暑，非黄连不可。或谓血得冷则凝，又恶露未去，若投寒凉，是速其毙也。沈曰：有不讳，吾任之。药甫入口，厥苏晕止，再进而恶露行。盖产时楼小人多，炎酷之际，益助其热，乍虚之体，触之岂能不病。经云"暑伤心"，又云"心生血"。为热冒而晕厥，此中暑而非恶露明矣。或曰：舍证从时，理固然矣，然血热则行，冷则凝，亦古训也，今用寒凉而恶露反去，何也？曰：热行冷凝，以血喻水，道其常耳。子独不观失血者，有用温暖药而得止，则瘀血者，岂无用苦寒而得行？岂造化之微权，逆从之妙理也。安可执乎！

王士雄按：病虽因暑而恶露不行，必佐清瘀之品，断非单以黄连治之也。诸读者须默会之。

一沤按：马案为邪热内蕴，而复发疹发颐，终以辛凉解透而安。孟英谓如不犯苏防葛桔，可免发颐，极是。盖既诊知有伏邪，辛温自非所宜矣。

孙案因感受暑邪，继又伤食。如只清暑导滞，本不致酿成此大证。前医拘于产后宜补之说，误投参术，后医不知苦寒适足以遏邪。孙治方以清暑导滞，然已成焦头烂额之客矣！善后仍以清暑养正并施，起此险症，颇具卓见。魏评三棱亦是消瘀，按药性本是如此。孟英谓炮姜是蛇足，盖暑邪虽退，恐辛热之品，再助余焰也。孙君殆尚囿于丹溪氏用炮姜之例欤？

陆案孟英主张用益元散、西瓜汁等物。此为解暑生津要药，西瓜汁一名"天生白虎汤"。中暑病其来急骤，有如类中，与暑月感冒不同。香薷饮乃治暑月感冒之方。此案后用清暑益气汤，因其人自来元气不足也。

沈案是产后中暑，故晕厥不知人事。非瘀、非痰、非食，故去瘀消痰消食俱不效。用黄连苦泄，热降而神遂清。至云药甫入口，厥苏晕止，稍嫌笔法夸张。孟英云恶露行断非单以黄连治之，似谓此类启迪后学之文字，叙述处理经过不宜太简也。

又，温暖药能止血，寒凉药能化瘀，可谓妙悟。前之说，吾人已有实践，后之说则尚待证明也。

《王孟英医案》 甲辰年五月下旬，天即酷热异常，道路受暑而卒死者甚多，即古所谓中暍也。而不出户庭之人，亦有是病。延医不及，医亦不识此证。虽死，身不遽冷，且有口鼻出血者。孟英曰：是暑从吸入，直犯心脏也。唯新产妇人，阴血大去，热邪易袭，故死者犹多。奈愚者不知因时制宜，尚扃其窗户，幂以帘帏，环侍多人，皆能致病。又粗工不察天时人秉之不齐，动辄生化汤，以致覆杯而毙者比比！即砂糖酒亦能杀人，不可不慎。又曰：益元散既清暑热，又行瘀血，当此酷暑之令，诚为产后第一妙方。特为拈出，幸救将来。

陈妇，娩后三日，发热汗多，苔黄眩悸。孟英切脉弦细虚数。乃营阴素亏，酷热外烁，风阳浮动，痉厥之萌也。与元参、白薇、青蒿、生地、小麦、稽豆皮、石斛、鳖甲、竹叶，两剂。热退知饥，悸汗不止。去蒿、薇，加龙牡、莲心、龟板、石英而安。继又暑风外袭，壮热如焚，渴饮不饥，视物皆赤。改投白虎加西洋参、竹叶、莲杆，一啜而瘳。仍与镇摄滋潜善其后而愈。

赵妇，新娩后微寒壮热，小溲全无，恶露稍行，大便如痢，神烦善哭，大渴不眠。专科谓疟痢交作，不能图治，遂请孟英援手。脉来洪大滑数。曰："暑为患耳，不必治其疟痢。"以辰砂益元散加竹叶、银花、丹皮、木通、元参、丹参、莲杆为大剂投之。三帖，各恙皆平。第营阴素亏，即改甘凉濡润而愈。尚且乳汁全无，显为血少。设非清解，又当何如耶？

何女，孟冬（农历十月）分娩，次日便泻一次，即发热痉厥，谵语昏狂。孟英审之，脉弦滑，恶露仍行。曰：此胎前伏暑，乘新产血虚痰滞而发也。与大剂犀、羚、元参、竹叶、知母、花粉、栀、楝、银花投之，遍身得赤疹而痉止神清。随以清肃调之而愈。

一沤按：第一例陈妇产后发热汗多苔黄，脉弦细虚数，为营阴素亏，酷热外烁，欲发痉厥，故首方以蒿薇和表退热，生地等养阴，鳖甲潜阳。二方，汗不止，遂去蒿薇。悸不止，加龙牡等镇摄。三方曰暑风外袭，着重在壮热如焚（即体若燔炭意）渴饮，视物皆呈红色，故用白虎加参法。镇摄滋潜以善后，因其素有营阴不足，且大热久羁，必烁阴也。

第二案末言"设非清解，又当何如？"因一般治疟，多用截疟；三方，药偏温燥，此患者本有阴亏血少，故不宜用温燥伤津。孟英于《温热经纬》中云：五气皆能为疟，故多有变证，或致缠绵岁月。能辨其为风温，为湿温，为暑热，为伏邪，以时感法清其源，鲜难愈之证。

石念祖《王氏医案绎注》在何女案下注曰：胎前伏暑，乘新产血虚痰滞而煽发风阳。方义主息风阳以涤痰热。每药补注用量为：

镑犀角四钱，羚次尖四钱，楝核（杆）三钱（同先煎八盅），元参片（泡冲去渣）八钱，鲜竹叶二钱，酒炒知母三钱，南花粉五钱，酒炒栀皮三钱，济银花一两五钱。

《全国名医验案》 黄仲权治产后伏暑痢。阎氏妇，年廿四岁。夫业儒，住宿城。夏月感受暑湿，至秋后娩时，恶露太多。膜原伏暑又从下排泄而为痢。痢下红白，里急后重，日夜四十余次。腹痛甚则发厥。口极苦而喜饮。按其胸腹灼手。脉息细数。细乃阴虚，数则为热。此张仲景所谓热痢下重者，白头翁汤主之是也。然此症在产后，本妇每日厥十余次，症已棘手，严装待毙，僵卧如尸。余遂晓之曰：病势危险极矣，然诊右脉尚有神，或可挽救。姑仿仲景经方以消息之。亟命脱去重棉，用湿布复心部，干则易之。方用大剂白头翁汤加味，苦寒坚阴以清热为君，甘寒增液以润燥为臣，佐以酸苦泄肝，使以清芬退暑，力图挽救于万一。白头翁四钱、北秦皮二钱、炒黄柏二钱、金银花六钱、川雅连盐炒一钱、生炒白芍各二钱、益元散三钱、陈阿胶一钱（烊冲）、淡条芩二钱、鲜荷叶一张。次日复诊，痛厥已除，痢亦减轻。遂以甘凉濡润如鲜石斛、鲜生地、鲜藕肉、鲜莲子、甘蔗等味。连服五剂，幸收全功。然此证虽幸治愈，同业者谤声纷起，皆谓产后不当用凉药。噫！是何言欤？皆不读《金匮要略》之妇人方，故执俗见以发此诽议。甚矣！古医学之不讲久矣！

何廉臣按：胎前伏暑，产后患阴虚下痢者极多。此案仿《金匮》治产后下利虚极，用白头翁加甘草阿胶汤合《伤寒论》黄芩汤增损之，以清热解毒兼滋阴血而痊。足见学有根柢，非精研仲景经方者，不能有此胆识。

一沤治验 邵某，女，36岁，1964年夏。体质素弱，新产三日，以天气炎热，睡未关窗，因而感冒。高热持续不退，自汗，口渴面赤，呕恶不思食，苔黄舌绛，脉数。叶天士谓："产后当气血沸腾之候，最多空窦，邪气必乘虚内陷。"宜益气养阴，清营解暑。

处方：西洋参6克，石斛9克，白芍9克，丹皮6克，杷叶6克，竹茹6克，青蒿6克，扁豆花9克，鲜苇根30克。另采鲜生地60克捣取汁，加入汤剂内。

服三剂，热退纳增。

李某，女，38岁，长屯村人。1969年夏诊。产后六日，身热自汗，口渴，不食，不寐，小腹痛而拒按，恶露少而紫。脉滑数，舌绛。前医用过青霉素三天，告其转中医商治。审其证，属于产后营阴不足，暑热外侵，热入血室。宜养阴化瘀，清暑和营。

处方：归尾9克，白芍9克，沙参9克，阿胶6克，泽兰6克，丹参6克，茺蔚子6克，青蒿6克，鲜石斛9克，鲜生地30克（捣取汁冲）。另鲜苇根60克，鲜荷叶1张，煮水煎药。

服二剂，身热解，恶露畅，腹痛减。继服和胃养血而愈。

产 后 温 病

《诸病源候论·产后时气热病候》曰：四时之间，忽有非节之气而为病者，谓之时气。产后体虚，而非节之热气伤之，故为产后时气热病也。诊其脉弦小者，足温则生，足寒则死。凡热病，脉应浮滑，而反悬急为不顺，手足应温而反冷，为四逆，必死也。

《外感温病篇》曰：至于产后之法，按方书谓慎用苦寒，恐伤其已亡之阴也。然亦要辨其邪能从上中解者，稍从证用之，亦无妨也。不过勿犯下焦，且属虚体，当如虚怯人病邪而治。总之，无犯虚虚实实之禁。况产后气血沸腾之候，最多空窦，邪气必乘虚内陷，虚处受邪，为难治也。

《产后六气为病论》曰：产后六气为病，除伤寒遵仲景师外，当于前三焦篇求之。斟酌轻重，或速去其邪，所谓无粮之师，贵在速战者也。或兼护其虚，一面扶正，一面驱邪。大抵病起以速清为要，重证亦必用攻。……如果六气与痉瘛之因，曒然心目，俗传产后惊风之说可息矣。

【前贤医案】

《续名医类案》 陆肖愚治吴妇，年二十余。产前已有感冒，分娩三日后，因事离床。时正冬月，觉身上凛凛，遂身热头痛。或用参苏饮发其汗，头痛止而身热不除。遂以产后当大补气血数剂，而烦热日甚。又拟用补中益气汤。脉之，两手虽弱而左犹带浮，右已见数。曰：脉虚正产后之平脉，但左手犹浮，知表邪未散。右手见数，欲传里之候也。宜急解其表，微通于里，少缓，便有承气之患矣。用柴、葛、桔梗、黄芩、花粉、甘草、山楂，一剂而烦热减，二剂而身凉。以清气养荣汤调之。

王士雄按：左手带浮，是产后血虚。右手数，是邪客未解。

一沤按：用柴葛是急解其表，黄芩、花粉清其烦热，为表里合治法。调理用清气养荣，亦佳。

《医学举要》 产后感冒时邪，宜温散，不宜凉散，人人知之。而亦有不宜于温而宜于凉者。误用温则不得不用寒矣。归鞠氏侄女（他的侄女与鞠姓结了婚），冬月初产无恙，至六日头痛发热，凛凛畏寒。余用栀豉汤，夜半热退，逾日复热。更医用产后逐瘀成法，遂加烦躁。余谓冬温为病，清之可安。《通评虚实论》曰："乳子而病热，脉弦小者手足温则生。"仍依时邪治例，用白虎汤而愈。凡产后无产证而染他证者，即当以他证治之。而丹溪大补气血之言，却不可拘。仲景云："病解能食，七八日更发热者，此为胃实，大承气汤主之。"夫阳明经中，仲景尚再三戒人不可轻下，而产后亡血既多，仍云承气主之，盖既为胃实，自有不得不用之理。举一证而产后夹实者可类推也。仲景云："产后下利虚极，白头翁加甘草阿胶汤主之。"夫既曰虚极，仍用白头翁汤者，下痢中既有渴欲饮水，热而下重之证，则白头翁汤自有不得不用之理。唯其虚极，故加甘草阿胶以养其正。举一证而产后之夹虚者可类推也。

产后恶露不行，胸腹饱胀，温之通之，人人知之。而亦有不宜于温而宜凉，不宜于通而宜于和者。东门鞫上玉室（妻子）初产患此，其脉数大而疾，上兼鼻衄。余用当归二两煎汤，冲热童便与服，稍稍安稳。但恶露只有点滴耳。更医用炮姜等温通套剂，遂至胸腹增胀，恶露点滴不行。有欲依产后春温治例，大进苦寒之品。余曰："又非稳治。"坚用归、地、丹、芍等凉血和血之剂，十余日恶露大行而痊愈。凡产后病解能食，七八日更发热者，当作别病治。初产后即发热者，仍作产后治。但各有寒热两途，不可不条分缕析。

一沤按：第一例患者头痛身热，凛凛畏寒，栀豉汤服后热退，逾日复热，再服可愈。更医而加烦躁，自当用白虎汤清之。论白头翁汤因养正而加甘草阿胶，与尤在泾氏所见同。第二例胸腹饱胀，脉数大而疾，上兼鼻衄，以当归和血，童便导浊，本是正治。唯易医妄用炮姜等药而增热满，乃不得不加地、丹，由和血而兼凉血矣。初产后即发热，亦应辨清病因，方不致误治。

《徐洄溪医案》　西濠陆炳若之夫人，产后感风热，瘀血未尽。医者执产后属虚寒之说，用干姜、熟地治之。汗出而身热如炭，唇燥舌紫，仍用前药。余是日偶步田间看菜花，近炳若之居，趋迎求诊。余曰：生产血枯火炽，又兼风热，复加以刚燥滋腻之品，益火塞窍，凶危立见。非石膏则阳明盛火不解。遵仲景法用竹皮石膏等药。余归而他医至，笑且非之，谓自古无产后用石膏之理，盖平生未见仲景书也。其母素信余，立主服之。一剂而苏。明日炳若求诊。余曰：更服一剂，病已去矣，无庸易方。如言而愈。医者群以为怪，不知此乃古人定法，唯服姜桂则必死。

严鸿志按：徐氏用竹皮石膏等药，而云此乃古人定法。唯服姜桂则必死，此徐氏金针度人处，学者宜思之。

一沤按：病因感风热而滥用干姜、熟地燥腻套药，汗虽出而热更甚，体若燔炭，唇燥舌紫。故以竹皮石膏等清解，两服而愈。无腹满胀痛，知瘀血总未尽，亦可不劳增化瘀药矣。

《张畹香医案》 产后又温邪后，脉左手小且调，是属吉象，唯有数意，寐回冷汗，耳聋，皆虚也。

生地八钱，地骨皮四钱，当归三钱，炒白芍三钱，川石斛三钱，新会皮八分，黑稆豆皮四钱，生牡蛎四钱，炙龟板三钱，生谷芽四钱，荷叶一角。

产后左关本虚，以嗣育皆肝脏事。产后去血过多，故须百日后始复。况又外感风热，出汗太多，今均已愈。唯胃口尚不如前，左关尚小。再拟益血壮筋。

生地八钱，炒白芍三钱，炒杜仲三钱，地骨皮三钱，归身三钱，制狗脊三钱，建石斛三钱，陈皮八分，甘杞子三钱，川续断三钱，炒丹皮三钱。

一沤按：以其在产后去血过多，又在温病热解后，致阴血大伤，故用甘寒养阴增液，避用刚燥。寐回冷汗出，用龟板牡蛎潜摄之。荷叶一角，殆升清以聪耳也？

《医学衷中参西录》 天津浪花街李氏妇，年二十七岁，于中秋节前得温病。病因：产后六日，更衣入厕受风。

证候：自厕返后，觉周身发冷，更数小时，冷已，又复发热。自用生姜红糖煎汤，乘热饮之。周身得汗稍愈。至汗解，而其热如故。迁延两日，热益盛，心中烦躁作渴。急延余为诊视，见其满面火色，且微喘。诊其脉象洪实，右部尤甚，一分钟九十三至。舌苔满布，白而微黄。大便自病后未行。

诊断：此乃产后阴虚生内热，略为外感拘束而成温病也。其心中烦躁而渴者，因产后肾阴虚损，不能上达舌本，且不能与心火相济也。其微喘者，因肾虚不能纳气也。其舌苔白而微黄者，热入阳明之腑也。其脉洪实兼数者，此阳明腑热已实又有阴虚之象也。宜治以白虎加人参汤更少为变通之，方于产后无碍。

处方：生石膏三两（捣细），野台党四钱，元参一两，生怀山药八钱，甘草三钱，共煎汤三盅，分三次温服下。

方解：按此方即白虎加人参汤，以元参代知母，生山药代粳米也。伤寒书中，用白虎汤之定例，汗吐下后加人参，以其虚也。渴者加人参，以其津液不上潮也。至于产后则虚之又虚，且又作渴，其宜加人参明矣。至以元参代知母者，因元参《本经》原谓其治产乳余疾也。以生山药代粳米者，因山药之甘温，既能代粳米和胃，而其所含多量之蛋白质，更能补益产后者之肾虚也。如此变通其方，虽在产后用之，可毫无妨碍，况石膏《本经》原谓其微寒，且明载其主产乳乎。

复诊：服药一剂，热退强半，渴喘皆愈。脉象已近和平。大便犹未通下。宜大滋真阴，以退其余热，而复少加补气之药佐之。诚以气旺则血易生，即真阴易复也。

处方：元参二两，潞党参五钱，共煎汤两盅，分两次温服下。将药煎服两剂，大便通下，病遂痊愈。

一沤按：本例的病因及处方用药，讲解甚清。唯未言恶露有无。至谓《本经》讲元参、石膏都治产乳余疾，此唯产后有实热者宜之，非可概施于一切产后病。又，据近代研究谓山药含皂苷、黏液质、淀粉、糖蛋白、胆碱、碘等。用以补虚更为适宜。

《全国名医验案类编》　严绍岐治产后温病，病者，张氏妇，年32岁，住鲍浍。

病名：产后温病。

病因：时交暮春（即农历三月），产后三日，自服生化汤，腹痛除而恶露行，伏温遂乘机外溃。

证候：一起即身灼热，汗自出，不恶寒，反恶热，咳嗽，气逆，渴喜凉饮。

诊断：脉左浮滑，右小数。舌红苔黄薄腻。据症参脉，此产后伏温，从血分转出气分也。前哲石顽老人虽云："凡遇胎前产后所患不拘何病，总以胎产为本，以病为标。"若产后当理血分，然亦当随机应变。余遂断之曰：此伏热病。虽在产后，亦当轻清透达为首要。

疗法：以桑、杏、甘、桔轻宣其肺为君，茅根、青蒿清透其伏热为臣，生地、白薇凉其血为佐，赤芍、丹参通其血为使，遵《内经》急则治标之法。

处方：冬桑叶二钱，白桔梗一钱，光杏仁三钱，青蒿叶三钱，赤芍一钱五分，根生地四钱，生、炙甘草各三分，东白薇三钱，苏子三钱，丹参三钱，鲜茅根五钱（去皮）。

效果：两剂即灼热咳逆大减。原方去桑、桔，加鲜斛、归身养胃和营。再进三剂，诸痾尽却，胃能纳谷而瘥。

何廉臣按：胎前宜凉，产后宜温，虽皆熟在人口，然一偏之见，总要查悉原因，辨明证候为第一。前哲徐洄溪曰："近人胎前宜凉之说，颇为近理，至于产后，则阴血尽脱，孤阳独立，脏腑如焚，经脉如沸，故仲景专以养血消瘀为主，而石膏竹茹亦不禁用。余每遵之，无不立效。乃近人造为产后宜温之邪说，以姜桂为主药。夫果阴阳俱脱，脉迟畏寒，血水淋漓，面青舌白，姜桂亦有用时。乃血干火燥纯现热证，亦用热药，则经枯脉绝，顷刻而毙，我见以百计。更有恶露未净，身热气寒，烦躁不寐，心烦腹痛，皆由败血为患，亦用姜桂助其火而坚其瘀，重则即死，轻则变成蓐劳。造为此等邪说者，九死不足以蔽其辜。"由此类推，凡胎前伏温，产后陡发，对症用药，虽石膏、犀角，亦不必忌，何况其次！如此案之轻清透达乎？但方虽清稳，尚属伏温轻证之疗法，与张氏寿甫之滋阴清胃汤（元参一两半，当归三钱，生白芍四钱，甘草一钱半，鲜茅根二钱），异曲同工。

胎产病医案抄

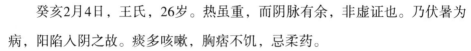

吴鞠通医案

癸亥2月4日，王氏，26岁。热虽重，而阴脉有余，非虚证也。乃伏暑为病，阳陷入阴之故。痰多咳嗽，胸痞不饥，忌柔药。

炙鳖甲五钱，茯苓皮三钱，干姜一钱，青蒿三钱，广郁金三钱，青皮一钱五分，半夏三钱，青橘叶三钱，生姜三片，广皮一钱五分，黄芩炭一钱五分。煮三杯，分三次服。

初六日，服刚药而寒反多，热反少，脉反缓而小。不渴，太阴湿重也。

茯苓（连皮）五钱，茅术炭三钱，青蒿三钱，半夏五钱，广郁金二钱，广皮二钱，干姜三钱，黄芩炭一钱五分，生姜三钱，草果（煨）一钱。煮三杯，分三次服。

初七日，脉缓，舌苔重，便溏胸痞，色淡黄白。合而观之，为湿重脾寒之象。

半夏五钱，茯苓块五钱，苡仁五钱，杏仁二钱，生茅术三钱，炒黄芩三钱，槟榔一钱，煨草果五分，广皮二钱，干姜三钱，白蔻仁六分，煮三杯，分三次服。

初八日，诸症俱减，宜减其制。

茯苓三钱，淡干姜一钱五分，生茅术二钱，半夏三钱，黄芩炭一钱，槟榔八分，杏仁二钱，白蔻仁六分，广皮一钱。煮三杯，分三次服。

初十日，病退八九，以养中焦为法。

半夏三钱，茯苓块五钱，苡仁五钱，杏仁三钱，炒於术二钱，莲子

（连皮打碎去心）三钱，广皮一钱五分，白蔻仁（研）八分。煮三杯，分三次服。

十三日，产后阴伤，因有寒湿外感症，但见脉缓而阴脉有余之寒湿疟症，故忌柔用刚。兹湿证痊愈，而阴虚脉洪数，阴脉不足之证现，则不得不退刚用柔。因时制宜，医贵乎活泼流动。神明变化，以求合乎道者此也。岂有一毫私意存乎其间哉！

大生地四钱，麦冬（不去心）四钱，熟五味（打碎）九粒，焦白芍六钱，生牡蛎四钱，炙甘草二钱，炙鳖甲三钱。煮三杯，分三次服。

王氏，郁冒，自汗出，大便难，产后三大证俱备。因血虚极而身热发厥，六脉散大。俗云产后惊风，不知皆内证也。断断不可误认外感证，议翕（xī，收敛）摄真阴法。

大生地六钱，麦冬（不去心）三钱，白芍二钱，生龟板（炒）五钱，阿胶三钱，五味子（制）一钱，生牡蛎三钱，鲍鱼三钱，炙甘草一钱，鸡子黄二枚（去渣后搅入，上火二三沸），海参二条。煮三杯，分三次服。

又，夜间汗多，加龙骨三钱。

又，产后郁冒，自汗出，六日不大便，血少而淡。一以增津补液为主。

元参五钱，大生地六钱，洋参一钱，麻仁五钱，炒白芍三钱，鲍鱼四钱，麦冬（不去心）四钱，生龟板三钱，海参三条，阿胶三钱，五味子一钱五分，炙甘草一钱五分，白蜜一酒杯（得大便去此）。煮三大杯，分三次服。见大便去元参。

又，于前方内去洋参、甘草。

丁亥，四月十二日，某氏，三十岁。产后感受风温，自汗身热，七八日不解。现在脉沉数。邪陷下焦，瘛疭。俗云产后惊风。与复脉法，但须先轻后重。

细生地四钱，麦冬（不去心）四钱，火麻仁二钱，生白芍二钱，丹皮三钱，炙甘草一钱，生鳖甲（打碎）五钱，阿胶二钱。煮三杯，分三次服。

十四日，产后阴虚，又感风温，身热。与复脉法身热已退，但脉仍数。虚未能复，仍宗前法而进之。

丹参三钱，大生地五钱，生牡蛎五钱，炒白芍三钱，生鳖甲五钱，麻仁三钱，麦冬（不去心）三钱，炙甘草二钱，丹皮三钱，阿胶三钱。浓煎三茶杯，分三次服。

辛卯七月二十七日，普氏，二十七岁。产前暑伤肺卫，身大热，三日而生产。后十五日热不解，并前三日，已十八日矣。逆传心包，神呆瘛疭，全入心营，大便结，六脉芤虚，证已深危。勉与邪少虚多之复脉汤法，兼以清上。

细生地五钱，元参四钱，茶菊花三钱，焦白芍三钱，麦冬（不去心）四钱，冬桑叶三钱，火麻仁四钱，丹皮三钱，炙甘草三钱，生鳖甲五钱，阿胶三钱。煮三杯，分三次服。外服牛黄清心丸一丸。

八月初九日，产后伏暑瘛疭，与复脉法已愈，唯大便结，脉虚。不可以下，只有导法可行，汤药润津液为要。

元参一两，大生地五钱，阿胶五钱，麦冬（不去心）五钱，生白芍三钱，麻仁五钱。煮三杯，分三次服。

此方服三帖，大便通。

十二日，产后阴虚。

大生地六钱，沙参三钱，火麻仁三钱，生阿胶三钱，麦冬（不去心）四钱，炙甘草三钱，炙阿胶三钱，归身二钱，桂圆肉三钱，生白芍三钱，萸肉三钱。煮三杯，分三次服。

一沤按：此四例医案，第一例妙在药随证转，因时制宜。古云："用药如用兵。"，信然！第二例郁冒之治法方药，乃吴氏独得之秘，已于《解产难》中明白告人矣。三、四例大致相似，以尚有风温，故先稍加解表药。至于复脉汤与定风珠，为吴氏多次经验之方，非随手即来率尔操觚者可比也。

王孟英医案

张郑封室，娩后即发热，服生化汤二帖，热益炽，而发赤疹。顾听泉诊之，即与清解，三剂不应。欲进犀角地黄汤，而恐病家之狃（niǔ，拘泥）于产后以生疑也，乃拉孟英质之。诊其脉，弦滑而数，面赤热燥，胸闷善悲，肢肿而痛，两肘白泡如扁豆大者数十颗，舌上亦有一颗，痛碍饮食，大便不解，已旬日矣。曰：此不但胎前伏暑，且有蕴毒，而误服生化汤以助其虐。幸初手即用清解，尚不至于昏陷。犀角地黄极是治法，犹恐不能胜任。乃与听泉商加西洋参、滑石、知母、银花、花粉、人中白、蒌仁、竺黄、贝母、桑叶、栀子为剂。其所亲曰：高明断为热证，何以病者虽渴而喜热饮耶？孟英曰：此方中所以多用痰药也。凡胸中有热痰阻碍气机者每如此。不可以其向不吐痰，而疑吾言之妄也。若因此而指为寒证，则祸不旋踵矣。进四帖，始得大解，频吐稠痰，而各恙皆减，饮食渐加。孟英曰：病势虽稳，余热尚炽，苟不亟为清涤而遽投补益，犹有蕣损之虞。其母家果疑药过寒凉，必欲招专科调治。幸将前方示彼，尚不妄施温补。然隔靴搔痒，纪律全无。旬日后，余火复燃。郑封坚恳孟英设法，仍用甘寒疗之。周身肤蜕如蛇皮，爪甲更新。其病之再生也可知。继与滋补真阴而起。

一沤按：病情复杂，病势危重。顾听泉请孟英会诊，是其虚心细心处。然产后病或补虚，或化瘀，人尚易知，唯化痰一层，则多不解，于此证用之，得金尚陶先生之教也。

吴馥斋室，新产后呕吐不止，汤水不能下咽。头痛痰多，苔色白滑。孟英用苏梗、橘、半、吴茱萸、茯苓、旋覆、姜皮、柿蒂、紫石英、竹茹，一剂知，二剂已。

原评：此痰饮夹肝气上逆也，故方以降气涤痰饮为治。

姚氏妇，产后昏谵汗厥，肌肤浮肿。医投补虚破血祛祟安神之药，皆不能治。举家惶怖，转延孟英诊焉。询知恶露仍行。曰：此病医家必以为奇病，其实易愈也。昔金尚陶先生曾治一人，与此相似，载于沈尧封《女科辑要》中。方用石菖蒲、胆星、旋覆、茯苓、橘红、半夏曲，名"蠲饮六神汤"，凡产后恶露行而昏谵者，多属痰饮。不可误攻误补，此方最著神效。如此服之良效。

一沤按：案内已叙明与金尚陶之治例同，故治痰即效。

牙行，王炳华妻患舌疮，痛碍饮食，内治外敷皆不效。孟英视其舌色红润，脉形空数。曰：此血虚火浮也，以产后发热例施之。用熟地、当归、酒炒白芍、炙甘草、茯苓、炮姜投之；其病若失。

一沤按：证因虚火而生舌疮，与实火异，故以温补治之得效。世之治舌疮者，可以借鉴焉！

注：牙行，旧时提供场所、协助买卖双方成交而从中取得佣金的商号或个人。

戴氏妇，产后恶露不多，用山楂、益母草，酒煎，连服数日。遂发自汗，口渴不饥，眩晕欲脱，彻夜不眠。孟英视之曰：此禀属阴亏，血已随胎而去，虽恶露甚少，但无腹痛之苦者，不可妄投药饵。酒煎益母、山楂，不特伤阴，且能散气。而汗泄口干，津液有立竭之势，即仲圣所谓无阳也。盖人身天真之气谓之阳，阳根于津，阴化于液，津液既夺，则阳气无根而眩晕，阴血不生而无寐。若补气养阴，则舍本求末，气血不能生津液也。唯有澄源洁流，使津液充而气血自复，庶可无忧。以生黄芪、西洋参、龙骨、牡蛎、葳蕤、百合、甘草、麦冬、生薏苡、生扁豆、石斛、木瓜、桑叶、蔗浆投之。一剂即安，数日而愈。后以滋填阴分，服之乃健。

一沤按：病起误于单方，导致阴阳俱虚，后法虽用黄芪、西洋参，亦与一般蛮补不同，其他皆平补之品。于此可以悟出用药之道。

慎氏妇，产后腹胀泄泻，面浮足肿。医与渗湿温补，月余不效，疑为蓐损。孟英视之，舌色如常，小溲通畅，宛似气虚之证。唯脉至梗涩，毫无微弱之形。因与丹参、滑石、泽兰、茯苓、茺蔚、蛤壳、桃仁、海蜇、五灵脂、豆卷，数服而瘥。

原评：亦行瘀利水之法。

金亚伯廷尉簉室，产后恶露不行，渴泻痰多。孟英以北沙参、滑石、生薏苡、生扁豆、蛤壳、豆卷、石斛、竹茹、枇杷叶、琥珀、茯苓等药，数剂而愈。

一沤按：方内薏苡、扁豆止泻，滑石、茯苓利水，沙参、石斛养胃阴，杷叶、竹茹、琥珀、蛤壳化痰瘀。入手既正，故数剂即愈。

叶昼三侄女，适周氏。上年四月分娩，七月患赤痢。其家谓产后之病，不敢服药。延至今春，肌消膝软，见食欲呕。昼三迓（yà，迎接）英诊之。左细软，右滑数。伏暑为病，幸未误药。与沙参、陈仓米、归、芍、续断、木瓜、扁豆、连、斛、石莲、荷蒂、枇杷叶、橘皮为方送驻车丸而愈。

一沤按：娩后患痢未治，延误而至肌消食少。既因伏暑，故用清暑止利平补而效。（驻车丸：黄连、阿胶、干姜、当归。）

陈足甫室，怀妊九月而患疟，目不能暝，口渴自汗，便溏气短。医进育阴清解法，数剂不应。改用小柴胡，一剂而咽疼舌黑，心头绞痛。乃翁仰山闻之，疑其胎坏。延孟英过诊，曰：右脉洪滑，舌虽黑而胎固无恙也。病由伏暑，育阴嫌其滋腻，小柴胡乃正疟之主方，古人谓为和剂，须知是伤寒之和剂。在温暑等证，不特手足异经，而人参、半夏、姜、枣，皆不可轻用之药。虽有黄芩之苦寒，而仲圣于伤寒之治，犹有渴者，去半夏加瓜蒌根之文。古人立方之严密，何后人不加体察耶？投以竹叶石膏汤，四剂，疟止便秘，口渴不休。与甘凉濡润法数剂，忽腹鸣泄泻，或疑寒凉所致。孟英曰：吾当以凉药解之。人莫识其意，问难终朝，语多不备录。果以白头翁汤，两啜而愈。迨季秋，娩后发热，不蒸乳，恶露淡且少。家人欲用生化汤，孟英急止之曰：血去阴更伤，岂可妄疑瘀停而攻之。与西洋参、生地、茯苓、石斛、女贞、旱莲、甘草为大剂，数日而安。继因触怒，少腹聚气如瘕，疼痛夜甚。人又疑为凉药凝瘀所致，孟英力与辨析，与橘核、橘叶、橘络、楝实、苏蓉、木香、栀炭、乌药、丝瓜络、海蜇、藕、石斛、两头尖等药，外以葱头捣烂贴之。两剂后腹中雷鸣，周身汗出而痛止。人见其汗虑为虚脱，急追孟英视之曰：此气行而病解矣，但脉形细数，阴津大伤，苔黄苦渴，亟宜润补。奈枢机室滞，滋腻难投，且以濡养八脉为法。服之各恙皆蠲，眠食渐适。缘平素多郁，易犯痧气，频发脘痛，屡次反复，孟英竭力图维，幸而转危为安。渐投滋补而愈。

原评：疟亦分经而治，若阳明疟，正以白虎汤为主剂。岂有专守一小柴胡而能愈病也？

陈氏妇，素无病，娩后甚健，乳极多而善饭。六月初，形忽遽瘦，犹疑天热使然，渐至减飧（即餐）。所亲徐丽生嘱延孟英视之。脉细数，舌光绛。曰：急劳也，无以药为。夫乳者，血之所化也。乳之多寡，可征血之盛衰。兹乳溢过中，与草木将枯，精华尽发于外者何异，即令断乳，亦不及矣。其家闻之，尚未深信。即日断乳服药，及秋而逝。

一沤按：娩后尚健，而形忽遽瘦，脉细数（劳病脉），舌光绛（是阴血大亏），诊为急劳，是经历多也。一沤在旧时诊劳损病，脉多见细数象。旧时无X线设备，故只凭舌脉表现也。

金畹香令媳，半产后营分不摄，淋漓数月，治之勿瘳。孟英于季夏诊视，两尺皆浮，左寸关弦。与三甲、二至、二地、蒿、薇、柏叶、螵蛸、黄柏为方，服之渐愈。仲秋诊其脉，即断受孕。渠谓怀娠必无病矣。而不知久病初痊，正须培养，虽即受孕，涵蓄无权。果至仲冬而胎堕矣。

原评：肝主疏泄，肾主闭藏，两尺浮而不沉，是肾失其闭藏之职矣。左寸关弦，是肝木太过，独行其疏泄之权矣。填补肾阴，即以涵养肝木，加黄柏之苦以坚之，螵蛸之涩以固之。用药如法，故收效倍捷。

翁嘉顺令正，娩后阴户坠下一物，形色如肺，多方疗之不收。第三日始求于孟英，令以泽兰叶二两煎浓汤而温洗，随以海螵蛸、五倍子等分，研细面掺之，果即收上。继而恶露不行，白带时下，乳汁全无，两骸作痛。又求方以通之。孟英曰：此血虚也，乳与恶露虽无，其腹必不胀。前证亦属大虚。合而论之，毋庸诊视，因与黄芪、当归、甘草、生地、杜仲、大枣、糯米、脂麻、藕，浓煎羊肉汤煮药，服后乳汁渐充，久服乃健。

一沤按：产后坠下一物，形色如肺，颇似子宫下垂，外用海螵蛸、五倍子，收敛甚善，后与黄芪等补剂，用羊肉汤煮药，补虚生乳亦佳。

董哲卿令正，胎前患嗽，娩后不痊，渐至寝汗减飧，头疼口燥，奄奄而卧，略难起坐。孟英诊脉，虚弦软数，视舌光赤无苔。此头疼口燥，乃阳升无津使然，岂可以外感治，是冲经上逆之嗽，初非伤风之证也。与苁蓉、石英、龟板、茯苓、冬虫草、牡蛎、稆豆衣、甘草、小麦、红枣、藕，数帖，嗽减餐加，头疼不作。加以熟地，服之遂愈。

严鸿志曰：胎前咳嗽，产后不愈，往往延成蓐劳，况脉舌如是，几似肾咳。大治阴分，病得而愈，亦幸矣哉！

赵菊斋仲媳，素患阴虚内热，时或咳血，去年孟英已为治愈。既而汛事偶愆，孟英诊曰：病去而孕矣。今春娩后患泻，适孟英赴豫章之诊，专科进以温热之方而咳嗽乃作，改授养营之剂，则滑泄必加。签药乩（jī，画）方，备尝莫效。比孟英归，投以甘麦大枣配连梅之法，证渐轻减。继为其姻党尼之，多方蛮补，遂致腹痛减餐，日下数十行，皆莹白坚圆如白蒲桃之形，上萦血丝。菊斋悔闷，仍乞援于孟英。与仲景当归生姜羊肉汤，每剂吞鸦胆仁二十一粒，以龙眼肉为衣。果两剂而便转为溏，痛即递减。再与温养奇经之龟板、鹿霜、归、苓、杞、菟、甘、芍、乌鲗、苁蓉、蒲桃、藕等药，调理而痊。

一沤按：以当归生姜羊肉汤治产后虚弱，加服鸭蛋仁治痫，思路奇绝。

顾氏妇，半产后因吃饭脘痛，人以为停食也。进以消导，痛甚发热，卧则右胁筋掣难忍。孟英曰：此非发散攻瘀可疗，与旋覆、丝瓜络、冬瓜子、莲杆、苇茎、竹茹、贝母、枇杷叶、兰叶、通草为方。一剂可，二剂已。

一沤按：用通络轻灵之剂，而胁腹痛皆止，所谓"轻可去实"也。

赵子循室，娩后服生化汤二帖。更因惊吓，三朝发热。连投四物六合等汤，病日以甚。半月后，始延孟英诊之。脉象左弦急，右滑数，苔黄大渴，谵语嗽痰，恶露仍行。是因阴虚之体，血去过多，木火上浮，酷暑外烁，津液大耗，兼有伏痰之候也。急宜营卫两清，冀免他变。而母家极畏石膏，坚不与服。越三日，势益剧，计无他施。子循之叔笛楼与其表兄许芷卿径以白虎加减投之，证有转机。翌日，再迓孟英会同笛楼及其舅氏许杏斋山长，协商妥治，咸是王议。且以西瓜汁助其药力，热始日渐下行，二便如火。又数日，渐安粥食，神气亦清。起坐梳头，夜能静寐。然热蕴太久，下焦患痈。脓虽即溃，阴液漏伤。脉复空数浮大，便泄善嗔，口干多梦。皆木少水涵，烁津伤胃之见证也。孟英与笛楼商以白头翁汤加龙骨、三甲、甘草、木瓜以育阴潜阳，余粮石脂丸中加梅、连以息风镇胃。果得疮口脓干，餐加泻止，脉柔热静，苔退神怡。正须善后，甫授滋填。不期酷暑兼旬，甘霖忽降。窗开彻夜，复感风邪，身热微寒，鼻流清涕。而阴液久夺，外患未痂。培养碍投，又难发汗。肝风内应，瘈瘲旋形。九仞之功，遂成画饼。门外汉未免以成败论，然此案自堪传也。

一沤按：此人仍是阴血大虚，故证情屡变，不能抵抗，乃终至不救。写医案者自当如实而叙。

张室自春间半产后，发热有时，迄于季秋，广服滋阴之药，竟不能愈。

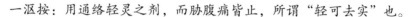

产后发热证治辑要

81

延孟英诊脉，按之豁然。投当归补血汤而热退，继以小建中愈之。（石念祖补方：炒西芪五钱，箱归身二钱，炒白术三钱，炒云苓三钱，炒潞党三钱，制半夏三钱，炒陈皮一钱，乌梅肉三钱，夜交藤三钱，炒玉竹三钱。继以小建中：炒粉草三钱，大枣劈三枚，潞党参三钱，云茯苓三钱，归身二钱，酒炒白芍一钱半，炒枣仁三钱，夜交藤三钱，陈木瓜三钱，山萸肉三钱。）

一沤按：甘温除热与滋阴退热，当审慎辨证而施之。

施氏妇，产后四肢串痛，药治罔效，膏药遍贴，呻吟不息。脉数而洪，舌绛大渴。此非风湿为病，膏药急为揭去。近日服药，谅皆温补祛风之剂，营血耗伤，内风欲动。向见体丰血旺，何以娩后若是！必生化汤砂糖酒之类所酿，询悉果服生化汤二帖，赤砂糖八斤，幸素足于阴，恢复尚易，若阴虚血少，虽不即死，难免不成蓐损。因投大剂凉润壮水之药，一剂知，旬日安，匝月起。（石念祖补方：脉数为阴虚夹热，洪为阴虚，舌绛大渴及呻吟，热已侵营，未离气分。生地八钱，银花一两五钱，天冬六钱，元参一两，钗石斛一两，玉竹三钱，酒炒知母三钱，茯苓三钱，乌梅肉三钱，花粉五钱，麦冬四钱，酒炒桑枝三钱。）

一沤按：上两例有法无方药，石念祖补出方药和剂量。

又，陆士谔曰："清贤医案，唯王孟英案最为善本。……编印时，孟英及身亲见，且最后之《归砚录》为孟英自作，所录各案，绝无一案不效者。读者因见症之精确，悟撰方之灵巧，进退变化，不越规矩准绳，胜读各家医案多多也。……，孟英案所治，坏症居多。其用药之偏寒凉也，非有所偏也，病多热症，非寒不治。试阅共案，身热口渴，溲赤便闭脉数，何可再投温燥？若无此等证，必不投此种药。……，且其用寒凉也，界限极清。肺胃阴伤始用麦冬、石斛；肝肾阴伤始用元参、生地；热已化火始用山栀、黄连；湿既化热始用海蜇、地果（荸荠）；在上之湿用芳香；在下之湿用淡渗；其余不过宣络柔络开中化气之类耳。究与目下之自命为温热专家者，不察病机，不审病证，不问风寒暑湿燥火，唯以大队寒凉混杂成方，有上下床之别。"孟英学有专长，心思细腻，故遇有疑似难解之病，极能细心辨识，于他人束手无策处，类能应付裕如。陆士谔已指出用药特点，读者宜细心领会。昔张山雷师告一沤云："孟英书医案最好。"非阿其所好也。

来天培医案

王正权室人，产后十余日，患寒热腹痛，目赤而涩，羞明疼痛。诊之，脉沉而涩。询其恶露未尽，知停瘀为患。以当归、川芎、桃仁、红花、甘菊、生地、丹皮、银花、连翘、蝉蜕清火化瘀驱风等剂，六帖而痊。

一沤按：恶露未尽，以寒热腹痛及沉涩之脉为的诊，故用化瘀清火药，目赤腹痛均愈。

张隐庵医案

一妇，产后乳上发痛，肿胀将半月，周身如针刺，饮食不进。诊之，六脉沉紧有力。左乳则肿连胸胁。用麻黄、葛根、荆芥、防风、杏仁、甘草、石膏，温服取汗遂愈。《金匮》云："产后妇人喜中风。"经云："开合不得，寒气从之，荣气不从，逆于肉理，乃生痈肿。"此系风寒外壅，火热内闭，荣卫不调所致。众以凉药治热，不知开合之故。今毛窍一开，气机旋转，营卫流行，而肿痛解矣。经云："食气入胃，散精于肝。"病属阳明、厥阴二经，是以饮食不进。今经气疏通，自能食矣。孰谓疡医可不知经乎？

一沤按：痈肿有由汗解者，一二剂即愈，乳痈亦然。此证误于前医以凉药抑遏，表邪不得透达，脉现沉紧有力，故得一汗愈之。

谢映庐医案

孙康泰内人，产后一日，畏寒发热，恶露不下，满腹作胀，手不可按，二便俱闭，胸紧气迫，危急邀视。知为产后受寒所致，盖血得寒而凝泣不行，非温不通，先与失笑散二钱，次进黑神散，重用姜、桂，加漆渣、山楂，急煎与服。顷刻，小水先利，污水随下，腹始稍宽，气始稍平，是晚再进一剂，大便甚通。次日泄泻不止，腹痛口渴。当斯时也。于泄宜补，于痛宜通，是通补两难立法。询知临产服鸡汤过多。缘腹中所蓄瘀血，今得温通，腹中宣畅，恶露已从前阴而下，食滞又从后阴而出，津液暴失，宜乎口渴。然喜脉无洪大，神不昏迷，许以无忧。但身中之津液下泄，精气不腾之症，当从釜底暖蒸，庶几氤氲彻顶。疏与苓、桂、骨脂、姜炭、木瓜、甘草投之，渴泻腹痛俱止。

黑神散：地黄，当归，赤芍，蒲黄，桂心，干姜，甘草，黑豆，童便。

失笑散：蒲黄、五灵脂等分，醋调服。

一沤按：人皆习知产后宜用温补，然选药宜有分寸。

吴元初室人，产后三日，潮热腹痛，八珍、五积之属，辄投不效，反致潮热愈盛，腹痛愈增，至第七日，口疮唇烂。有以为实火者，投芩、连不纳；有以为虚火者，用桂、附亦呕。遂至呃哕神昏，人事大危，诸医袖手。余谓此症唇口虽烂，然喜饮热汤；脐腹虽痛，而手可重按，显系内寒外热。第寒热拒格，药当偷关而过，所谓求其属也。宜与理中先调其胃，法取小丸二两，拌青黛为衣，石膏为衣，或呷或吞，任其缓进，盖仿长沙白通加入尿猪胆之遗意也。药下果得胃安不呕。随选八味地黄汤以导阴火，热收痛止而安。

一沤按：用理中丸以青黛、石膏为衣，能使性凉者先清火，性热者后去寒，与前人用紫雪、金匮理中丸，同一思路。

吴显余内人，小产后腹痛，夜热咳嗽。医者作瘀血治之，遂尔腰屈不伸，痰多食减。又以理中、四物之属投之，致令夜热大作，少腹极痛。脉来迟紧带弦。因谓之曰：此中虚而血寒也。四物泥腻，非痰多食减者所宜，理中壅燥，岂夜热咳嗽者能胜任。遂疏黄芪建中汤，叠进而安。

一沤按：用药法，诚如案中所述，后学当熟记之。

陈飞云学博之女，产后两月，忽然战栗，左胁微痛，胸中窒塞。屡进表散之剂，寒栗愈盛，呕吐清水。时值天气炎热，诸医莫辨虚实，招余视之。诊其面色，红中带青。脉象甚微，久按觉弦。细揣知为久寒在血。其左胁微痛，是肝气郁而不伸。肝夹相火，是以面色青红。木邪侮土，是以胸中窒塞，呕吐清水。因思厥阴中寒，相火内寄，非发表温经，病必不解。但发表宜兼养血，温经最忌助阳。宗仲景治厥阴久寒之例，与当归四逆加吴茱萸、生姜，药下而安。

一沤按：此证用仲景方取效，正如张隐庵所说，医者当知经也。

注：学博，为旧时州县司教育的官。

肖洪元室人，产后偶然寒热如疟，医以外感投五积散，不效。洪元自知医理，又与黑神散，不应。更医以为血虚，进八珍汤，是夜潮热烦躁，次早口干舌裂。又用归、芎、芩、连，服后火势愈腾，唇口愈燥，咽喉窒痛，胸腹胀迫，燥渴异常，脉来洪数，按之亦皆鼓指。内外一占，俨然大热之象。但临产艰难，神气固丧，且血下甚涌，阴营亦伤。思人身阴阳相抱，始得资生。今阴精内竭，孤阳外扰，若非滋液敛神之法，势必阴亡阳灭而已。因处大剂理阴煎加附子、五味。另用龙眼二斤，熬汤挽服。服后寒战，重复不减。唇口俱淡，乃阳微之状已彰。但明知产后血枯阴涸，且脉形未敛，尚不敢偏行辛温。确守前意滋液敛神甘温到底而安。

谢澍识：按妇人产后血虚发热燥渴诸症，愚曾用理阴煎重加姜炭而安。盖产后血夺，阳无所依，浮散于外，姜炭散虚热之上品，引血药以生血之灵丹也。

戴琪圃室人，小产后业已越月，忽然浑身战栗，猝倒无知，目瞪手撒，半晌略醒，旋发强言，或骂或笑，或歌或哭，一日两发。驱风养血之药，投之无筭（suàn，同算），而病不少衰，延余视之。见其产后久病，犹气旺神充。因笑曰："病之情由，吾深得之。"戴曰："何谓也？"余曰："令正之禀，必素多肝火，前之小产，必因多进补剂，以致血得热则沸腾而下，产后身中之火未息，冲任之血未安，胞宫之秽未尽，则污瘀之血，势必从火势而冲心包，以致神魂狂乱，稍顷火降而人事清，移时火升而神机似乱矣。故病发时浑身战栗者，正《内经》所谓："诸禁鼓栗，如丧神守，皆属于火。"病经两旬，若谓血虚风动，安得久病而神不衰耶？用铁落饮合当归龙荟丸加漆渣、桃仁、花乳石，下污血一片，而神清病愈。

一沤按：寒热虚实，错综难辨，详推病因，乃得真象，诊既确，药斯灵。

周捧书乃室，小产后数日，恶露如崩，胸紧腹胀，气迫窒塞，怒目而视，人事大困。自言见鬼于前，余临其帷，犹用法师敕符喷水，燃火叫喊。余见之大为惊骇，盖知其心阳将脱也。急以芪、术、鹿茸、姜炭、枣仁、五味、龙齿，约重斤余。捧书以产后瘀血，且因天令亢热，疑不敢用，因面令煎服。进药时神气愦乱，目已半合，身已将僵，余为惊怖，盖恐其药之不及也。急为灌完随命复煎一剂更服，毫不为动。于是又煎一剂，服之而神少醒。自云，身非己有，渺茫不知所从，盖神魂尚未归宅之验耳。更加五味一倍，又服一剂。是晚神魂略安，犹然时惊时惕，时恐时昏，不敢开目。次早脉犹未敛，按之豁大如空，下血淡少。仍与前方连进一剂，始敢开目，饮食大进。忽然腹中作痛，下血水，腥臭不堪，意者果有瘀乎？于是原方加泽兰、益母、生蒲黄、肉桂，一剂，下出朽腐白肉一团。众妇不知何物。余曰：此双胎也。妇视之果然。痛始除，胀始消。随以归脾汤加鹿茸、姜炭，肉桂，连进十剂而健。

初视时，舌白胀满塞口，外以蒲黄、干姜末搽舌，遂缩如原。

一沤按：小产后恶露如崩，以致大虚，虽天气亢热，而连进大补，非胆识坚者不办。双胎尚余一未下，亦能招致大下血。舌白胀满塞口，以蒲黄、干姜面搽之，法亦善。

吴应新内人，产后寒热腹痛，诸医以芎归加入行瘀之药，两投愈痛，

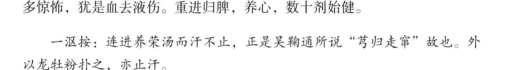

人事困顿。余以血虚腹痛，当温养血液，疏以理阴煎，畏而弗服。明是血虚发热气虚生寒之症，误以时行疟症之治，以致大汗如洗，衣被皆透，举室慌乱，复延余至。原知产后津脱之症，未敢轻许可治。所喜脉无躁扰，神明不乱。急以大剂人参养荣汤，迭进三剂。外以五倍末津调敷脐，其汗稍收，而寒热乃除。唯腹痛既非瘀血，必是内寒无疑。但血去液伤，辛温难进。爰拟交骨未缝，寒入阴中，仿仲景产后腹中疗痛属寒疝之例，与当归生羊肉汤，服下腹痛果除。后数日，又因换衣触寒，寒热复起，舌心灰黑。与理阴煎加附子一剂，寒热虽息，而大汗仍来。重进养荣汤，三剂不应。外以荞麦粉扑之，汗亦不止。余甚踌躇。其家以为尸汗，咸称不治。余曰：药虽未效，症尚未变，且脉亦甚微，亦属吉象。仍将原订养荣汤用五味子八钱，外以龙骨牡蛎粉扑之，其汗始息。复将原方昼夜三剂，其汗始收，舌黑始退。自云心多惊怖，犹是血去液伤。重进归脾，养心，数十剂始健。

一沤按：连进养荣汤而汗不止，正是吴鞠通所说"芎归走窜"故也。外以龙牡粉扑之，亦止汗。

吴鹤皋乃室，是临川陈祥光之女。产后两旬，忽然汗出二日。医治数日，身热烦扰，口干发渴。祥光因鉴媳妇之误命也，请诊而任其治焉。视其舌光如镜，边刺红燥，身热烙指，汗出黏手，口虽渴而热汤不畏，脉虽洪而重按无力。可知汗血同源，内液枯涸之故。非收神敛液，势必神丧而亡。急用黄芪、桑叶、麦冬、五味，四味同煎。不杂他味者，盖仿血生于气，水生于金之意也。直进十余剂而康。

一沤按：同是汗出，而此与上例不同，本例只用黄芪、五味等四味即效，更见多汗用养荣汤时，归芎宜审慎也。

恽铁樵医案

沈奶奶，8月22日。舌苔黄，脉滑。产后三日，大腹痛呕。因瘀而痛，因热而呕。

桃仁二钱，红花一钱五分，丹参一钱五分，赤芍二钱，制香附三钱，全当归三钱，左金丸四分。

二诊，八月廿四日。舌苔甚不平正，青黄灰腻并见，脉尚勉强。药后恶露较多，呕痛未除。虽产后当慎食。

丹参一钱，桃仁三钱，竹茹一钱五分，制香附三钱，川连三分，炒荆芥二分，赤芍二钱，枳实一钱，炙乳香三分，淡芩五分，牡蛎三钱。

一沤按：证属有热有瘀，观其舌黄，腹痛且呕可知。因以化瘀清热方议治。

周奶奶，十月廿九日。产后廿一日，热有起伏，表面并不甚热，然最高时至百零四度（华氏表）。唇焦，手颤，目眴动，郑声，寐不安不长，似乎神迷，须臾即醒，醒则汗出。呼吸尚匀整，脉亦尚未见危象。唯脚冷面肿，气上冲，实是下虚上盛。以参补之则振掉益甚，益不得安。且此属产后热，用清凉汗透，均非其治。病情已入险恶境界，能否取效，实不可知。

天麻三钱，蒺藜三钱，桑枝四钱，赤芍三钱，归身三钱，乌犀尖一分半（磨冲），知母一钱，细生地四钱，钩尖四钱，牡蛎三钱，炙鳖甲三钱，川连三分（炒），猺桂一分。

二诊，十月三十日。诸恙无甚出入，黎明时得安寐一刻钟，手抖较昨日略减。所得之进步仅此，本不敢有奢望，且服药甚少，固宜尔也。舌苔中结边润。脘闷甚。自云热是痰亦是药积，当设法先除之。

天麻三钱，川连三分，姜夏一钱，钩尖三钱，归身三钱，瓜蒌霜一钱，细生地四钱（炒），知母一钱，川贝三钱，橘络一钱，杏仁三钱，炙鳖甲二钱，青蒿一钱。

三诊，十月三十一日。原方加知母五分，元参一钱。

西洋参、柠檬酸代茶。

一沤按：颇似产褥热，用吴氏之三甲复脉或定风珠法何如？

康奶奶，8月22日。三个月流产，面色不华，脉有热象。法当补益。

高丽参一钱，归身三钱，炙草六分，橘红、络各一钱，绵仲三钱，菟丝子三钱，大生地三钱，制香附三钱。

二诊，八月廿八日。色脉均尚平正。唯不受补。血已止，微咳，不知饥。宜侧重养营。

归身三钱，川贝三钱，牡蛎三钱，炙草六分，制香附三钱，大生地三钱，橘络一钱五，绵仲三钱，荜澄茄三分。

一沤按：流产血虚，脉有热象，二方均平稳。

李奶奶，10月25日。产后二十余日，血从大便出，有结块，有寒热。舌色平正，无寒象，脉濡软。是当止之。

归身三钱，炒槐米三钱，大生地三钱，白芍一钱五分，炙草六分，川芎四分，棕皮炭三钱，制香附三钱，炒黑荆芥七分。

一沤按：大便出血，止血之方药甚稳贴。

丁甘仁医案

金右，产后寒热，汗多不解，大便溏泄。卫气不能外护，营虚失于内守，营卫不和，邪不易达，健运无权。法宜调和营卫，扶土和中。

川桂枝三分，云茯苓三钱，炙甘草五分，炒白芍一钱五分，扁豆衣三钱，炒苡仁三钱，生白术一钱五分，陈广皮一钱，谷、麦芽各三钱，红枣二枚，生姜二片，干荷叶一角。

一沤按：方用桂枝汤和营卫，余皆用健脾益胃药。

张右，新产后气血已亏，恶露未楚，感受时气氤氲之邪，引动先天蕴毒，由内达外，天痘已布，尚未灌浆。身热骨楚。苔薄腻，脉濡数。经云："邪之所凑，其气必虚。"拟益气托浆，和营祛瘀法。

生黄芪三钱，全当归二钱，杜红花八分，生甘草四分，京赤芍钱半，益母草三钱，桃仁泥钱半（包），紫丹参二钱，净蝉衣八分，鲜笋尖二钱，生姜一片，红枣二枚。

一沤按：产后血虚，又感染天花，自宜用补气托浆法，然非一二剂药即能痊愈。

庄右，未产之前，发热咳嗽。风温伏邪，蕴蒸气分，肺胃两经受病。今产后发热不退，更甚于前。恶露未楚。苔黄，脉数。良由气血已亏，宿瘀留恋，伏邪不达，邪与虚热相搏，所以身热更甚也。投解肌药不效者，因正虚不能托邪外出也。今宗傅青主先生加人参生化汤，养正达邪，去瘀生新，助入宣肺化痰之品。

吉林参须八分，大川芎八分，荆芥炭八分，炙桑叶三钱，炙草五分，炮姜炭四分，光杏仁三钱，全当归二钱，桃仁泥钱半（包），象贝母三钱，童便一酒盅（燉温冲服）。

一沤按：用傅青主加人参生化汤更复入桑叶、荆芥，是兼顾表邪。

俞右，鼻鸣鼻干，干呕，咳嗽不爽，肺有燥邪也。胸闷不舒，口甜时苦，胃有湿热也。胸前板痛，按之更甚，痰滞阻于贲门也。自汗甚多，内热不清，遍体骨楚，正虚阴不足也。病起胎前，延及产后，诸药备尝，时轻时剧。良以体虚邪实，肺燥痰湿，攻既不得，补又不可，清则助湿，燥则伤阴，每有顾此失彼之忧，尤多投鼠忌器之虑。同拟两法并进。先投苦温合化，开其中隔之痰湿，继进甘凉生津，润其上焦之烦躁。是否有当，尚希高明裁政。

先服，水炒川雅连四分，竹沥半夏二钱，枳实炭一钱，淡干姜三分，橘白、络各八分，生蛤壳六钱，薤白头钱半（酒炒），川贝母三钱，白残花五分（即蔷薇花）。

后服，鳖血炒银柴胡一钱，天花粉三钱，鲜竹叶、茹各一钱五分，地骨皮钱半炒，冬桑叶三钱，活芦根一尺（去节），鲜枇杷叶五张（去毛、包）。

张右，新产后营阴亏耗，恶露未楚。旧患便溏，脾土薄弱，胃呆纳少。舌苔薄腻，脉象濡缓。新邪旧恙，治宜兼顾。姑拟和营生新，扶土和中。

全当归二钱，云茯苓三钱，生白术一钱五分，益母草三钱，紫丹参三钱，杜红花五分，焦楂炭二钱，大川芎五分，炮姜炭四分，炒谷芽三钱，炒赤砂糖三钱，干荷叶一角。

二诊，新产三朝，昨起寒热，至今未退。头痛骨楚，胸闷不思饮食。舌苔薄腻，脉象弦滑带数。此营血已亏，恶露未楚，氤氲之邪，乘隙而入，营卫循序失常。姑拟清魂散合生化汤加味，一以疏邪外达，一以祛瘀生新。

紫丹参二钱，大川芎四分，炮姜炭三分，炒黑荆芥炭一钱五分，益母草二钱，杜红花六分，清水豆卷三钱，炒赤砂糖三钱，全当归二钱，焦楂炭三钱，炒谷芽四钱，炒白薇一钱，干荷叶一角。

三诊，新产五朝，寒热轻而复重。头痛骨楚，胸闷不思饮食。舌苔腻布，脉象弦滑带数。恶露未止，宿瘀留恋，氤氲之邪夹痰滞交阻阳明为病。再拟清魂散合生化汤复入疏散消滞之品。

紫丹参二钱，杜红花八分，枳实炭一钱（炒），炒白薇钱半，炒黑荆芥钱半，全当归一钱五分，焦楂炭三钱，益母草二钱，淡豆豉三钱，大川芎五分，炒谷芽四钱，保和丸三钱（包煎）。

四诊，新产八朝，形寒身热，有汗不解。胸闷饥不思纳，渴不多饮。舌苔薄腻而黄，脉象弦滑带数。客邪移于少阳，宿瘀未楚，营卫失常，有转疟之机括，还虑缠绵增剧。再拟小柴胡汤合清魂散，生化汤复方图治。

吉林参须五分，杜红花八分，清水豆卷四钱，嫩白薇一钱五分，软柴胡五分，全当归二钱，紫丹参二钱，大川芎四分，炒黑荆芥一钱，全瓜蒌三钱

（切），炒谷芽三钱，益母草二钱，通草八分。

五诊，新产十二朝，寒热得退。胸闷不纳如故。小溲短赤。舌苔薄腻。阴血已亏，蕴湿未楚，脾胃运化无权。再拟养正祛瘀，和胃化湿。

吉林参须五分，赤茯苓三钱（朱砂拌），全当归二钱，清水豆卷三钱（炒），黑荆芥五分，福泽泻一钱五分，谷、麦芽各三钱（炒），益母草二钱，陈广皮一钱，紫丹参二钱，通草八分，佩兰梗一钱五分，大砂仁五分（研），干荷叶一角。

一沤按：新产血虚，又感外邪，五诊寒热始解。此虚人患感，所以淹滞时日也。

张右，产后两月，营阴未复，重感新邪，内停宿滞，肺胃为病，形寒身热，有汗不解。脘痞作痛，纳少泛恶，且又咳嗽。经行色紫。舌苔白腻，脉象左弦右濡。标邪正在鸱（chī）张，不能见虚投补。姑拟疏邪消滞，和中祛瘀，病去则虚自复。

炒黑荆芥钱半，清水豆卷四钱，赤茯苓三钱，金铃子二钱，延胡索一钱，嫩前胡一钱五分，象贝母三钱，枳实炭一钱，茺蔚子二钱，带壳砂仁八分，炒谷、麦芽各三钱，佛手八分，光杏仁三钱，仙半夏一钱五分。

二诊，形寒身热渐解，脘痞作痛，咳嗽则痛辄剧，纳少泛恶，小溲短赤，经行色紫。舌质红，苔薄腻，脉左弦右濡。产后营阴未复，外邪宿滞，夹肝气横逆，肺胃肃降失司。投剂合度，仍拟宣肺化痰，理气畅中。

嫩前胡一钱五分，赤茯苓三钱，川楝子二钱，象贝母三钱，仙半夏二钱，炒枳壳一钱，延胡索一钱，茺蔚子三钱，川郁金一钱五分，光杏仁三钱，春砂壳八分，绛通草八分，台乌药八分，炒谷、麦各三钱。

一沤按：虚弱、新感、宿滞，集于一身，用药则侧重外邪宿滞，因产已两月矣。

马右，未产之前，已有痛风，产后二十一天，肢节痹痛，痛处浮肿，痛甚于夜，不能举动。形寒内热，咳嗽痰多。风湿痰瘀，羁留络道。营卫痹塞不通。肺失清肃，胃失降和。病情夹杂，非易图治。姑拟和营祛风，化痰通络。

紫丹参二钱，朱茯神三钱，光杏仁三钱，木防己二钱，炒黑荆芥一钱，远志肉一钱，象贝母三钱，夜交藤四钱，炒白薇二钱，西秦艽二钱，藏红花八分，甜瓜子三钱，嫩桑枝四钱，泽兰叶二钱。

一沤按：病情多端，用药面面俱到，然断非一诊即愈，惜未能读其全案。

李右，产后廿四天，营血已虚。恶露未楚，腹痛隐隐。纳谷减少，畏风怯冷，有汗不解。旬日未更衣。舌无苔，脉象濡细。卫虚失于外护，营虚失于内守，肠中津液枯槁，腑垢不得下达也。仿傅青主加参生化汤意，养营祛瘀，和胃润肠。

吉林参须一钱，紫丹参三钱，春砂壳八分，生、熟谷芽各三钱，全当归三钱，藏红花四分，全瓜蒌四钱（切），益母草一钱五分，大川芎四分，炮姜炭三分，火麻仁四钱（研）。

一沤按：用傅氏加参生化汤加润肠药，虚实兼顾。

朱右，产后八旬，寒热匝月，痰多纳减。脉象虚弦而数。气虚则寒，营虚则热，胃虚纳减，脾弱痰多，势成蓐劳。姑拟八珍汤加减，以望转机。

炒潞党参三钱，全当归二钱，银州柴胡八分，云茯苓三钱，大白芍二钱，嫩白薇一钱五分，米炒於术钱半，广橘白一钱，大熟地三钱，炮姜炭三分，生、熟谷芽各三钱。

一沤按：虽云势成蓐劳，总由气血不足而起，故方用八珍加减以补益气血。

张右，新产十一天，恶露不止，少腹作痛。咳嗽音声不扬。风寒包热于肺，宿瘀留恋下焦。脉象浮濡带滑。姑拟祛瘀生新，开胃化痰。

全当归二钱，抱茯神三钱，光杏仁三钱，嫩射干五分，紫丹参二钱，金铃子二钱，象贝母三钱，春砂壳八分，净蝉衣八分，延胡索一钱，藏红花八分，冬瓜子三钱。

一沤按：恶露不止是留瘀未尽，咳嗽为风寒包热于肺，故治以消瘀而佐以蝉衣解表。

冉雪峰医案

河口，黄姓妇女，产后失调，兼患乳痈，自溃一次，昏厥竟日，嗣虽渐苏，每日下午二时及夜半二时，必潮热昏厥数小时。势急矣，延汉上名医某甲诊治小效。胸乳环周起红块若痱，渐及肢背。甲以病杂且重，举余以代诊治。余曰："戴阳面赤或为寒证兼有；唇焦舌枯完全无津，断非寒证所有，其为热证原无疑义。"体质素弱，又产后久病，其虚原无待言。但虚为另一问题，而此为实证。原有痈毒，新感旧邪二者兼有，邪实正虚。但脉沉无外出之机，必不可逆其势而从外解。邪既入营，侧重清营，凭脉辨证，凭证用药。

拟方：鲜生地一两，白茅根三钱，蒲公英三钱，青蒿露一两，银花露一两，犀角尖一钱（磨汁），没药一钱五分，丹皮三钱。

方意：清营解毒，活血透络。或曰：产后不嫌太凉乎？余曰：产后不宜凉，乃后人误解。其实产后阴虚，十九皆宜凉润，况此病邪火燔炽，瞬有液涸痉厥趋势，沃焦救焚，犹惧弗及，何嫌其凉！服一剂略安，三剂得微汗，热减神清。减去生地十之四，热复炽。复加重，热又减。三日未大便，方中以火麻仁、郁李仁，兼用大便坐药，下燥屎五六枚，嗣下浊物甚多。热大退，神大清，食欲大佳。前方去生地、丹皮，加当归、芍药补血之品，终不退尽，又略有眩冒状。乃去当归之苦温，仍加生地之凉润，热乃净，痂全消，痛口平复。善后调补，初用甘凉佐解毒，继用复脉去姜、桂，加填精柔肝浓厚之剂。所用方药，较汉上普通用药为重，而对此病则犹为轻剂。观治疗经过，前半减生地而热复炽，后半去生地而热不净，即其义。

一沤按：吴鞠通曰："当归、川芎，为产后要药，然要血寒而滞者为宜。若血虚而热者，断不可用。"……又说："盖当归只能运血，袤（póu，取也）多益寡，急走善窜，不能静守，误服致瘕，瘕甚则脱……。"此证热未退尽时加当归。热终不退尽，且略有眩冒状。知吴氏之言，不我欺也。症有变化，并不讳言，应照此方法写医案。

张聿青医案

右，胎前痛痢，因病而产，产后痢仍不止，里急后重，黏腻色赤而黑。气瘀交阻。极重之证。备方以冀造化。

延胡索一钱五分，砂仁七分（后入），茯苓四钱，楂炭三钱，乌药一钱五分，煨木香五分，广皮一钱，赤砂糖五钱（上三味同炒枯，研末，绢包入煎），泽兰二钱，伏龙肝一两（煎汤代水）。另用楂炭三钱，赤砂糖六钱，二味同炒枯研末，米饮为丸，如桐子大，每服三钱，药汁送下。

复诊，痛坠已退，腹满亦减，然痢数仍在十次以外。气瘀未化，而脾虚气弱，不克分清。虽见转机，尚不足恃。

於术（土炒）二钱，煨木香五分，延胡索（酒炒）一钱五分，土炒陈皮一钱，泽泻一钱五分，茯苓四钱，桂枝五分，赤芍（土炒）一钱五分，泽兰叶二钱，伏龙肝一两五钱（煎汤代水）。仍用前法楂炭砂糖丸。

三诊，恶露稍畅，痛痢渐止。出险履夷，殆所谓天授，非人力也。

土炒於术二钱，酒炒延胡一钱五分，楂炭三钱，炮姜五分，砂仁七分，泽兰叶二钱，茯苓三钱，丹参二钱，降香一钱五分，桂枝五分。

一沤按：治痢初用导滞，继则健脾，以病已久而体弱也。

刘右，产后两月，下痢不止，色黄而腻，身热脉濡。气湿不宣，恐成休息。

广皮，煨木香，泽泻，南楂炭（赤砂糖三钱同炒枯、研末、绢包入煎），茯苓，炒枳实，乌药，生薏仁，赤芍（甘草三分煎汤收入），砂仁。

一沤按：议病处方俱称稳当。

右，产后恶露未清，营气阻滞。营失流畅，气聚成形。腹中痛胀，寒热往来。脉数而弦。恐从实变虚，而至难复。

醋炒柴胡，延胡索，金铃子，台乌药，焦麦芽，当归炭，炒赤芍，川郁金，南楂炭，震灵丹。

一沤按：用消滞化瘀药治腹胀痛，加柴胡和表，以其有往来寒热也。（震灵丹：禹余粮，赤石脂，紫石英，代赭石。）

马右，新产之后，气逆如喘，痰多白腻，不能着卧。心悸汗出，耳鸣头晕，悉与气逆之轻重而为出入。夫产后发喘，历代名贤咸以为阴虚，虚火克金，肺气欲绝，最为危险之候。救援之法，则有生脉。阅前方按法施治，应验不验。详询起居，知胎前与初产之时，曾以湿巾揩身。窍毫疏泄，百脉驰张之际，其水寒之气，袭于外则应于内，《内经》谓"形寒饮冷则伤肺"。以其两寒相感，中外皆伤，故气逆而上行。经文如此，与病大致相符。今诊六脉虚微，右寸关沉弦。半身以上，疹瘩密布。外无感触，安得有此！云翁先生所见独精，药归平淡，转比生脉等方稍有起色。兹从其意，略再扩充，作背城之一。但病在危急，平反前方，济与不济，非所计也，方草商之。

旋覆花二钱，光杏仁三钱，川桂枝五分（地骨皮一钱五分同炒），紫丹参二钱，僵蚕一钱五分，茯苓四钱，橘红一钱。

一沤按：病情危重，药极平稳。其效果，正如案中之"济与不济，非所计也"。度其功效，亦难甚速。

王右，怀孕七月，忽然头痛发痉，神昏不语，名曰子痫。都缘胎热有余，火风鸱张，胎受热迫，竟至胎坠。乃小产之后，恶露不行，神糊妄语。脉象弦紧。此由败血上冲，极为危险。拟方请商。

丹参二钱，酒炒荆芥一钱五分，五灵脂（酒炒）三钱，全归三钱，泽兰三钱，川芎一钱，延胡索（酒炒）一钱五分，赤苓三钱，西血珀末（蜜调、冲）六分，生蒲黄一钱五分，热童便半杯（冲），益母草煎汤代水。

一沤按：方皆化瘀之品，治败血上冲也。

周右，产后恶露不行，气血凝滞，腹中有形作痛，临圊（qīng，厕所）更甚。脉细关弦。气升汗出不止。此营滞阻气，气滞为液，液泄为汗。宜宣通和化，所谓通则不痛也。

延胡索，金铃子，焦楂炭，炒赤芍，火麻仁，乌药，香附，归尾，香橼皮，上徭桂，饭丸。

吴文涵志：汗为血之液，夺血者无汗，此指脱血者言也。产后瘀露，乃有余之血，非脱血可比。初产百脉沸腾，阴虚阳亢，啜热汤饮而津津汗出者，此卫气流通，阳从汗泄，身体自觉舒和。《金匮》云："亡阴血虚，阳气独盛，故当汗出，阴阳乃复。"此之谓也。若绝无汗，则卫气闭塞，必将有发热之证矣。所以产妇宜微汗，而不宜无汗，宜有汗而不宜多汗。案中荣滞阻气数语，得古圣之精髓而融化之，言言金玉，字字珠玑，直足与《金匮》相颉颃矣。

二诊，上逆之气稍平，而临圊仍然腹痛，大便艰涩。血燥气滞。前法参入子和玉烛散出入。

炙生地，酒炒归身，制香附，金铃子，延胡索，川朴，缩砂仁，炒赤芍，酒炒上湘军（后入）二钱，徭桂，饭丸。

三诊，脉弦稍收，便稍转润，临圊作痛亦减。足见血燥气滞，腑浊因而不泄。前法再参破浊。

金铃子，九节菖蒲，川朴，郁金，藿香，延胡，磨沉香，炒赤芍，香附，砂仁，火麻仁。

四诊，痛势已定，唯临圊尚觉不爽。的是血凝气滞，不能上交少阳，而反下陷于太阴也。前法再进一筹。

醋炒柴胡五分，金铃子一钱五分，楂炭三钱，香附二钱，杭白芍三钱，醋炒青皮一钱，当归二钱，砂仁五分，乌药一钱五分。

一沤按：其治法先用导滞，四诊参入升提。

李右，胎前感风，产后不彻。咳嗽三月有余，痰多口腻，凛寒内热，汗出，不能左卧。脉象细数微滑。久咳损肺，阴阳之二气有偏。气即为火，液即为痰。证入损门，非才疏者所能言治也。

南沙参三钱，光杏仁三钱，煅蛤粉三钱，炒苏子三钱，炙紫菀一钱，川贝母一钱五分，旋覆花二钱，白茯苓三钱，盐水炒橘红一钱。

二诊，咳嗽虽减，然仍不能左卧。大便旬日方行，心悸目昏，凛热汗出。皆属损象，不敢言治。

北沙参四钱，川贝母二钱，光杏仁三钱，炒枣仁三钱，生山药三钱，大天冬三钱，生白芍一钱五分，当归炭一钱五分，炒怀牛膝三钱，炙款冬二钱，茯神三钱，都气丸三钱（开水先送下）。

一沤按：咳嗽不得左卧，用养肺化痰通络甚恰当（都气丸即六味地黄丸加五味子）。

朱右，产后匝月，少腹坠痛，腿股腰尻作酸，带下阵阵，向来并有结块同下，腹满不舒，胃钝少纳。脉象弦紧。此由旬日之间恶露停留，旋虽复至，而脉络已滞，遂令瘀浊化带。恐其崩败。

全当归（酒炒）二钱，川断肉三钱，茜草炭一钱，白蒺藜三钱，茯神三钱，川贝一钱，乌贼骨三钱，紫丹参二钱，泽兰叶一钱五分，南枣三枚。

一沤按：乌贼骨、茜草同用，止崩带有效。

周小农医案

荣右，乡人。丁巳五月中，产后天时暴热，汗出甚多。第四朝竟自净浴后，开窗而卧者五小时。遂病寒热，肤灼，畏风，无汗，口腻。脉数，苔薄黄。询知本有红瘄，迨外袭暑风，热甚，烦躁异常，瘀滞乳少。拟：

香薷，六一散，荆芥，蒲黄，楂炭，蚕砂，通草，王不留行，归尾，川芎，丝瓜络，红花，川郁金。一剂。

汗微解，热退，逾时复起。去香薷、蒲黄、归、芎，加豆卷、佩兰、泽兰、薏仁。另磨服玉枢丹少许。烦躁呻吟即止，热即肃清，瘄起而安。

一沤按：暑风自宜疏散，瘀滞自当开通，随症变化而增减其方。知世所谓验方者，非全面也。（六一散：滑石，甘草。玉枢丹：慈菇，五倍子，麝香，大戟，草河车，雄黄，千金子。）

秦冬泉妻，西门外。向有肺疾咳喘，怀妊后略好。丁巳五月生男，恶露不畅。五朝食糯米饭，其夫斥之则大忿，迨晚寒热，恶露更少。北郭王君用回生丹等，不应。迨六月十一日延诊。脉数，苔白。视其面瘦，咳喘大盛，痰韧成碗。鼻窍扇动，亦为败征。审其病因，暑热开窗，产时手不停扇，暑邪夹风可知。少腹曾大痛，下瘀不多，因气而血滞，亦为血瘀。产后喘盛有自汗，防变。初拟炒荆芥、杏仁、蒲黄、旋覆、荷叶、泽兰、川贝母、赭石、郁金、香附、乌药、蓬术、玄胡、五灵脂。另西血珀、伽南香、没药、血竭，研末服。

复诊，瘀略行，喘略减，唯汗犹自泄。前方去荆芥、杏仁、香附、蓬术、泽兰，加蛤壳、桂枝汤炒地骨皮、丹参、两头尖。药末去血竭、没药，加猴枣，清其痰热。热大轻，痰喘骤定。

三诊，鼻扇，气逆，涌痰均止，腹痛退，尚板滞，胸中不舒，自汗肤冷，便泄乏力。脉转虚微，苔浊化，舌淡红。气滞不清，元阴大虚矣。拟：

东洋参，野於术，冬虫夏草，桂枝汤炒地骨皮，白芍，淮小麦，茯苓神，米炒麦冬，五味子，煨木香，楂炭，炒枣仁，杞子等。

渐觉脉振卓，汗泄止，力复原而安。

一沤按：初以化瘀并散表邪，迨瘀化表解，虚象毕呈，以补益收功。步骤井然。

又，回生丹有五种处方。此治产后，当是第五方，药品为：大黄，苏木，大黑豆，红花，醋人参，当归，川芎，香附，延胡索，苍术，蒲黄，茯苓，桃仁，牛膝，甘草，地榆，羌活，橘红，白芍，木瓜，青皮，乳香，没药，益母草，木香，白术，乌药，高良姜，马鞭草，秋葵子，熟地，三棱，五灵脂，山萸，金箔。

王大梅妻，庙巷内王巷。壬子六月下浣，产后寒热，胸闷不舒。某君照伏暑法，以栀、豉、青蒿、藿香、滑石、郁金、太乙丹之类，不应。来延诊。脉糊数，苔少，质红紫如猪肝色。因思病经兼旬，如系邪在气分，服前药则寒热自可清解。产后每有留瘀成热，邪在血分，当事别论。矧（shěn，况且）西说蓐热有子宫膜炎，脏体浊胀，见有败血者。转用豆卷、六一散、泽兰、川芎、赤芍、连翘、姜汁炒生地、蒲黄、归尾、五灵脂、丹参、荷叶。舌之殷紫渐淡。

复诊，增损前方。数剂后，寒热渐清。可见产后之热，有气分之邪，固宜宣泄；不应，即当转从别途着想，不可执一。

一沤按：一经诊舌面，悟到邪在血分。又证以新说，足见所诊不失。故救死扶伤，当细心以赴，草率诊断者，宜以此为鉴。

袁保元室人，伯渎巷，戊午二月中旬诊。产后轰热，已经月余，头痛掌灼，足厥嗌干。脉弦数，右盛左弱，舌光无苔。询知以前曾服治疟剂未应。此产后血虚阳亢，五心灼热，蓐劳须防。与川石斛、大麦冬、白归身、杭白芍、白蒺藜、蔓荆子、丹皮、明天麻、青蒿梗、白薇、牡蛎、淮麦、生山药。另獭肝末，三剂。

里热掌灼已减，头痛亦轻。脉之弦数者转静，舌尚觉灼，述知少腹有形，是产后蓄血未撤。再养阴潜阳，兼化营滞。

石斛，蔓荆子，归身炭，白蒺藜，桑寄生，炙鳖甲，炒枣仁，赤白芍，生牡蛎，白薇，芡实，明天麻，冬虫夏草，獭肝，没药，琥珀。

营滞渐化，里热循止，续以调理而瘳。

一沤按：舌光无苔，是营阴大亏；少腹有形，是蓄血未撤。诊视既明，选药亦适如其分。

朱秉礼、慧山。其妻产后患少腹痛。辛酉正月九日诊。产后不时腹痛，引及腰部，夜则轰热口燥，病在奇经，欲事早而营气窒痹也。

当归，丹参，白薇，没药，乳香，五灵脂，金铃子，玄胡，香附，乌药，丹皮，牛膝，猪肾汤代水。另龙涎香，鸡内金，鼠矢，研末服。

十一日复诊，夜热稍减，腹痛引腰胀急，小溲甚少，秘而不通。厥气固横，兼夹下虚，宜内外并治。

金铃子，玄胡，鼠矢，牛膝，苁蓉，黄肉，白芍，归须，没药，白薇，丹皮，香附，郁金，甘草梢。另血珀五分，麝香三厘，沉香五分，龙涎香一分，研末服。外治用雄鸽一只，麝香七厘，将麝入脐，剖鸽罨之，布扎。二剂。

十四日诊，腰痛已减，腹痛大定，痛在偏右，小溲已通，大便不畅，下虚之故。奇经已伤，再为补摄。

砂仁，炙熟地，山萸肉，山药，茯苓，泽泻，苁蓉，鼠矢，乌鲗，龟甲，没药，牡蛎，牛膝，鳖甲，淡菜。三剂痊愈。

一沤按：内外兼治，法极善，故收效速。

包右，江北人。辛酉12月8日诊，产后身热，口苦，腹痛，溲少。邪湿阻瘀，恐成肠痈。

金铃子，玄胡，乌药，归须，豆卷，郁金，五灵脂，秦艽，炮姜，桃仁，没药，泽泻。

另，血珀，䗪虫，麝香，研末冲服。

外用肉桂，香附，三棱，莪术，白芥子。研，麸皮炒，熨腹部。

痛不可按者减其五成，原方出入而安。

丁某之妻，蓉湖庄。甲寅十月，产后瘀血不行，而成寒热。某君以伏暑治之，不减。寻至脘闷呕恶，气急腹痛，有冲胃之势。前医犹投轻剂，晕厥者数次。延余诊，脉象模糊如伏，颜色青白，舌淡。察以前之方，纯系气分之药。瘀血阻滞而从上冲，疏方以逐瘀理气为主，如蒲黄、五灵脂、郁金、丹参、橘皮、娑罗子、川朴、乌药、玄胡、蓬术、鬼箭羽、乳香、桃仁、泽兰。另用琥珀、没药、血竭，研末先行冲服。腹中攻动，恶露渐下，气降神清。

复诊，脉渐明爽，原方增减。

不数剂，得庆更生。或谓调营如四物加味，毋庸群队行瘀，不知血瘀与血虚不同。败血成瘀，由瘀成胀满上冲，实非大剂破瘀，不能冀侥于万一。

一沤按：用大队化瘀药，以有真理可据。患产褥热而致倾生者，岂非病重药轻而贻误患者。

荣右，乡人。己亥十二月，产时胞衣不下，逆迫气滞血凝。迨胞衣下，腹痛，恶露不多，且阴肿坠如茄，痛楚异常。用归尾、赤芍、五灵脂、蒲黄、山楂、香附、川芎、丹参、桃仁、益母草。恶露虽有，依然不多，阴肿加热，似欲作脓。前方加乳香、蓬术、炙甲片、路路通。服后行出恶露如墨，成块而下，外肿不药而消。当其重时，寝馈不安，乡姬疑是祟，欲卜之。巫觋喻以症虽少闻，实瘀阻所致。通瘀果应。

一沤按：瘀血作祟，卜之何益？化瘀通络，获得治愈，以见真而不为病惑也。

尤松记面店，刘潭桥长媳，廿余岁。丙寅冬十一月，严寒至华氏寒暑表甘余度，寝室未生火炉，初产迟延临盆，感寒由子宫而入，战振血晕三次。醋炭熏鼻，乃醒。知产孩已殇，更属悲郁。第三日，腹高脐突，胀满如鼓，不可手按（形如复釜，较孕时尤高）。大便既秘，小溲多而自遗，淋漓不断。入夜胀甚，不寐，谵语微笑。医投回生丹，仅泻而瘀不行。脉左微弦，右软无力，苔薄黄，糙刺质红。严寒内侵子宫作胀，气滞血凝。向有肝气，气塞肝横，子宫胀大，压于尿胞则不禁，压于大肠则便秘。谵语微笑，瘀血冲心须防。拟通瘀消胀，内外并治。

全当归七钱，丹参三钱，五灵脂三钱，川郁金三钱，茯神三钱，丹皮炭钱半，远志八分，蒲黄三钱，娑罗子七钱，鬼箭羽五钱，单桃仁三钱，制香附三钱，紫菀三钱，瓦楞子（煅）五钱。另，藏红花三分，血珀五分，龙涎香一分，没药七分，鸡内金一具。炙研细末，参须汤调服。

外治，因连宵失眠，火僭，苔糙刺，温药内服不妥，故以肉桂末五分，血竭一钱，乳香、没药各一钱，玄胡一钱，失笑散钱半，鬼箭羽钱半，研末，醋调，涂脐腹，大膏药罨之。

复诊，瘀血畅行，大解三次甚干，脐腹高突处已软。初更未轻，谵妄欲笑，迨成块瘀血下行，即得安寐，小溲不禁亦愈。再理气消瘀，安神宽胀。

全当归五钱，川郁金三钱，茯神三钱，远志一钱，丹参三钱，失笑散六钱，鬼箭羽五钱，紫菀三钱，玄胡三钱，红曲三钱，黑豆四钱，制香附三钱，娑罗子五钱。另，血竭一钱，没药九分，沉香四分，血珀五分，藏红花二分。研细末服。

外治，脐腹仍敷末药。当日服药，呵欠多寐，神情转振。翌日改方，去郁、蒲，加马鞭草、桃仁各三钱。二剂，腹胀全消，愈。

一沤按：产后而腹胀不消，仍如怀孕，一沤曾治过一例，以化瘀行水而愈。此例内服外敷两法并用，是长于外敷者。

刘蔚楚医案

产后留瘀腹痛案。杨张氏，年三十四。寓上海武陵里，杨君少江之夫人。产后寒热往来，病月余。大小便拘急，胸腹胀痛叫号，不能转侧，侧则痛极。西医用药用针，止亦旋痛。求治于余。余往，询得外恶风，内痛如刀刺，欲呕，绝食，渴饮。日夜壮热，稍退复盛。周身肿胀。望色，唇面紫赤，舌苔厚而干黄。脉弦实有力。出其方，中医大概是芎、归、荆芥、白芷加诸香止痛。继则熟地、阿胶、姜、艾之属。或二冬、生地、石斛以顾阴……。

尊夫人产后感风，胞有留瘀。医者总是温补，复加腻滞，不知通气疏风活血。气阻血凝，则治节闭而周身肿胀矣。下壅上溢，肠胃气逆，则痛极而欲呕矣。余思《金匮》以小柴胡为产后主方，余亦唯转其中以通其上下。以气帅血，以求运行而已。方拟北柴胡三钱，法夏二钱，甘草六分，郁金、丹参、大腹皮绒、元胡、苏梗、竹茹各二钱，白芷、桃仁各钱半，乳香末一钱（后下），大黄二钱，煎服。吐出一蛔虫，瘀血下，恶风与内痛始减。二三日以软柴胡易北柴胡，去白芷。先煎大黄三钱，朴硝三钱，大便与瘀血俱下，热痛轻。烦渴有微汗，脉转长大。余曰：胃滞已消，可与小剂白虎，渴未止加竹茹、大腹皮绒各三钱，紫背天葵、益母根各钱半，茅根、小蓟、丹参各三钱，香橼三片，此类药，去石膏。约十剂外，乃渴止痛除而思食矣，脉转沉数，舌绛，怠倦，微渴胸烦。余曰：余热未消，气机未展。展气机者，积者消之，着者行之，弱者助之，燥者濡之，亦可展也。改建兰叶、白茅根、旱莲草、鹿衔草、麦冬、丹参、郁金、络石藤、丝瓜络、女贞子，加西洋参几分等，再十余日清痊。（中略）。凡风寒湿重，能闭遏，能流窜，症变最多，苟读喻嘉言《寓意草》，徐大椿《洄溪医案》者，不繁言而解。囊者，余寓澳门，水师提督之夫人，产后夹瘀感风，壮热垂死，大西医断定不治。余友冼君石泉用小柴胡加减，三日热退尽，治愈不到两星期。

一沤按：议病引经据典辨晰既清，用药乃能不落俗套。

曹颖甫医案

同乡姻亲高长顺之女，嫁王鹿萍长子，住西门路。产后六七日，体健能食，无病。忽觉胃纳反佳，食肉甚多。数日后，日晡所，觉身热烦躁，中夜略瘥，次日又如是。延恽医诊，断为阴亏阳越，投药五六剂，不效。改请同乡朱医，谓此乃桂枝汤证，如何可用养阴药？即与轻剂桂枝汤，内有桂枝五分、白芍一钱。二十日许，病益剧。长顺之弟长利与余善，乃延余诊。知其产后恶露不多，腹胀，与桃仁承气汤，次日稍愈。但仍发热，脉大。乃疑《金匮》有产后大承气汤条。得毋指此证乎。即与之，方用：

生大黄五钱，枳实三钱，芒硝三钱，厚朴二钱。

方成，病家不敢服，请示于恽医。恽曰："不可服。"病家迟疑，取决于长顺。长顺主与服，并愿负责。服后，当夜不下，次早，方下一次，干燥而黑。午后又来请诊，谓热已退，但觉腹中胀，脉仍洪大，嘱仍服原方。实则依余意，当加重大黄，以病家胆小，姑从轻。次日，大下五六次，得溏薄之黑粪，粪后得水，能起坐，调理而愈。

独怪近世医家遇虚羸之体，虽大实之证，不敢竟用攻剂。不知胃实不去，热势日增，及其危笃而始议攻下，惜其见机不早耳。

佐景按：王季寅先生作《产后之宜承气汤者》篇曰："产后虚证固多，实证间亦有之，独怪世医动引丹溪之说，谓产后气血双虚，唯宜大补，虽有他证，均从未治，执此以诊，鲜不贻误。余友王百安君于月前治一郭姓妇人。该妇于双产后，发狂见鬼，多言骂詈，不认亲疏。其嫂曾被其掐颈，几至惊毙。家人因使强有力者罗守之。遂延王君往诊，车至中途，病家喘急汗流奔告曰，病者角弓反张，口吐涎沫，现已垂危，后事均已备妥，特询还可医否？如不可医，毋徒劳先生往返也。王君答以果系实证，不妨背城借一，或可挽回，然未敢必也。及至病所，见病人反张抽搐，痰涎如涌，诊其脉，数而疾，因病者躁动，未得细诊，询以恶露所见多寡，腹中曾否胀痛，二便若何，该家惊吓之余，视病者如虎狼，此等细事全无人知。王君以无确凿佐证，力辞欲去。病家苦求立方，坚不放行。王君默念重阳则狂，经有明文，加以脉象数疾无伦，遍体灼热，神昏流涎，在在均露热征。其角弓反张当系热极成痉。综合以上各点，勉拟下方。

生石膏四钱，知母三钱，寸冬三钱，川连三钱，条芩三钱，阿胶三钱，白薇三钱，生地三钱，半夏三钱，木通三钱，枳壳三钱，生军三钱，粉草一钱，竹叶三钱。一剂，痉愈，躁动略安。

复延往诊，病者固拒不令诊脉，询以大便情形，据云水泄夹有燥粪，遂为立大承气汤加桃仁、丹皮，嘱其分三次灌之。如初次服后矢气，便为对证，可将余药服下。次日，病家来云，躁动若失，已能进食，唯仍狂言不寐。遂处下方：川连、炒栀子、条芩、杭芍、阿胶、云苓、茯神、远志、柏子仁、琥珀、丹皮、当归、生地、鸡子黄。据称服后熟睡竟夜，此后可以无虑。其母因其灌药艰难，拟令静养，不复服药矣。似此病证，若仍以产后多虚，妄用十全八珍，或生化汤加减，岂不促其命期耶？"（录《医界春秋》）按本证初起，似属桃核承气汤证，或竟抵当汤证。仲圣曰："其人如狂，但少腹急结者，乃可攻之。"又曰："其人发狂者，以热在下焦，少腹当硬满。"是也。此二条，如狂与发狂异，急结与硬满异，是其辨也。迨后角弓反张，当为大承气汤证。仲圣曰："卧不着席，脚挛急，必齘齿，可与大承气汤。"是也。最后，狂言不寐，亦如仲圣所谓"心中烦，不得卧，黄连阿胶汤主之"之证。故用药近似，即可以起死回生。呜呼，此仲圣之所以为万世法也！此证甚剧，亦属产后，引之可与吾师原案互证。

曹颖甫曰：产后宜温之说，举世相传，牢不可破。而生化汤一方，几视为金科玉律，何怪遇大实大热之证，而束手无策也。大凡治一病，必有一病之主药，要当随时酌定，不可有先入之见。甚有同一病证，而壮实虚羸之体不当同治者，此尤不可不慎也。

一沤按：产后停积，而医用大承气汤，是由认证无误。其得力处亦在主持服药有人，乃得不掣肘也。

赵志青医案

产后宜温，忌用寒凉的说法，医家奉为金科玉律。《达生编》之旧生化汤，偏于辛热，注重回阳温运，已几乎成为医家治产后病的固定方剂。但若遇阳明腑实表里俱热，或阴虚发热之症，生化汤乃是禁剂。此时切不可拘守成规，坐误病机。王孟英深恶生化汤一方，实有灼见。

患者李淑云，女，住武清城关。

产后高热，神昏谵语，体温40℃，不进饮食。曾经中医二人，以旧生化汤治疗，药后病势极重。脉象洪数，表里俱热。我治以辛凉大剂，用元参一两，滑石粉八钱，白茅根四钱，全当归三钱，薄荷、连翘、生地、丹皮、花粉、杭芍、赤芍、甘草各三钱。服后热退，体温降至正常。改方药量稍为减轻，并加入山药、石斛，服后痊愈。

患者王淑华，女，33岁，安次县官壮村。

平素体弱多病，产后三日，即发高热。神昏腹胀。经某医注射链霉素不效。又经某医服中药二剂亦不效。脉洪，体温40.2℃。腹内胀痛，不能转侧。苔黄，溲赤，口渴，便泻。我以行瘀复阴退热之法治疗。方用当归、赤芍、桃仁、丹参、泽兰、坤草各三钱，川芎、甘草各一钱半，生山药五钱，滑石粉八钱，丹皮、元参、茅根各三钱。服药后，诸症大见减轻，体温39℃。将原方去川芎、赤芍，加青蒿、鳖甲、石斛、花粉。药后热退神清，体温恢复正常，腹胀便泻亦见轻。已能坐起，稍进饮食。脉转细弱。仍有腹胀和消化不良。又用养胃行瘀调理之法。处方用山药、白术、台党、云茯苓、砂仁、陈皮、坤草、丹参、泽兰、红花、当归、杞子、甘草等药。连服二剂痊愈。

患者白玉贞，女，32岁，武清眷兹村。

胎前即患腹泻。产后三日，下痢脓血，里急后重，一日夜十余次。脉象洪数。我以和血行瘀消炎行气诸法治疗。处方用当归五钱，白头翁、秦皮、阿胶、山萸、炙草各三钱，桃仁、木香、川芎各一钱半，山药五钱，红花二钱。服后便数减少。原方去桃仁、红花，加炒白芍二钱，肉桂、黄连各一钱。连服两剂痊愈。

一沤按：所录赵志青医案三例，治李淑云之病用大剂辛凉，服后热即退。治王淑华以有腹胀，故解热与清瘀兼用，不拘于产后忌寒凉之旧说。治白玉贞之病取《金匮》白头翁加甘草阿胶汤而化裁之，再加白芍、连、桂，乃仿张师寿甫之燮理汤法。可谓学识老到，并善运用古方者矣。

胎产病论治文摘

傅青主新产治法

凡病起于血气之衰，脾胃之虚，而以产后尤甚。是以丹溪论产后，必大补气血为先，虽有他证，以末治之。斯言尽治产之大旨，非真置他证于不问，只是调和气血为本，而他证第从其末耳。夫产后忧惊劳倦，气血暴虚，诸证乘虚易入。如有气毋专耗散，有食毋专消导，热不可入芩连，寒不可用桂附，寒则败血停滞，热则新血崩流。至若中虚外感见太阳表证之多似可汗也，在产后而用麻黄，则重竭其阳。见阳明腑证之多，似可下也，在产后而用承气，则重亡阴血。耳聋胁痛，乃肾虚恶露之停，休用柴胡。谵语出汗，乃元弱似邪之证，非同胃实。厥由阳气之衰，无非寒热，非大补不能救逆而回阳。痉因阴血之亏，不论刚柔，非滋荣不能舒筋而活络。乍寒乍热，发作无期，证似疟也，若以疟治，迁延难愈。言语无伦，神不守舍，病似邪也，若以邪治，危亡可待。去血过多而大便燥结，肉苁蓉加于生化，非润肠承气能通。去汗过多而小便短涩，生化汤佐用参芪，必助液生津是顿。加参生化汤频服，救欲绝之阳。长生活命丹屡用，进垂危之谷。癫疝脱肛多是气虚下陷，补中益气之方。口噤拳挛，乃因血燥类风，加参生化之剂。怔忡惊悸，生化汤加以定志。似邪恍惚，安神丸助以归脾。因气而闷满虚烦，生化汤加木香为佐。因食而嗳酸恶食，六君子加麦曲为良。至若苏木、蓬莪、青皮、枳壳，一应耗气破血之剂，汗吐宣下之法，止可施诸壮人，非所宜于产妇。大抵新产之后，先问恶露如何，块痛未除，不可遽加参术。腹中痛止，补中即可无疑。至若亡阳脱汗，气虚喘促，频服加参生化，是从权也。又如亡阴火热，血崩厥晕，速煎生化原方，是救急也。王太仆曰："治下补下，治有缓急，缓则道路达而力微，急则气味厚而力重。"故治产当遵丹溪而固本，服法宜效太仆以频加。凡付生死之重寄，须着意于极危；欲求俯仰之无亏，用存心于爱物。此虽未尽产证之详，然所闻一症，皆援近乡治验为据，亦未必无小补云。

单养贤论产后服生化汤

产后气血暴虚，理当大补，但恶露未尽，用补恐致滞血。唯生化汤行中有补，能生又能化，真万全之剂也。如四物汤产后误人多矣，地黄性滞，白芍酸寒伐生气，生化汤除此二味，加以温中行血之剂。如产后儿枕作痛，世多用消块散血之剂，然后议补。又有消与补混施。不知旧血虽当消化，新血亦当生养。若专攻旧，则新血转伤。世以回生丹治产，用攻血块，下胞衣，落死胎，虽见效速，其元气未免亏损。生化汤因药性功用而立名也。产后血块当消，而新血亦当生。若专用消，则生血不生；专用生，则旧血反滞。考诸药性，芎、归、桃仁三味善攻旧血，骤生新血。佐以黑姜、炙草，引三味入于肺肝，生血利气。五味共方，行中有补，实产后圣药也。产妇胞衣一破，速煎一帖，候儿头下地即服，不拘半产正产。虽平安少壮妇无恙者，俱宜服一二帖，以消血块而生新血，自无血晕之患。若胎前素弱，至产后见危证，不厌频服，病退即止。若照常日服一帖，岂能扶将绝之气血也。如血块痛加肉桂三分、红花三分、益母草五钱。如产后劳甚血崩，形色虚脱，加人参三四钱。如汗出气促，人参加倍。

王孟英谈生化汤适应证

凡产后，世浴多尚生化汤，是以一定之死方，疗万人之活病，体寒者固为妙法，若血热之人，或兼感温热之气者，而一概投之，骤则变证蜂起，缓则蓐劳渐成。人但知产后之常有，而不知半由生化汤之厉阶。此风最胜于越，方本传于越之钱氏。自景岳采入八阵，遂致流播四海，人之阴受其害者数百年矣，从无一人而议其非者。今特为此长夜之灯，冀后人不致永远冥行，或可稍补于世！但景岳最偏于温补，而独产后一门，力辨丹溪大补气血为主之非，可谓此老之一隙微明，惜犹泥于产后宜温之谬说，盖由未入仲圣之宫墙也。

张山雷论产后恶露不多

产后无瘀，本非概施攻破之症。苟其体质素薄，血液不充，即使恶露无多，而腹无胀痛之苦者，即不当投破血之药。如囿于俗见，则奢糠榨油，势必损伤冲任，崩脱变象，岂不可虞！唯有瘀滞不行之确症者，则桃仁、玄胡、归尾、乌药、青皮等行滞导气，已足胜任，亦非必须辛热。孟英谓无寒证者，即忌热药，盖新产阴伤，孤阳无依，已多燥火，再与温辛，岂非抱薪救火。而世偏有产后喜温恶清之说，印入人心，牢不可破，惨同炮烙，煞是可怜！生化汤诚非必用之方，然炮姜尚是无多。故《达生编》风行一时，"生化"二字，几于妇孺咸知，尚不甚见其弊害。其新产发热，亦是阴虚阳越，并有因蒸乳而生热者，生化汤能和阴阳，寻常清热，一剂可已。唯在温热病中，最为大忌。孟英温热专家，所见产后大热者必多，故深恶此方，不为无见。

益母草虽曰去瘀生新，而苦燥有余，亦不应太过，吾乡俗，产母饮此，多多益善，必以四五斤为则，大锅浓煎，大碗代茶，日灌十余次。嫌其苦则以红砂糖和之。故产家至戚，皆以砂糖为投赠之品。产母亦必服数斤。虽曰尚是和血良品，究竟苦者太苦，甘者太甘，一则动燥而舌茧唇焦，一则滋腻而易致满闷，若在炎天，流弊不小，此是土风，当思有以变通之。

张景岳论产后治法

产后既有表邪，不得不解；既有火邪，不得不清；既有内伤停滞，不得不开通消导，不可偏执。如产后外感风寒，头痛身热，便实中满，脉紧数洪大有力，此表邪寒证也。又火盛者必热渴烦躁，口鼻舌焦黑，酷喜冷饮，眼眵尿痛溺赤，脉洪滑，此内热实证也。又或因产过食，至停蓄不散，此内伤实证也。又或郁怒动肝，胸胁胀痛，大便不利，脉弦滑，此气逆实证也。又或恶露未尽，瘀血上冲，心腹胀满，疼痛拒按，大便难，小便利，此血热实证也。遇此等实证，若用大补，则养虎为患也。

虞天民辨丹溪主末二字即标本论

或问产后证，丹溪云："当大补气血为主，虽有他证，以末治之。"又云："产后中风，不可作中风治用风药。"然则产后不问诸证，悉宜大补气血乎？曰：详主末二字，其义自明。虚而无他证者，合当大补气血，自愈。或因虚而感冒风寒者，补气血药带祛风之剂；或因脾虚而食伤太阴者，补气血药加消导之剂；或因瘀血恶露未尽，而恶寒发热者，必先逐去瘀血而后大补。经曰："有本而标之者，有标而本之者。"又曰："急则治标，缓则治本。"丹溪主末二字即标本之义也。

叶以潜产后攻补二法辨疑论

或问产后气血大虚，纵有杂证以末治之。又谓产后须以去恶露为主，二说孰是？不知古人之言，各有攸（yōu，所）当。假如产后去血过多，有血晕之状，脉必弦浮大散，乃阴血既亡，阳无所依，宜大剂芎、归加熟附、干姜，顿服补虚。或有滞血作痛，兼用行血药。此大补为本，他证为末也。若产后三四日，余瘀猝止，腰腹疼痛，渐生潮热咳嗽，脉洪实而数，乃是败血停积，上冲心肺，恶露与血相搏，留结不行，非用行血破气以消瘀，何以得安？若徒知当补不当泻，病必益剧。故产后虽为不足，亦有有余之证，不当泥"产后无热，胎前无虚"之说。如胎前恶阻，少食腹胀，二便清滑，经水时下，胎动不安，不用温补，何以起病，非胎前亦有虚乎？如产后伤寒热病，烦渴秘结，不用苦寒，何以解利，非产后亦有热乎？今人但见产后六脉浮洪弦紧，便说有热，不知产后脉与别病脉不同。产后洪大，是气血耗散，内无存蓄，故显是脉，如凉剂，杀人反掌，不可不知也。

虞天民论产后用白芍药宜制炒

问：妇人产后诸疾，古方多用四物汤加减，而丹溪独谓芍药酸寒，伐生发之气，禁而不用，何欤？曰：新产之妇，血气俱虚，但存秋冬肃杀之令，少春夏生发之气，故产后诸病，多不利于寒凉之剂，大宜温热之药，以助资始资生之化源也。先哲制四物汤，以芎、归之辛温，佐以地芍之寒，是寒温适中，为妇人诸疾妙剂。若用于产后，必取白芍药，以酒重复制炒，去其酸寒之性，但存生血活血之能，胡不可用也。后人传写既久，脱去制炒注文。丹溪虑俗医鲁莽，不制而用之。故特举其为害之由，以戒之耳。

张景岳论产后用芍药

丹溪云："芍药酸寒，大伐生发之气，产后忌之。"此亦言之过也。夫芍药之寒，不过于生血药中稍觉其清耳。非若芩、连辈之大苦大寒也。使芍药犹忌如此，则他文更寒者，犹为不可用矣。余每见产家过慎，或因太暖，或因年力方壮，饮食药饵，大补过度，以致产后动火，病热极多，若尽以产后为虚，必须皆补，岂尽善哉！且芍药性清，微酸而收，最宜于阴气散失之证。岂不为产后要药乎？不可不辨也。

吴鞠通辨产后不可用白芍

朱丹溪谓产后不可用白芍，恐伐生发之气，则大谬不然，但视其为虚寒虚热耳。若系虚寒，虽非产后，亦不可用。如仲景有桂枝汤去芍药法，小青龙汤去芍药法。若系虚热，必宜用之收阴。后世不善读书者，古人良法不知守，此等偏谬处，偏牢记在心。误尽大事，可发一叹！按白芍花开春末夏初，禀厥阴风木之全体，得少阴君火之气化，炎上作苦，故气味苦平（《本经》芍药并无酸字，但云苦平无毒。酸字，后世妄加者也），主治邪气腹痛，除血痹，破坚积，寒热，疝瘕，止痛，利小便，益气，岂伐生生之气者乎？使伐生气，仲景小建中汤补诸虚不足，而以之为君乎？张隐庵《本草崇原》中，论之最详。

征以园曰：产后之不用白芍，犹之乎产后之不用人参也。世俗医者云，不怕胎前一两，只怕产后一分，甚言产后之不用参也。余荆室素禀阳微，产后恶露亦少，忽尔郁冒不知人，仆妇儿女，环侍逾时，皆以为死，且唤且哭。余审视之，知其为阳气不复也。急以独参汤灌之，乃苏。而其母家犹以为孟浪。甚矣，邪说之害，良可叹也！

陈自明论产后证先调脾胃

新产之后虽无疾，宜将息，调理脾胃，进善饮食，则脏腑易平复，气血自然和调，百疾不生也。加味四君子汤，四顺理中丸，百日之内，宜常服之。

王孟英论产前宜调解饮食

妇人临产，世俗每虑其饥寒，而不知饱暖以致产难。《治法汇》云：如饥宜食稀粥，勿令过饱，宜稍饥为佳。以饥则气下，气下则速产。若食肉及多食，或啖（dàn，吃）腻滞之物，则碍于上焦，气不得下则产难。虽产下而食滞中焦，则生寒热。医者不察，乱投温补，多致危殆。

龚商年《临证指南·产后病门》之按语

妇人善病，而病由产后者为更多，亦为更剧。产后气血大亏，内而七情，外而六气，稍有感触，即足致病。使治之失宜，为患莫测。朱丹溪曰："产后以大补气血为主，虽有他症，以末治之。"此语固为产后证之宗旨，而证实多端，论其常未尽其变也。医者唯辨乎脉候，以明内外之因；审乎阴阳，以别虚实之异，病根透彻，而施治自效。慎勿以逐瘀为了事，亦毋以温补为守经。今观先生案中，凡内因之实证，未尝不用攻治之剂。然如热炽昏乱，有似恶露冲心者，先生则曰阴气下泄，阳气上冒，从亡阳汗出谵语例为救逆法。如少腹冲及心脘，痛而胀满，有似肝气犯胃者，先生则曰产后下虚，厥气上攻，唯用柔阳之药。如头痛汗出烦渴，有似感冒风寒者，先生则曰开泄则伤阳，辛热则伤阴，从仲景新产郁冒之治以立方。至于奇经八脉，为产后第一要领。盖八脉丽于下，产后阴分一伤，而八脉自失所司，温补镇摄，在所必先。无奈世人罕知。即有一二讲论者，终属影响模糊。唯先生于奇经之法，条分缕析，尽得其精微，如冲脉为病，用紫石英以为镇逆；任脉为病，用龟板以为静摄；督脉为病，用鹿角以为温煦；带脉为病，用当归以为宣补。凡用奇经之药，无不如芥投针。若夫外因为病者，风温入肺，用苇茎汤甘寒淡渗以通肺气；遇寒腹痛，用当归桂枝汤辛甘化阳以和营卫。暑气上干，则阴虚是本病，暑气是客气，清上勿致碍下，便是理邪。如湿伤脾阳而饮邪阻气，用苦温淡渗之品泽术汤治之。热蒸化燥而胃阻肠痹，用首乌、麻仁、麦冬、花粉清滋润燥之剂治之。热乘阴虚而入营中，则忌表散清克，唯育阴可以除热。更如邪入营络而成疟疾，不得发汗腻补，当以轻清和解为主。要之，先生于内因之症，一一寻源探本，非同俗手漫谓补虚。于外因之端，种种审变达权，不以产后自为荆棘。唯读书多而胸具灵机，故于丹溪"本末"二字，尤为神化无迹。此所谓"知其要者，一言而终。不知其要者，流散无穷"也，案中诸症甚多，学者果能悟焉，则一以贯之矣。

张飞畴论产后危证有三冲三急

产后诸证，非行血则邪不去，即诸虚证，亦须血行，其气乃复。第行之有方不可过峻。凡产后危证，莫如三冲、三急。三冲者，败血冲肺、冲心、冲胃也。三急者，新产之呕吐、泄泻、多汗也。其用药则有三禁，禁佛手散，以川芎能发汗也；禁四物汤，以地黄能作泻也；禁小柴胡汤，以黄芩能阻恶露也。然皆产后常法。设有风寒发热，喘胀，下痢危急证候，亦将守此致令坐毙乎？古人未尝不用汗下，不用寒凉。而暴病势紧，不得不猛治者，下手稍软，畏缩逡巡（qūn xún，不前），去生便远。唯病气久衰者，非但不可峻攻，亦不可峻补，必缓剂轻剂，以俟（sì，待）胃气之复耳。

徐灵胎论妇科

妇人之疾，与男子无异，唯经期胎产之疾不同，且多癥瘕之疾。其所以多癥瘕之故，亦以经带胎产之血，易于凝滞，故较男子为多。故古人名妇科谓之带下医，以其病总属于带脉也。凡治妇人，必先明冲任之脉。冲脉起于气街（在毛际两旁），并少阴之经，夹脐上行，至胸中而散。任脉起于中极之下（脐旁四寸），以上毛际循腹里，上关元。又云冲任皆起于胞中，上循背里；为经脉之海，此皆血之所从生，而胞之所由系也。明于冲任之故，则本源洞悉，而后其所生之病，千条万绪，可以知其所从起。更参合古人所用之方，而神明变化之，则每证必有传受，不概治以男子泛用之药，自能所治辄效矣。至如世俗相传之说，如胎前宜凉产后宜温等论，夫胎前宜凉，理或有之，若产后宜温，则脱血之后，阴气大伤，孤阳独炽，又瘀血未净，结为蕴热，乃反用姜桂等药，我见时医以此杀人无数。观仲景于产后之疾，以石膏、白薇、竹茹等药治之，无不神效。或云产后瘀血得寒则凝，得热则行，此大谬也。凡瘀血结凝，因热而凝者，得寒降而解；因寒而凝者，得热降而解；如桃仁承气汤，非寒散而何？未闻此汤能凝血也。盖产后瘀血，热结为多，热瘀成块，更益以热，则炼成干血，永无解散之日，其重者阴涸而即死，轻者成坚痞蓐劳等疾。唯实见其真属寒气所结之瘀，则宜用温散。故凡治病之法，不本于古圣，而反宗后人之邪说，皆足以害人。诸科皆然，不独妇科也。

徐灵胎论胎产

妇科之最重要者二端，堕胎与难产耳。世之治堕胎者，往往纯用滋补；治难产者，往往专于攻下，二者皆非也？盖半产之故非一端，由于虚者十之一二，由于内热者十之八九。盖胎唯赖血以养，故得胎之后，经事不行者，因冲任之血，皆为胎所吸，无余血下行也。苟血或不足，则胎枯竭而下堕矣。其血所以不足之故，皆由内热火盛，阳旺而阴亏也。故古人养胎之方，专以黄芩为主。又血之生，必由于脾胃。经云："荣卫之道，纳谷为宝。"故又以白术佐之。乃世之人，专从参芪补气，熟地滞胃，气旺则火盛，胃湿则不运，生化之源衰，而血益少矣。至于产育，乃天地化育之常，本无危险之理，险者千不得一。……治法宜润、宜降、宜温、宜冷，亦当随证施治。

其大端以养血为主，盖血足则诸证退矣。

徐灵胎论妇人产后热用药宜凉

妇人怀孕，胞中一点真阳，日吸母血以养，故阳日旺而阴日衰。凡半产滑胎，皆火盛阴衰，不能全其形体故也。故人有胎前宜凉之说，颇为近理。至于产后，则阴血尽脱，孤阳独立，脏腑如焚，经脉如沸，故仲景专以养血消瘀为主，而石膏、竹茹亦不禁用，余每遵之，无不立效。乃近人造为产后宜温之邪说，以姜桂为主药。夫果阴阳俱脱，脉迟畏寒，血水淋漓，面青，舌白，姜桂亦有用时。乃血干火燥，纯现热证，亦用热药，则经枯脉绝，顷刻而毙，我见以百计。更有恶露未净，身热气塞，烦躁不寐，心烦腹痛，皆由败血为患，亦用姜桂助其火而坚其瘀，重则即死，轻则变成蓐劳，世之所谓女科名家，一例如此！盖胎产乃天地生化之机，绝少死证，其死皆药误也。……又胎产药中，不用生地而用熟地，亦全失用药之理，不可不思也。

雷少逸论胎产用药宜慎

胎前之病，如恶阻、胞阻、胎漏、堕胎等证是也。产后之病，如血块、血晕等证是也。妇科书中已详，可毋备述。而其最要述者，唯胎前产后用药宜慎。凡治胎前之病，必须保护其胎。古人虽有"有故无殒，亦无殒也""大积大聚，其可犯也，衰其大半而止"之训，奈今人胶执"有故无殒"之句，一遇里积之证，恣意用攻，往往非伤其子，即害其母。盖缘忽略"衰其大半"之文耳。窃揣胎在腹中，一旦被邪盘踞，攻其邪则胎必损，安其胎必碍乎邪。静而筹之，莫若攻下方中兼以护胎为妥。此非违悖《内经》，实今人之气体，不及古人万一也。且不但重病宜慎其药，即寻常小恙，亦要留心。如化痰之半夏，消食之神曲，宽胀之厚朴，清肠之槐花，凉血之丹皮、茅根，去寒之干姜、桂、附，利湿之米仁、通、滑，截疟之草果、常山，皆为犯胎之品，最易误投，医者可不儆惧乎！至于产后之病，尝见医家不分虚实，必用生化成方，感时邪者，重用古拜，体实者未尝不可，虚者，攻之而里益虚，散之而表益虚，虚虚之祸即旋踵矣。又有一等病人信虚，医人信补，不分虚实，开口便说丹溪治产后之法，每用大补气血。体虚者未尝不可，倘外有时邪者，得补益剧，内有恶露者，得补弥留，变证叠加，不自知其用补之咎耳。要之，胎前必须步步护胎，产后当分虚实而治。毫厘差谬，性命攸关。唯望医者，慎以将之！

严鸿志论产后用补

昔朱丹溪曰："产后当大补气血为主，虽有他证，以末治之。"此言未可偏执也。夫妇人受孕之后，经血停行，其精华随时吸入胞中以养胎，待胎足月而产，于是所有不纯之血，由血海随胎而下。下而未尽，停滞经络，或停留少腹，即所谓恶露瘀血，最为致病之根。故产后唯以逐瘀为第一要义。壮实妇人气旺自有排泄瘀血之能力，产后但调其营卫，养其卫气足矣。如有他证，但治其标可也。若体弱之妇，孕中气血已不足供养胎元，一经分娩，未免气血两虚，再有他候，是宜以攻补兼施，亦不可置他证于不顾，而一味蛮补也。况产后证最庞杂，有因于胎前伏邪未解而致者，有因于新产新感而得者，有因于产后不慎卫生而致者。种种病因，原不一端，要在分别论治，方不致误，否则鲜有不延成蓐劳哉！

雷少逸论经产兼证治法

女子经事当行，必审其或先或后。先则为血热，宜丹栀四物之流。后则为血寒，宜香砂四物之流。此定法。或被寒邪所触者，即兼证也。考诸方能散寒且能调经如香苏饮之流。若过盛者，必须先散其寒，再调其经，则可矣。又如妇人产后发热，必辨其属虚属实。虚则宜补益，如加味四物之流，实则宜破瘀，如生化失笑之流。此为定法。设被暑邪所感者，即兼证也。考诸方能清暑且治产后，如竹皮大丸之流。若过盛者，必须先清其暑，再治产后则可矣。医者能于如此圆变，则治兼证，或遇夹证，何难之有！

张锡纯谈产后温病

产后之证，忌用寒凉，而果系产后温证，心中燥热，舌苔黄厚，脉象洪实，亦宜投以白虎加人参以生山药代粳米汤，而更以元参代知母，则尤妥善。盖愚于产后温之轻者，其热虽入阳明之腑，脉象不甚洪实，恒重用元参一两至二两，辄能应手奏效；若系剧者，必白虎加人参以山药代粳米汤，而更以元参代知母，方能有效。诚以石膏、元参《本经》皆明载其治产乳，故于产后温病之轻者，可单用元参；至温病之剧者，不妨石膏、元参并用也。然用石膏必须佐以人参，因其时当产后，其热虽实而体则虚也。不用知母，《本经》未载其治产乳，不敢师心自用，漫以凉药治产后也。

友人吴瑞五，深通医学，尤笃信《衷中参西录》诸方，用之辄能奏效。其侄文博亦知医。有戚家延之治产后病，临行瑞五嘱之曰："果系产后温热，阳明胃腑大实，非用《衷中参西录》中白虎加人参以山药代粳米汤更以元参代知母不可。"及至诊之，果系产后温证，病脉皆甚实。文博遵所嘱开方取药，而药坊皆不肯与，谓产后断无用生石膏之理。病家因此生疑，文博辞归。病家又延医治，数日病势垂危。复求为诊治，携药而往，如法服之，一剂而愈。

吴鞠通论产后三大证

产后惊风之说，由来已久，方中行先生驳之最详，兹不复议。《金匮》谓新产妇人有三病：一者病痉，二者病郁冒，三者大便难。新产血虚多汗出，喜中风，故令人病痉。亡血复汗，故令郁冒。亡津液胃燥，故令大便难。产妇郁冒，其脉微弱，呕不能食，大便反坚，但头汗出，所以然者，血虚而厥，厥则必冒，冒家欲解，必大汗出，以血虚下厥，孤阳上出，故头汗出，所以产妇喜汗出者，亡阴血虚，孤阳独盛，故当汗出，阴阳乃复。大便坚，呕不能食，小柴胡汤主之。病解能食，七八日复发热者，此为胃实，大承气汤主之。按此论乃产后大势之全体也。而方则为汗出中风一偏之证而设。故沈自南谓仲景本意发明产后气血虽虚，然有实证，即当治实，不可顾虑其虚，反致病剧也。

按产后亦有不因中风而本脏自病郁冒、痉厥、大便难三大证者。盖血虚则厥，阳孤则冒，液短则大便难。冒者汗者，脉多洪大而芤；痉者厥者，脉多弦数，叶氏谓之肝风内动。余用三甲复脉、大小定风珠及专翕大生膏而愈。（方法注论悉载《温病条辨·下焦篇》）浅深次第，临时斟酌。

《心典》云："血虚汗出，筋脉失养，风入而益其劲，此筋病也。亡阴血虚，阳气遂厥，而寒复郁之，则头眩而目瞀，此神病也。胃藏津液而灌溉诸阳，亡津液胃燥，则大便失其润而大便难，此液病也。三者不同，其为亡血伤津则一。故皆为产后所有之病。"即此推之，凡产后血虚诸证，可心领而神会矣。按以上三大证，皆可用三甲复脉、大小定风珠、专翕大生膏主之。盖此六方，皆能润筋，皆能守神，皆能增液故也，但有浅深次第之不同耳。产后无他病，但大便难者，可与增液汤（方注并见《温病条辨·中焦篇·温热门》）。以上七方，产后血虚液短，虽微有外感，或外感已去大半，邪少虚多者，便可选用。不必俟外感尽净而后用之也。产后误用风药，误用辛温刚燥致令津液受伤者，并可以前七方斟酌救之。余制此七方，实从《金匮》原文体会而来，用之无不应手，故敢以告来者。

吴鞠通论产后瘀血

张石顽云：产后元气亏损，恶露乘虚上攻，眼花头眩；或心下满闷，神昏口噤；或痰涎壅盛者，急用热童便主之。或血下多而晕，或神昏烦乱，芎归汤加人参、泽兰、童便兼补而散之。（此条极需斟酌，血下多而晕，血虚可知。岂有再用芎、归、泽兰辛窜走血中气分之品以益虚哉？其方全赖人参固之。然人参在今日值重难办。方既不善，人参又不易得，莫若用三甲复脉，大小定风珠之为愈也。明者悟之。）又败血上冲有三，或歌舞谈笑，或怒骂坐卧，甚则逾墙上屋，此败血冲心多死。用花蕊石散或琥珀黑龙丹，如虽闷乱，不至癫狂者，失笑散加郁金。若饱闷呕恶腹满胀痛者，此败血冲胃，五积散或平胃加姜桂，不应，送来复丹。呕逆腹胀，血化为水者，金匮下瘀血汤。若面赤呕逆欲死，或喘急者，此败血冲肺，人参苏木，甚则加芒硝汤涤之。大抵冲心者十难救一，冲胃者五死五生，冲肺者十全一二。又产后口鼻起黑色而鼻衄者，是胃气虚败而血滞也，急用人参、苏木，稍迟不救。愚按产后原有瘀血上冲等证，张氏论之详矣。产后瘀血实证，必有腹痛拒按情形。如果痛处拒按，轻者用生化汤，重者用回生丹最妙。盖回生丹以醋煮大黄，约入病所而不伤他脏，内多飞走有情食血之虫，又有人参护正，何瘀不破，何正能伤。近见产妇腹痛，医者并不问拒按喜按，一概以生化汤从事。甚至病家亦不延医，每至产后，必服生化汤十数帖，成阴虚劳病，可胜悼哉！余见古本《达生篇》中，生化汤方下注云专治产后瘀血腹痛，儿枕痛，能化瘀生新也。方与病对，确有所据。近日刻本，直云治产后诸病，甚至有注产下即服者。不通已极，可恶可恨。再《达生篇》一书，大要教人静镇，待造化之自然，妙不可言。而所用方药，则未可尽信。如达生汤下怀孕九月后服，多服尤妙。所谓"天下本无事，庸人自扰之"矣。岂有不问孕妇之身体脉象，一概投药之理乎？假如沉涩之脉，服生化汤则可。若流利洪滑之脉，血中之气本旺，血分温暖，何可再用辛走气乎？必致产后下血过多而成痉厥矣。如此等不通之语，辨之不胜其辨，可为长太息也！

马小琴眉评：产后口鼻起黑鼻衄，胃气虚败固也。然亦兼寒象，格阳于上。余每遇是症，于行血药中参以潜阳之品，无不应手奏效。

吴鞠通论产后补泻

朱丹溪云："产后当大补气血，即有杂病，以末治之。一切病多是血虚，皆不可发表。"张景岳云："产后既有表邪，不得不解；既有火邪，不得不清；既有内伤停滞，不得不开通消导，不可偏执。如产后外感风寒，头痛发热，便实中满，脉紧数洪大有力，此表邪实病也。又火盛者必热渴躁烦，或便结腹胀，口鼻舌焦黑，酷喜冷饮，眼眵尿痛溺赤，脉洪滑，此内热实病也。又或因产过食，致停蓄不散，此内伤实病也。又或郁怒动肝，胸胁胀痛，大便不利，脉弦滑，此气逆实病也。又或恶露未尽，瘀血上冲，心腹胀满，疼痛拒按，大便难，小便利，此血逆实证也。遇此等实证，若用大补，是养虎为患，误矣！"愚按二子之说，各有见地，不可偏废，亦不可偏听。如丹溪谓产后不可发表，仲景先师原有亡血禁汗之条，盖汗之则痉也。产后气血诚虚，不可不补，然杂症一概置之不问，则亦不可，张氏驳之诚是。但治产后之实证，自有妙法。妙法为何？手挥目送是也。手下所治系实证，目中心中意中注定是产后，识病真，对病确，一击而罢。治上不犯中，治中不犯下，目中清楚，指下清楚，笔下再清楚，治产后之能事毕矣。如外感自上焦而来，固云治上不犯中，然药反不可过轻，须用多备少服法，中病即已。外感已，即复其虚，所谓无粮之兵贵在速战。若畏产后虚怯，用药过轻，延至三四日后，反不能胜药矣。余治产后温暑，每用此法。如腹痛拒按则化瘀，喜按即补络，快如转丸。总要医者平日用功参悟古书，临证不可有丝毫成见而已。

吴鞠通论产后误用归芎

当归、川芎为产后要药，然要血寒而滞者为宜。若血虚而热者，断不可用。盖当归七八月开花，得燥金辛烈之气，香窜异常，甚于麻、辛。不过麻、辛无汁而味薄，当归多汁而味厚耳。用之得当，功力最速，用之不当，为害亦不浅。如亡血液亏，孤阳上冒证等，而欲望其补血，不亦愚哉！盖当归止能运血，衰多益寡，急走善窜，不能静守，误服致瘕，瘕甚则脱。川芎有车轮纹，其性更急于当归。盖物性之偏，长于通者，必不长于守也。世人不敢用白芍，而恣用当归、川芎，何其颠倒哉！

王孟英曰：余谓今人血虚而热者为多，产后血液大耗，孤阳易浮，吴氏此言，深中时弊。又论《达生编》所用方药，未可尽信，先得我心之同然者，学者宜究心焉！

张山雷曰：当归善行，川芎善升，血虚火动者，确是大禁之药。而俗子误以为补血者，只缘四物汤方，泛称补血，遂不辨菽麦而浪用之耳。鞠通此说，确不可易。

朱武曹曰：生化汤命名，全是以通为补之义。

吴鞠通论产后当究奇经

产后虚在八脉，孙真人创论于前，叶天士畅明于后，妇科所当首识者也。盖八脉丽于肝肾，如树木之有本也。阴阳交构，胎前产后，生生化化，全赖乎此。古语云：医道通于仙道者，此其大门也。

吴鞠通论产后当补心气

产后心虚一证，最为吃紧，盖小儿禀父之肾气母之心气而成，胞宫之脉，上系心包。产后心气十有九虚，故产后补心气，亦大扼要。再水火各自为用，互相为体。产后肾液虚，则心体亦虚。补肾阴以配心阳，取坎填离法也。余每于产后惊风脉芤者，用加味大定风珠，获效多矣。（方见《温病条辨·下焦篇》，即大定风珠加人参、龙骨、秋小麦、茯神者。）产后一切外感，当于《温病条辨》三焦篇中求之。再细参《叶案》则备矣。

吴鞠通论产后虚证

产后虚热，前则有三甲复脉三方，大小定风珠二方，专翁膏一方，增液汤一方。三甲增液，原为温病善后而设，定风珠、专翁膏，则为产后虚损无力服人参而设者也。古人谓产后不怕虚寒，单怕虚热，盖温经之药多能补虚，而补虚之品难于清热也。故本论详立补阴七法，所以补丹溪之未备。又立通补奇经丸，为下焦虚寒而设。又立天根月窟膏，为产后及劳伤，下焦阴阳两伤而设也。乃从阳补阴，从阴补阳互法。所谓"天根月窟闲来往，三十六宫都是春"也。

汪瑟庵曰：产后别有类白虎一证，大热、大汗、大渴，全似白虎，唯脉大而无力。东垣用补血汤治之，余用有验。盖此证本于劳役伤阳，不徒阴虚。此汤即从仲景羊肉汤化出也。

叶子雨曰：《解产难》诸节，多从叶案产后秦天一、龚商年总论中录来，每节后加以按语，精细过之，以救世偏，殊可法也。所禁之药，有言之过甚者，所立之方，多滋腻秽浊者。临证之工，尤宜参酌，未可拘执。

朱丹溪论产后治法

产后无得令虚当大补气血为先，虽有杂证以末治之。一切病多是血虚皆不可发表。产后不可用芍药，以其酸寒伐生发之气故也。产后血晕因虚火载血上行渐渐晕来，方用鹿角烧灰，出火毒，研极细末，好酒、童便灌下，一呷即醒，行血极快。又方以韭叶细切，盛于有嘴瓶中，以热醋沃之，急封其口，以嘴塞产妇鼻中可愈眩冒。产后中风切不可作风治，必大补气血为主，然后治痰。当以左右手之脉分其气血多少而治。产后中风口眼㖞斜切不可服小续命汤。产后水肿，必用大补气血为主，少佐苍术、茯苓，使水自利。产后大发热，必用干姜，轻者用茯苓淡渗，其热一应，寒苦并发表之药，皆不可用。产后发热恶寒皆属血虚。左手脉不足，补血药多于补气药。恶寒发热腹痛者，当去恶血，腹满者不是。产后发热乳汁不通及膨者，无子当消，用麦糵二两，炒研细末，清汤调下，作四服。有子者用木通、通草、猪蹄煎服。凡产后有病先固正气。前条云产后大热必用干姜，或曰用姜者何也？曰：此热非有余之热，乃阴虚生内热耳，故以补阴药大剂服之。且干姜能入肺和肺气，入肝分引血药生血，然不可独用，必与补阴药同用。此造化自然之妙，非天下至神，孰能与于此乎。

一沤按：胎产病论治文摘这一节是对以上内容的补充，可以前后对照学习。关于生化汤，除治疗产后恶露不行，少腹痛，儿枕痛外，也是治疗产后瘀血发热和血虚发热的方子，属甘温除热法，此种发热不会太高，一般不超过38℃。本方在傅青主女科中有很多加减法，应用面较广。《产宝新书》大意趋向傅氏。温热家看到产后患有实热而医者不善辨证，滥用生化汤引起不良的后果，遂发出驳斥的论调。但同时也提出生化汤应用的范围。

另外，《景岳全书》中说此方传自浙江钱氏，方后有一段文字，字句语气与傅氏《新产论治》和张生甫《产后用药亦宜达变》大致相同，而含义则异。

朱丹溪主张产后宜大补气血为主，虽有他病，以末治之，久已成为治产后病用药争论的焦点。虞天民说，主末即是标本，比较客观。虽不单是为丹溪做辩护，但对断章取义者，并不随声附和。本书抄录两篇丹溪治产后病的医案，都不是一补了之，可以说虞氏的观点是正确的。

再者，芍药能否用于产后？虞天民说芍药虽稍寒，炒用则寒性减。张仲景说芍药微寒，非大苦大寒，不应视为产后禁品。吴鞠通提出张仲景对芍药的用法，在哪种情况下宜加，在哪种情况下宜减。强调实践，而不在其是寒还是微寒上纠缠。

龚商年对叶案的按语，产后注重奇经，吴鞠通本此说而谈产后当究奇经。

徐灵胎的三篇文章，乃针对彼时治妇女病喜用燥热药的偏见而发，切中时弊，但不无片面性。

雷少逸谓孕妇患疟不宜用常山。某年余与他医会诊，一妇女妊娠八个月患疟，用以代奎宁，疟愈而胎无恙。雷氏论不可拘也。

叶以潜之产后攻补二法解疑，与吴鞠通之产后补泻，产后虚热、实热，以及产后当补心气，后二者虽属用补，都可互勘。

临证散拾

外 感 病

前人对大自然中的风、寒、暑，湿、燥、火，称之为六气，也叫六元。六气如太过或不及，使人发生疾病，则称为六淫。它是从外侵犯人体，临床以表证较为突出。《简明中医辞典》引《三因极一病证方论》中说："然六淫天之常气，冒之则先自经络流入，内合于脏腑，为外所因。"《时令病学》则谓"六气皆有内外二因"。前人还把六气分属于各个季节中，如风寒多在于冬、春，暑多在夏，湿多在长夏，燥多在秋。王孟英说火则四时皆有。

六淫致病，都有不同的证候表现，医者则根据它的主要表现，来推断它属于哪个因。陆渊雷先生说过，《伤寒论》中的六经病，就是六个不同的证候群。对于六淫致病，是否也可用这个说法来辨证？

外因病在临证上以感冒比较常见。现代医学大致分"普通感冒"与"流行性感冒"。中医学对此病大致分为感冒风寒与感冒风热。六淫的暑、湿、燥，能直接致病，也有合并其他气而使人致病的，故又有兼湿、兼暑、兼燥者，还有夹食、夹痰、夹气者。体弱的人患感冒，还应分别其为阴虚或阳虚，气虚或血虚。

感冒虽是个小恙，治疗时宜细心辨析，才不致模棱两可的给药，不然，就会延长病程而给患者带来不必有的痛苦。

用药方面，属于风寒者，宜用辛温药发汗，少佐以辛凉；属于风热者，宜用辛凉药清解，配少量辛温，一方面助其发散解表，另一方面防止寒凉太过。二者必须划清界畔。因湿者宜化湿；因暑者宜清暑；因燥者宜润燥，燥又有凉燥、温燥之不同。其夹食、夹痰、夹气者，多为平素即有食滞、痰浊或气郁，又为外邪所侵，治疗时则宜于祛邪剂中加入消食、化痰、舒气类药。另有一种不发烧，舌象与脉象均无明显变化，风寒或风热的界限都不典型，而患者感到头晕头痛，身疲鼻塞或较重的鼻流清涕，咳嗽喉痒，宜按其现有症状而给以感冒通治法。

今简略叙述平时治疗外因病几个较有效的病例于后，其中以风寒、风热两类和湿病较多，暑、燥少见。还有用和解法退热者及因温热感染后传变而引起的痄腮、乳蛾、赤眼、牙痛龈肿、大头瘟等几个病例，也夹述之。无体会及未经复诊或走访无效者不录。管窥蠡测，欢迎指正！

风寒感冒

风寒感冒一般指外感风寒之邪而得，宜用疏风散寒法治疗。常用方药为麻黄汤、桂枝汤、荆防败毒散、九味羌活汤等。具体应根据患者的兼证而随症加减。以下是几个案例。

1. 外感风寒案

案一 沙某，男，25岁，杨村某街人，1969年12月诊。

发烧六七天，体温40℃。恶寒无汗，身疲楚，头剧痛以致不能入睡。曾服紫雪丹，注射青霉素、安乃近等药物，热与痛不稍缓解。问其经过，某日晚间开会，屋内太热，出汗很多，外出冒风，次日即发热头痛，口中和，二便调。舌淡，脉浮紧。

证属：风寒袭表，邪在卫分。

治以：辛温发汗，疏达表邪。

处方：羌活9克，防风9克，白芷9克，藁本9克，银花12克，连翘12克，杏仁6克。水煎服，一剂。

服药后，一小时多，汗出，头痛减轻。次日复诊，体温38.5℃，脉紧转缓，又服一剂，身凉、脉静、痛解而愈。

一沤按：《伤寒论》云："太阳病，脉浮紧，无汗，发热，身疼痛，八九日不解，表证仍在，此当发其汗。"尤在泾说："审证用药，不拘日数，表里既分，汗下斯判。"本病患者已发烧六七天，根据舌诊与脉象，属于风寒在表，犹未传里，故以辛温发汗而愈。亦即《内经》所说"体若燔炭，汗出而散"之意。羌活汤，出自《证治准绳》，通治六经感冒风邪。本案取羌活、防风、白芷、藁本辛温发汗，杏仁宣肺，因其高烧一星期不退，虑其有合并感染，故加银花、连翘清热解毒。

案二 付某，男，40岁，杨村某大队人，1970年4月就诊。

周身拘痛，头痛无汗，高烧39.5℃，咳吐白痰，胸满脘胀，纳呆，二便正常。三日前在田间劳动，出汗甚多，休息时脱去外衣，至晚即病。大队保健站用解热镇痛药后，病情依然。不思饮，舌苔薄白，脉紧。

证属：风寒外侵，肺气郁闭。

治以：辛温解表，宣发上焦。

处方：荆芥9克，防风9克，羌活9克，白芷9克，杏仁9克，薏苡仁12克，连翘9克，陈皮9克，甘草6克。水煎服，一剂。

复诊，昨药服后，得汗。痛减咳轻，原方又一剂。痊愈。

一沤按：此病与上案，同属汗出当风，风寒在表未解，故用荆芥、防风、白芷、羌活辛温发汗；杏仁、连翘、薏苡仁、陈皮宣肺化痰。汗出热退，头痛身痛，随之而解，咳痰亦去。

《世补斋·不谢方》云："风寒温散，此即俗所称'小伤风'也，切忌早用寒凉。"亦即治风寒感冒，表证未解，不宜见其发热，就早用寒凉药退热。

2.外感风寒化热将传气分案

汤某，女，40岁，杨村某街人，1971年11月诊。

头痛，咳吐白痰，泛恶纳呆，口渴，身热无汗。苔薄黄，脉滑。

证属：外感风寒化热，将传气分。

治以：清气透卫，宣疏肺气。

处方：荆芥9克，防风9克，白芷9克，黄芩9克，连翘9克，杏仁9克，陈皮6克，半夏6克，薏苡仁9克。水煎服。服一剂，得微汗，头痛咳嗽俱减。又服一剂，愈。

3.外感风寒兼血虚案

张某，女，50岁，某庄人，1971年11月诊。

两周来，头痛下连项背，无汗，畏风。鼻塞嗅钝。口干不思饮，食欲欠佳，舌淡，苔薄发涩，脉滑。

证属：素体营阴不足，复有风邪外侵。

治以：祛散风邪，略参养血。

处方：葛根9克，炒苍耳子9克，细辛3克，藁本9克，当归9克，川芎9克，元参9克，陈皮9克，连翘9克，甘草6克。水煎服，三剂，每日一剂。

服第一剂后，得汗，但不畅。再服第二剂，得透汗，头痛大减，服完三剂，痊愈。

一沤按：治头项痛，苍耳子、藁本、细辛有效。《伤寒论》治项背拘强，主用葛根，近试用于"乙脑"患者项强，亦能使之缓解。

上面两案，为感冒发烧不明显者，脉象亦不浮不紧。按其症状仍属于风寒外袭，故用辛温解表药而得效。

风寒的诊断，为发热恶寒，无汗，头痛，周身肌肉关节疼痛，舌苔薄白，脉象浮紧。因肺主皮毛，故不论感受风寒或风温之邪，一般多有喉痒、咳嗽和鼻流清涕等症状。风寒常较风温为重。

4.外感风寒音哑喉痛案

孟某，男，30岁，某村人，1941年诊。

喉痛已六七日，前医用清热解毒法，数剂未效。见其面色青暗，音声嘶哑，咽下困难，频咳痰涎。咳嗽时，则喉痛加剧。颞颊痛连巅顶。发热，无汗，尿清长。脉浮紧，舌淡，苔滑。

证属：外感风寒犯咽，兼少阴虚寒。

治以：辛温宣透，略参解毒。

处方：麻黄9克，细辛6克，附子6克，半夏9克，桔梗6克，甘草6克，连翘15克，银花15克，牛蒡子9克。取二剂，每剂水煎二次，作一次服。日服一剂。

复诊，服上方，汗出，头痛，喉痛大减，声朗。不吐痰涎。略进饮食。前方加元参9克，再服二剂，每日一剂，遂愈。

一沤按：喉肿痛属火热者多，何以前医治疗不效？据脉浮紧、无汗、面青、舌淡，均非火热表现。此种喉痛，临证少见，故处方时再三踌躇。《伤寒论》谓："少阴病，始得之，反发热，脉沉者，麻黄附子细辛汤主之。"没讲治咽痛。治咽痛的方是"半夏散及汤""猪肤汤""甘草汤""桔梗汤"等。唯《张氏医通》云："暴哑声不出，咽痛异常，猝然而起，或欲咳而不能咳，或无痰，或清痰上溢。脉多弦紧，或数疾无伦，此大寒犯肾也，麻黄附子细辛汤主之。并以蜜制附子噙之。慎不可轻用寒凉之剂。"这段文字，是石顽老人的实践心得，扩大了麻附细辛汤的治疗范围。值得注意的是，如因热毒炽盛而引起的咽痛，此法切不可滥用。

5. 客寒包火案

高某，女，50岁，某村人，1971年9月8日诊。

头晕头痛，身热不扬。胸脘满闷，平素多有咳嗽，近因天气骤变，复感风寒，咳更频而吐痰不爽，口干，饮水不多。脉浮紧稍数，苔薄黄。

证属：客寒包火。

治以：散表寒，清里热。

处方：麻黄6克，杏仁10克，生石膏6克，射干6克，紫菀10克，白前10克，白蔻6克，甘草6克。水煎服。取二剂。

复诊，药后咳轻，脉转缓。又服二剂，痊愈。

6. 风寒外袭，肺热蕴结案

薛某，女，8岁，某大队人，1954年3月诊。

高热40℃，面赤头汗，喘息抬肩，气涌胸高，痰鸣如拽锯声，脉数，舌苔薄黄。已用过青、链霉素及磺胺嘧啶治疗三日未效。

证属：肺热蕴结，风寒外袭。

治以：辛凉宣泄，清肺平喘。

处方：麻黄5克，杏仁6克，生石膏12克，甘草5克，川贝5克，银花12克。水煎服，一剂好转，三剂痊愈。

一沤按：《伤寒论》用麻杏甘石汤，是在汗后或下后，汗出而喘，无大热者，都可用以治疗。吴鞠通谓本方为辛凉甘淡法，麻黄达外，杏仁降里，石膏性寒而气轻，合麻、杏而宣气分之郁热，甘草甘以缓急。高案以此方为主剂，余如紫菀、白蔻、射干、白前等，都有宣肺利膈之作用。

民间流传验方，用麻杏甘石汤四味制成散剂，每次服6克，体弱者减量，白水送，治新老咳喘甚验。服后喘即缓解，不甚出汗或竟无汗。

7. 风寒头项痛案

吕某，男，56岁，某供销社职工，1974年7月23日诊。

左侧头项痛已五天，不发烧。食欲可，口微干。服中药前曾用过氨基比林等解热止痛药，未效。舌苔略黄，脉滑。

证属：风寒袭络。

治以：祛风散寒止痛。

处方：羌活10克，藁本10克，葛根10克，白芷6克，防风10克，菊花10克，蔓荆子10克，黄芩10克，花粉10克，甘草6克。

上方服二剂，头项痛减。又服二剂，遂愈。

一沤按：本案为风寒外侵，无发热。用羌、藁、芷、防、葛、菊、蔓疏散之，佐以黄芩、花粉治口干，收效较满意。

风热感冒

风热感冒一般指外感风热之邪而得，宜用辛凉解表治法。常用方剂为银翘散、桑菊饮等。具体治疗时随患者的兼证而加减治疗。以下是几则验案。

案一 王某，女，18岁，学生，1970年12月16日诊。

发热二日，体温38.8℃，头晕，全身疫痛，咳嗽胸闷，咽赤涩痛，苔薄黄，脉弦数。

证属：外感风热，入侵肺络。

治以：辛凉解表，兼以清肺。

处方：青蒿10克，桑叶12克，薄荷6克，蝉衣10克，牛蒡子12克，瓜蒌皮10克，大贝10克，银花15克，连翘15克，板蓝根12克。取一剂，水煎服。

复诊（12月17日），体温37.1℃，纳呆。原方加炒谷芽12克，水煎服一剂，遂愈。

案二 刘某，女，20岁，某街人，1976年3月12日诊。

头痛眩晕，身疫楚，咽痛，恶心，体温40.2℃。舌红苔黄滑，脉滑数。

证属：外感风热。

治以：辛凉解表，兼清热解毒。

处方：蝉衣12克，僵蚕6克，薄荷6克，牛蒡子12克，板蓝根15克，山豆根10克，蚤休10克，金银花12克，连翘12克，甘草6克。

每日一剂，二剂后热退痛除。

案三 王某，女，28岁，某场人，1978年8月13日诊。

发烧十七天，发烧前有发冷寒战，发烧时体温达40℃。咳嗽胸闷，喘息五天，夜间不能入睡。口渴喜饮，妊娠七个月。舌苔黄厚，脉滑数。

证属：外感风热。

治以：清热肃肺兼安胎。

处方：青蒿10克，桑叶12克，竹茹3克，丝瓜络6克，杏仁10克，川贝母10克，元参10克，连翘10克，甘草6克。

服三剂后，寒热未作，咳喘胸闷俱减。原方去青蒿，又服三剂，病遂愈，胎无恙。

一沤按：桑叶、竹茹、瓜络安胎，宜于有热之体。语出《重庆堂随笔》，载《潜斋医学丛书十四种》中。

案四 沈某，男，38岁，某庄人，1976年4月30日诊。

头痛发烧，下午尤甚。咳嗽黄痰，口苦，口渴喜凉饮，尿黄。舌苔微黄，脉滑。

证属：外感风热入里。

治以：表里双解。

处方：薄荷6克，杏仁10克，生石膏15克，蝉衣12克，甘草6克，青蒿10克，银花25克，连翘12克。水煎服一剂。

复诊（5月2日），家属代诉，服上方后，症状都减轻。再拟原方一剂，痊愈。

一沤按：上面的四个病案都属于风热感冒。风热感冒的诊断要点为：发热恶风，自汗出，头胀、口干，舌苔薄黄，脉象浮数或两寸独大。同风寒感冒一样，也有喉痒咳嗽，鼻流清涕等。但风热不似风寒的严重，且鼻孔常有热感，咯痰不爽，或咽喉梗痛。

辛凉解表剂，为治风热感冒必用之法。吴鞠通《温病条辨》中之银翘散、桑菊饮，为辛凉法之代表方剂。此外如蝉衣、僵蚕、青蒿都可包括在辛凉药内。青蒿能使患者得微汗而退烧，性近柴胡而和缓。木贼性温但不燥，俞根初《通俗伤寒论》中有"新加木贼煎"，用其和解，谓与柴胡之性相近。张师寿甫先生说，单用青连翘一两，水煎服，可以发汗，治风热感冒。鲜茅根四两，水煎一次服，亦能发汗，风热感冒服之效佳。鼻塞流涕较重者，选用气味辛香的辛夷，煎服时须先打碎，其味始出。

虚人感冒

李某，男，26岁，某大队人，1978年6月1日诊。

咳嗽，夜间出汗，平时易感冒。尿色黄，常带白浊。舌心苔黄滑，脉缓。

证属：表虚不固，风热外袭。

治以：益气疏表，调和营卫。

处方：桂枝4克，白芍10克，甘草6克，生姜2克，大枣3枚，党参10克，银花10克，滑石10克，佩兰10克。取三剂，每日服一剂。

二诊（6月4日），药后诸症俱减，又服二剂。

后来，体力较前转壮，半年未患感冒。

一沤按：怯弱之体，表虚腠理不固，故夜间出汗，又易为外邪所侵。尿黄有白浊，为兼有湿象。故拟桂枝汤加杏仁，和营卫、止咳，更加党参益气，滑石、佩兰、银花等化湿清热。

秋　燥

秋燥，前人谓多发于秋分之后，立冬之前。秋高气爽，天气渐凉，感之者多为凉燥。若久晴无雨，气候干燥，感之者多为温燥。其中亦有夹湿、夹伏暑者。因人体之虚实不同，又有虚燥、实燥之分。燥伤于上则咳，中燥则渴，下燥则结。此又以证候之异，而分上中下也。治法，本"燥者润之"的原则，凉燥则宜温润，温燥则宜凉润，兼夹之症，则按其所属而加入对症药。唯燥热伤津之药，切宜审慎使用。

1. 温燥案

案一　郭某，女，73岁，1978年8月24日诊。

头晕发烧，咽痛充血，唇赤肿胀，咳嗽胸闷，痰稠，不易咯出，两胁痛，少寐。舌红，苔黄，脉滑。

证属：燥热犯肺。

治以：清燥解毒。

处方：连翘20克，地丁15克，蚤休10克，牛蒡子10克，黄芩10克，山豆根10克，赤芍12克，甘草6克。另，紫雪散3克冲服。取二剂，每日一剂。

二诊（8月26日），头晕、发烧、咳嗽俱减，咽痛唇肿略消。仍觉口干，纳食不香。原方去黄芩，加花粉10克、竹茹10克。再取二剂。

三诊（8月28日），诸症大减，上方去豆根、蚤休、紫雪，又服二剂，愈。

一沤按：秋令气燥，燥热犯肺，内有郁火，燥火交结，在肺则咳痰不爽，咽红涩痛；犯肝则两胁痛；扰脾则唇肿。舌红少寐，又有入营之势。宜大剂清燥解毒。

案二　郑某，女，20岁，某大队社员，1978年9月14日诊。

头晕身疲，发热憎寒近一周，口干，咽辣痛，尿黄，便干。舌边尖红，苔薄黄，脉滑数。

证属：温燥。

治以：辛凉甘润。

处方：桑叶15克，菊花15克，连翘15克，牛蒡子10克，板蓝根15克，瓜蒌皮10克，元参10克，粉丹皮8克，生甘草10克。取二剂，每日一剂。

二诊（10月16日），药后证减，仍觉头晕咽痛，前方加板蓝根15克。服三剂，愈。

案三　林某，男，55岁，干部，1975年8月24日诊。

咳嗽，痰少色黄质黏，咽干涩痛，声音嘶哑。曾用青霉素三天未效。舌边赤，苔黄，脉数。

证属：燥袭肺络

治以：甘凉清润。

处方：蝉衣12克，桑叶12克，牛蒡子10克，银花25克，连翘20克，板蓝根10克，瓜蒌皮10克，川贝母10克，生甘草10克。取二剂，水煎服，每日一剂。

二诊（8月27日），咳减音出，脉象转缓。原方继服二剂，遂愈。

一沤按：余约在十一二岁时，夏季亢旱，入秋无雨，有多人病秋燥，形成传染，村中小学（那时仅有初级小学）停课一个月。旧时执政者，毫不采取措施，任其自生自灭。以后听我村张医生说，他那年业务极忙，昼夜不得休息。每天诊治在百人以上（那时出诊只能步行或骑小驴）。所用药为知、膏、蒌、贝等，活人甚众。有的医生见到发烧，使用羌、防、柴、葛等辛温发散药，多致偾事。以上案例可以说明，治燥病宜用凉润而忌用温散。

2.凉燥案

王某，女，39岁，某村人，1975年8月30日诊。

三日来咳嗽气涌，痰涎壅盛，口苦咽燥，声音嘶哑。昨晚痰中带有血丝。舌赤，苔稍黄，脉缓。初秋燥热，天气突变，寒邪外侵，极似客寒包火。

证属：凉燥，兼里热。

治法：辛开温润，兼清里热。

处方：麻黄6克，杏仁10克，生石膏12克，甘草6克，紫菀10克，白前10克，鲜藕20克，鲜茅根20克，大贝10克，银花20克。取二剂，水煎服，每日一剂。

二诊（8月2日），血止。白痰仍多，音嗄，胸闷。前方加通草6克、冬瓜仁18克，服二剂。

三诊（8月4日），声音爽朗，咳痰大减。唯纳谷尚差，加陈皮6克。又服三剂，遂愈。

一沤按：本案咳嗽甚剧，为寒凉外侵所致。痰有血丝，乃燥伤肺络。麻黄宣肺止咳喘之力颇优，性虽温燥，但与大队清润之品合用，可缓其燥而发挥散寒止咳之作用。取效较为满意。

暑　病

暑为六淫之一，是夏季的主气。凡夏天感受暑热邪气而发生的多种急性热病，统称为"暑病"。但狭义的一般多是指暑温、中暑、感暑之类的病症。《杂证会心录》："今夫夏日炎炎，为太阳之亢气，人触之者，则生暑病。"《杂病源流犀烛·暑病源流》："人受暑邪，当时即发谓之暑病。"后世将暑病分为暑迷、中暑、伤暑、阳暑、阴暑，另有暑风、暑瘵、暑厥、疰夏、伏暑等病。

1. 暑邪夹湿案

田某，男，33岁，某大队人，1978年7月21日诊。

头痛眩晕、发沉，脘满腹痛，纳食不佳。喜凉饮，周身酸楚，乏力。口苦，舌苔薄白，脉缓。

证属：暑天感冒，夹有湿浊。

治以：解表清暑化湿。

处方：香薷10克，菊花10克，银花12克，滑石10克，藿香8克，佩兰10克，陈皮10克，砂仁10克，甘草6克。水煎服，二剂愈。

2. 暑湿结于上中二焦案

蒋某，女，36岁，工人，1978年6月23日诊。

头晕头胀已十多天，头胀重时颧部亦胀。恶心，口干不思饮，纳少，食后脘腹胀，低烧不退。舌发麻，白苔上罩薄黄，脉滑。

证属：暑邪兼湿，结于上中二焦。

治以：疏解、开泄并用。

处方：香薷10克，蔓荆子10克，菊花12克，银花12克，藿香10克，佩兰10克，槟榔10克，陈皮10克，郁金10克，薏苡仁10克。水煎服，三剂，痊愈。

一沤按：暑病常见者，有暑天感冒和中暑。因暑天酷热，汗出多，人喜乘凉或冷浴，故易感冒，用通常治感冒法即可。前人又谓香薷发汗，治暑天感冒最为有效。天气太热，人又多喜食生冷，如瓜果冰水等，常能招致脘腹胀满疼痛，或腹泄呕恶，用藿香正气散治疗有效。若为中暑，轻者可用益元散，重者可用白虎汤或白虎加参汤。白虎汤清热，加人参治汗多伤津口渴。

温 病

温病包括范围很广，一般外感疾病中除风寒性质以外的急性热病，都属于温病的范围。例如风温、春温、暑温、湿温、伏暑、秋燥、温毒等。温病属常见病，其发生具有明显的季节性，大多起病急骤、传变较快，且多数具有程度不等的传染性、流行性。

1. 风温案

时某，男，45岁，某街人，1941年3月诊。

发热自汗，咳嗽频作十余日，痰黄带有血点，呼气腥秽，咳重即倚坐喘息，久之始能平卧，口干咽燥思饮，胸膈闷痛。曾服荆防类解表药，地冬甘凉润剂，效皆不著。脉滑数略浮。舌微红而干，苔黄。

证属：感受风温，侵于肺络。

治以：清肺化痰，解毒逐秽。

处方：薏苡仁30克，冬瓜仁15克，杏仁10克，鲜芦根30克，鲜藕20克，银花15克，公英20克，鱼腥草20克，川贝母10克，嫩桑叶10克，北沙参12克，生石膏60克。取三剂，每日一剂，水煎服。

另，犀黄丸6克，每次3克，一日二次。

二诊，肌肤已不似初诊之灼热，咳喘减少，痰血不见，气秽微闻。前方石膏之量减半。又服四剂。

三诊，口干咽燥不显，略进饮食，胸次豁朗。石膏之量再减，犀黄丸之量亦减半。

后又诊二次，皆以甘平甘寒药养阴益胃，遂愈。

一沤按：治风温病，药宜辛凉，用辛温则助其燥，凉润药用之过早，反使热伏不解。徐洄溪有外邪未解之嗽慎用麦冬之诫。诚能于叶香岩、吴鞠通、何廉臣诸家著作中探索治法，则捷径即在目前，不复走弯路矣！

2. 暑温夹湿案

张某，女，26岁，某大队人，1978年7月10日诊。

周身痠重，稍有浮肿，散发紫点，夜间发烧，渴喜凉饮，烦热少寐，月经前期而至，脘闷纳少，微咳。舌红，苔黄稍腻，脉滑。

证属：暑温夹湿。

治以：清热益气，佐以清暑解表。

处方：生石膏30克，知母10克，党参12克，甘草6克，银花30克，荷梗12克，香薷10克，杏仁10克，丹皮10克，炒稻芽30克。取二剂，每日一剂。

二诊（7月3日），舌脉无改变。得微汗，身痠浮肿减。仍脘闷，头痛，夜间发烧。加槟榔10克以开满，滑石12克利湿。又服二剂。

三诊（7月5日），黄苔退，口已不渴，睡安。又加生地15克，又服二剂，痊愈。

一沤按：暑温夹湿，滞留于肌表者未尽解，又内传气营。身之痠重浮肿，为湿邪未解；紫点为热陷营分；渴喜凉饮，为暑热尚盛；舌红、不寐、月经先期为热扰心营也。

3. 湿温案

陈某，男，47岁，某村人，1958年诊。

发热二十余日不解，头重汗出，胸脘满闷，时有呕恶，不思食，口干不欲饮。身痠重。口中微甜。大便黏滞不爽，小便赤黄。舌赤，苔白腻，脉濡数。

证属：湿温证。

治以：清利湿热，宣畅气机。

处方：苡仁20克，通草10克，滑石15克，藿香10克，佩兰10克，白蔻5克，青蒿10克，白薇10克，生地10克，元参10克，丹皮8克，厚朴8克，杷叶10克，栀子10克，淡豆豉10克。取三剂，每日一剂。

二诊，头身重渐轻，周身得彻汗。原方减青蒿、丹皮，再服三剂。

三诊，诸症俱减，舌已不红，腻苔渐去，头微重，睡眠不稳。

又拟下方：菊花10克，连翘15克，佩兰10克，黄芩10克，厚朴10克，炒栀子10克，竹茹10克，薏苡仁10克。水煎服，三剂，痊愈。

一沤按：湿热久羁不退，故延之二十余日，因其舌腻，故知为湿热，口甜亦是湿热之征。舌红则是邪入营中，故以化湿清营而愈。

4. 湿热外感案

案一　胡某，男，57岁，某村人，1972年12月9日诊。

发热38℃左右，二十余天不解，咳嗽喘促，气涌痰稀，胸膺憋闷，脘痞不食，头重，听钝，尿黄，便秘，粪色黑。苔黄腻，苔心黑，脉濡数。

证属：湿热外感。

治以：清热化湿。

处方：青蒿10克，木贼12克，生薏苡仁15克，杏仁10克，白蔻10克，滑石12克，银花25克，连翘20克，元参10克。水煎服，取二剂，每日一剂。

复诊（12月14日），体温已降至37℃，脉但濡不数。仍有咳喘气涌。原方加枇杷叶10克、冬瓜仁15克，取二剂。

共服四剂，热解，继予调理咳喘，醒脾益胃，遂愈。

一沤按：感湿日久化热，湿热蕴结于上焦，则肺气窒而不宣，故咳嗽气涌；在中焦，故脘痞不知饥。头重者，则所谓"因于湿，首如裹"也。锢蔽清窍，乃有听觉迟钝。热久耗津，肠失濡润，故大便秘而不爽。用青蒿、木贼和解透达以退热，苡仁、杏仁、白蔻、滑石以去湿，银花、连翘、元参清热养阴以润便。

案二　马某，女，39岁，某村人，1975年12月19日诊。

一周来，身热不扬，咳吐黄痰，胸膈满闷，头眩身重。背痛及腰，周身酸楚，下肢尤甚。脉濡数，舌质淡，苔黄滑腻。

证属：湿热外感。

治以：化湿和表，宣肺清热。

处方：杏仁10克，川贝10克，生薏苡仁15克，白蔻10克，滑石10克，佩兰10克，青蒿10克，木贼12克，银花15克，菊花12克。水煎服，取二剂，每日一剂。

复诊（12月23日），时有嗳气，胸脘不舒。脉濡数，舌根苔薄腻。前方去菊花，加杏仁3克、厚朴6克、川芎6克、生薏苡仁10克。取二剂，每日一剂。

三诊（12月26日），低烧已退，咳痰亦轻，胃纳渐增，略觉耳鸣。前方去木贼，加通草6克、石菖蒲12克。三剂，痊愈。

一沤按：吴鞠通云："头痛恶寒，身重疼痛，舌白不渴，脉弦细而濡，面色淡黄，胸闷不饥。午后身热，状若阴虚，病难速已……。"本案发热午后高于午前，且病难迅速痊愈，很容易与虚损病的午后发热相混淆。约在1940年某村侯某，男，时年19岁。病湿温。前医按虚损治一周，身热不退，咳嗽、胸满不减。其亲戚程某邀余往诊。患者苔白腻，口干不思饮，脉濡且数，咳嗽频而痰白，胸脘痞满，头眩，身重，食欲不振，午后发热高于午前，属于湿温之湿重于热者。遂选藿香、佩兰芳香宣化；通草、滑石平淡渗利，生薏苡仁利湿养胃；再配以银花、连翘、黄芩清其热；杏仁、厚朴、冬瓜仁宣肺除湿满。合而成方，服后颇安。五日后热减退，咳亦少，胸次开，纳食增。以此法为基础方，随时加减，调理至旬余而愈。

又，叶香岩《温热论》云："白苔黏腻，吐出浊厚黏沫，口必甜味也，为'脾瘅'病。乃湿热气聚与谷气相搏，土有余也，盈满则上泛，当用省头草（佩兰）芳香辛散以逐之，则退。"口溢甜味，名为"脾瘅"，出于《内经》。叶氏于温热病中见之，断为湿热气聚。

忆及1935年盛夏，某庄曹某，女，年约40岁。发高烧十余日不解，脉洪大，苔腻稍黄，时吐涎沫，不思食，二便调。时值盛暑，与白虎汤加菊花、连翘、薄荷、芦根等药，服后热徐退，唯不思食，计将三周未进粒米矣。改用和胃养阴之药，略不生效。归读叶书后，询其口味，则从患病以来，口泛甜味总似吃糖，乃尽摒和胃养阴诸药，易以佩兰、藿香、白蔻、滑石、通草、薏苡仁、陈皮一小方。次日即可少进饮食，随之食欲渐增而愈。此种症状，不甚常见，述之供参考焉！

5. 气营两燔案

庞某，男，12岁，某村人，1928年就诊。

患者症现面赤、高烧，神糊寐少，直视惊呼，且时爬起向窗上奔窜。大渴引饮，脉洪大，舌赤苔黄。

证属：气营两燔，肝风内动。

治以：清营解气，凉肝息风。

处方：生石膏60克（先煎），小生地15克，川连5克，栀子6克，桔梗6克，黄芩6克，丹皮6克，知母6克，赤芍10克，元参10克，连翘12克，甘草6克，竹叶6克，乌犀角6克（锉末冲）。服二剂，得汗，躁扰渐安，神识渐清。减原方剂量，调理十余日，热尽退，遂愈。

一沤按：如此重病，如此处方，时余仅行医三年，自问无确切把握。其伯父适请李香和先生来。诊毕，索方谛视，谓用师愚法甚善，唯羚羊角清肝息风胜于犀角，当易之。彼时乡村不重视会诊，遂于二人学识，有所轩轾。香和先生为天津名中医李子良翁高足，学习叶香岩氏著作，极有心得。余方庆得良友，悠悠之口，一笑置之。

6. 温病劳复治案

李某，男，某村人，1965年就诊。

脉数，身热，咳嗽，苔黄。初病时来门诊就医，骑车往返较劳，病情不减，遂出诊该村。治以辛凉清气透卫之方，遂渐痊愈。药为菊花、蝉衣、桑叶、银花、象贝、杏仁、鲜苇根、蒌皮、黄芩之属。时已中秋，村中收麦极忙。病人不顾体力尚虚，参加劳动。逾五日，复发热，舌绛苔黄，脉更数。少寐纳呆，有汗而热不解，午后更甚。按劳复，复入清营法立方：沙参、石斛、玉竹、生地、元参、丹皮、青蒿、银花、桑叶，服三剂，热渐轻。继用滋阴复脉益胃法：龟板、鳖甲、生地、白芍、沙参、麦冬、石斛、青蒿、白薇、谷芽。一周后，热全退，食增，脉静，睡安。

7. 温病误治致茎短囊缩案

李某,男,40岁,某村人,1939年仲夏诊。

患者因下井清淤挖泥,续而发热。某医见其有腹痛,茎短囊缩,且续娶未久,疑为夹阴伤寒,投散寒剂;其家还延某巫,亦与燥热药;更有以治阴寒之土验方,捣生姜取汁,由尿道吸入者,均未验。延至十余日,邀余诊视。症见面赤,气粗,头汗出,高热谵语,神识时清时昧,口渴引饮,小便赤短,茎短囊缩,腹不坚硬。舌赤僵木,苔黄燥,脉洪大有力。

证属:温病邪传气分,更有传营之势。

治以:清营透气。

处方:生石膏60克,知母9克,生地15克,丹皮9克,菖蒲9克,郁金9克,滑石12克,竹叶9克,紫雪丹6克,青蒿9克。服二剂,每日一剂。

二诊,药后热减神清,周身得汗,茎囊恢复。再服四剂。

三诊,症大减,原方去石膏、知母、青蒿、紫雪丹,加白菊、沙参、麦冬养阴。因曾由尿道吸入姜汁,小腹不时感到胀坠,更加丝瓜络、槐米炭,服数剂。三星期后,能步履外出矣。

一沤按:张山雷先生辑《病理学读本》引陆九芝《夹阴伤寒论》,作书后云:"……热病纠缠,颇有茎短囊缩见证,尤易为俗子误认作少阴之虚。即有明知是热病者,亦必谓肾阴已竭,诿为不治。不知热壅于上,气升火升,上而不降,尽有茎为之短,囊为之缩,而尚非真阴告匮,不可救药者。清之降之,泄之通之,药一入口,而神志即醒,茎舒囊弛……。"温病在火热炽盛时,偶有出现茎短囊缩者,此症不常见,且最易与阴寒相混淆,稍一疏忽,便会寒热倒置。其阴寒,为男女同床后感寒,男性有茎短囊缩,女性则有外阴向上缩瘪者。但必兼有肢体厥冷,舌淡脉微等。今患者一派热象,极与张山雷先生之论同,且服如许燥热治寒药而不效,则不应再为假寒所蒙蔽矣!

温　毒

《谦斋医学讲稿》中说:温热性质病的外邪,变化最多,还能引起多种伴有发热的病证，如痄腮的耳前后漫肿疼痛；乳蛾的咽喉红肿，咽饮梗痛；赤眼的目红，迎风流泪；牙痛的牙龈肿痛化脓等，都有不同程度的发热，这些都可使用辛凉解表法加入解毒活血药给以治疗，能收到较满意的效果。以下是几个验案。

1. 温毒发颐案

曲某，男，12岁，学生，1974年2月25日诊。

右腮下肿硬发热，疼甚剧，肿势漫延及耳下。苔黄，脉滑。

证属：温毒发颐。

治以：清热解毒。

处方：银花30克，连翘15克，公英15克，地丁10克，蚤休10克，牛蒡子10克，蝉衣10克，僵蚕6克，甘草6克。取三剂，水煎服，每日一剂。

另用，雄黄12克，明矾12克，冰片2克。共研细面，温水调，外敷肿处，干时则稍加温水于上，不令干燥。一日换药二次。

二诊（2月28日），肿渐消，原方服三剂，加入木鳖子3克。

三诊（3月3日），肿消大半，痛已不显，尚有硬盘，大便排出两条蛔虫。原方加使君子10克。取三剂。

四诊（3月6日），肿全消。原方银花、连翘、蚤休、牛蒡子减为半量。继服二剂，清利余热，巩固疗效。

一沤按：此案以大队解毒之品，配以透表通络之蝉衣、僵蚕。后加之木鳖子，可使毒热内消，但有小毒，量不宜大，其外有硬壳，宜去壳用仁。加使君子驱虫，患者服后，未再排出蛔虫。外敷之药，即"二味拔毒散"加冰片。雄黄、明矾收敛解毒，冰片性凉，可以缓痛。

2. 头痛、目赤肿案

杨某，女，38岁，某大队人，1974年7月10日诊。

五六天来，左目赤肿胀痛，头痛晕重。发烧，大便干，舌赤口苦，脉滑数。

证属：风火上攻头目。

治以：辛凉疏散，活血解毒。

处方：菊花12克，蝉衣10克，蒺藜12克，密蒙花12克，夜明砂10克，赤芍10克，郁金10克，公英30克，甘草5克。取二剂，水煎服，每日一剂。

外用蒲公英60克，煮水洗患眼。同时也洗涤右目，以为预防之计。

二诊（7月13日），红肿不再发展，痛胀明显减轻。继服前方三剂，肿痛皆消，右目未波及。

一沤按：张师寿甫先生说，蒲公英治因毒热而发之目赤目肿，疗效极佳。鲜公英捣烂外敷，能消一切痛肿。我乡已故中医张福霖说过：夜明砂治血热瘀血之目赤胀痛，收效颇好。我县已故高占奎先生说：治暴发火眼，毒热虽炽，只宜选用解毒活血轻清之品，不宜早用大苦寒剂直折，其流弊是使云蒙冰伏，久延不退。

3. 大头瘟案

陈某，男，19岁，某庄人，1980年5月22日诊。

头面俱肿已两天，面部发红，肿处既痒且痛，发烧，脉大，舌红。

证属：大头瘟。

治以：解毒化湿浊。

处方：银花20克，连翘20克，公英15克，地丁15克，蚤休10克，牛蒡子10克，蝉衣10克，僵蚕6克，藿香8克，滑石10克，甘草10克。取二剂。水煎服，每日一剂。

二诊（5月26日），头面之肿大消，亦不发痒。前方加茵陈10克，通草8克，桑叶10克，服三剂。

三诊（5月29日），头面之肿全消，脉缓，舌转淡红，再服二剂。愈。

一沤按：大头瘟相当于今之"颜面丹毒"。治法多用李东垣之"普济消毒饮"与吴鞠通之"普济消毒饮去升麻柴胡黄芩黄连方"。余治此病，亦用大队解毒品如银花、连翘、公英、地丁、蚤休，辅以达表透络之蝉衣、僵蚕、牛蒡，芳香化浊之藿香，淡渗利湿之滑石。

《伤寒》方证

1. 小柴胡汤证案

案一　杨某，男，29岁，某仓库职工，1974年9月11日诊

午后寒热，头痛咳嗽，痰白夹黄，胸膈满闷，口干苦，纳少泛恶。舌苔黄滑，脉虚弦。

证属：外邪郁于少阳，痰浊滞于肺络。

治以：和解少阳，宣达肺气。

处方：柴胡10克，黄芩10克，半夏10克，杏仁12克，川贝12克，槟榔10克，连翘12克，甘草6克。

服二剂，午后冷烧止，咳少胸爽，纳食仍少。原方加炒谷、稻芽各15克，又服二剂，痊愈。

案二　刘某，女，38岁，某村人，1977年9月11日诊。

十天来，每日下午发冷发烧，烧时体温38℃～39℃。胸脘满闷，不思饮食，头痛沉困，身体酸重。舌淡红，苔白厚，脉濡。

证属：外感风寒兼湿，邪入少阳。

治以：和解少阳，芳化湿浊。

处方：柴胡10克，黄芩10克，半夏10克，薏苡仁15克，杏仁10克，白蔻8克，藿香10克，佩兰10克，滑石12克，厚朴8克，银花15克。

上方服二剂，寒热持续时间缩短。至第三剂后，寒热未作。遂去柴胡、黄芩，加青蒿10克、芦根10克，又服三剂，湿渐解而向愈。

案三　张某，男，35岁，杨村某街人，1977年12月24日诊。

身酸无力七天，午后寒热两天，现仍未解，左胸膺痛，纳少，便调，腹时痛，舌淡，苔薄白，脉弦。

证属：邪入少阳。

治以：和解少阳。

处方：柴胡6克，半夏6克，黄芩10克，党参10克，甘草6克，陈皮10克。

服二剂后，症减，又诉有腰痛，加寄生15克，服二剂，痊愈。

一沤按：以上三案，均有午后寒热，同属于少阳病。小柴胡汤为少阳病主剂。张、杨两案则兼有肺热咳嗽，而无湿邪，故治愈较速。刘案因兼有湿邪，以湿性黏腻，缠绵难已，故疗程亦长。

薛生白先生说："湿热病属阳明、太阴经者居多，中气实则病在阳明，中气虚则病在太阴。病在二经之表者，多兼少阳、三焦。湿蔽清阳则胸痞，湿邪内盛则舌白，湿热交蒸则舌黄。……"何廉臣先生说："治法当分湿、热孰多，湿多热少，侧重太阴，用苦辛淡温法；热多温少，侧重阳明，用苦辛淡凉法。湿热俱多，则太阴阳明并治，当开泄清热两法兼用。湿邪黏腻，最缠绵，药不宜过寒，也不宜滋润，以芳香宣化、淡渗通利最为适宜。"

蒲辅周先生说："湿邪为病，缓而难知。湿邪兼于内外。湿热病四时皆有，外受之湿，或从雨露而得，或从地气潮湿中而得，皆着于肌表，当用解肌法微汗之。兼风者微微疏散，兼寒者佐以温散，兼热者佐以清解。……"

刘案治验，余益信先贤之说也。

2. 葛根芩连汤证案

崔某，男，30岁，教师，1938年诊。

发热，下利一昼夜十余次，病已三日，头痛身痠，口渴，喜饮水，不思食。便时略有腹痛。舌苔黄干，脉滑数。

证属：外感下利。

治以：解表清里。

处方：葛根10克，黄芩6克，黄连3克，炙甘草3克，白芍10克，滑石10克，槟榔6克。

二剂而愈。

一沤按：《伤寒论》云："太阳病，桂枝证，医反下之，利遂不止，脉促者，表未解也，喘而汗出者，葛根黄芩黄连汤主之。"此案初病即发热下利，从未用下药，却极似太阳阳明合病，用葛根黄芩黄连汤而取效。

3. 大柴胡汤证案

薛某，男，40岁，1961年诊。

胁腹痛胀八九日，不大便四五日，痛胀以左侧为甚，不喜按，时有嗳气，恶逆。热不甚高，微恶寒。舌苔白腻，脉虚弦。

证属：少阳阳明合病。

治以：和解少阳，内泻热结。

处方：柴胡6克，枳实10克，半夏10克，黄芩10克，生姜3片，白芍12克，大枣15枚，大黄10克（后下），附子5克，青皮10克，甘草10克。

一剂转矢气，二剂大便通，热消痛除而愈。

一沤按：《伤寒类方》大柴胡汤方后注："此方本有大黄二两。王叔和云：若不加大黄，恐不为大柴胡也。"本条有"与大柴胡汤下之则愈"句，大黄乃下剂，以有大黄为是。本案加青皮舒解肝郁，加附子以其尚有恶寒。

4. 大承气汤证案

案一 李某，男，50岁，某村木工，1928年诊。

病已十多日，初起头痛发烧，继而壮热谵语，狂躁不安。口干苦，口中气味浊秽。腹满硬，大便三日未解。苔黄燥起芒刺。

证属：阳明腑实证。

治以：通腑泄热。

处方：大黄12克（后入），芒硝10克（冲），厚朴10克，枳实10克。

傍晚服药，午夜大便通，下燥粪块带有黑便三次。次日热减，神清。再诊不复躁妄矣。继与清余热。患者素日体壮，不数日即恢复健康。

一沤按：神昏谵妄，阳明热盛者，时明时昧；邪入心包者，昏谵重，甚则呼之不应。《伤寒论》云:"二阳并病。太阳证罢,但发潮热,手足絷絷汗出,大便难而谵语者,下之则愈,宜大承气汤。"《温病条辨》云:"面目俱赤,语声重浊,呼吸俱粗,大便闭,小便涩,舌苔老黄,甚则黑有芒刺,但恶热,不恶寒,日晡益甚者,传至中焦,阳明温病也。……,脉沉数有力,甚则脉体反小而实者,小承气汤主之。"本案为阳明腑实,故下之得效。

案二 于某,男,18岁,某庄人,1934年诊。

发热八九天,日晡所剧,不大便四日。头晕,面垢,气粗声壮,烦渴思冷饮。苔厚黄燥,脉洪实。

证属:温病邪传气分。

治以:清热导滞,辛凉解表。

处方:生石膏30克,知母10克,瓜蒌12克,枳实10克,蝉衣10克,僵蚕10克,银花20克。

取二剂,服一剂大便未下,次日服第二剂,仍未解,脘腹满胀更甚,转侧不安。改与大承气汤加味。

处方:大黄10克(后下),芒硝10克(冲),枳实10克,厚朴6克,莱菔子10克,银花20克,滑石10克。

服一剂,次日大便三次,稀便夹有燥屎。下后汗出热退,腹满亦消,少进稀粥。再与清余热和胃药而愈。

一沤按:大承气汤为攻下燥结力之最大者,小承气及调胃承气则力缓,桃仁承气则主治瘀血。吴鞠通制有宣白承气、导赤承气、牛黄承气、增液承气,皆较大承气力缓。又吴氏创之增液汤(元参、麦冬、生地),治津液不足之便秘,谓为"增水行舟"。昔余治一阎氏妇,妊娠八个月,大便干,常四、五天一解,余无所苦。为之用元参一两(30克),水煎服,当日便通,又服二剂,以后即每日一解矣。又治一曹姓老翁,年84岁。18天大便不通,无阳明病表现,粪积位高,灌肠不解。取香油100克,六小时一次,服至第四次,共用香油400克,大便始通。因其结滞已久,年高体弱,少量油不足濡润久枯之肠道。

内 伤 病

《金匮要略》曰："千般灾难，不越三条。"此分病有三因之滥觞欤！宋·陈无择著《三因极一病证方论》，先后辉映，亦谓病有三因。三因者，外因、内因、不内外因者也。明·张景岳论发病之由，大要内外两途。一为外感，一为内伤，已较前简明切当。盖病之起必在内外，其"不内外因"之说，终嫌模糊。谓外因者，其源总不离乎六淫。谓内因者，其由常杂乎七情。然无严格界限，由外因者或内有兼实兼虚；由内因者或因季节变化，而又感受外邪，症状每多混淆，治疗务须细辨，何者轻，何者重，既不可主宾错置，亦不能标本倒施也。

本篇所叙，为内伤病，而兼外邪者有之，治时以内为本，以外为标，而使用层次，则不容紊乱。至于分类，既无现代医学之系统分明，检查方法，更无现代方法之精密，唯就平时治疗有效者为主，而命名亦不甚一致。中如咳嗽、哮喘、失音、高血压、滑囊炎等，或用古义，或用新名，以通俗习惯，为人易知者书之。唯一人之经历有限，疾病种类繁多，未能一一详载，只就临床有效者择其一二记之，且叙事遣词，时趋于浅陋，幸高明有以教之！

咳 嗽

咳嗽为肺系疾患主要症状之一。本证之出现，有因外感侵袭，肺卫受感，肺气不得宣畅而发生者，有由于其他脏腑有病，传至肺脏而为咳嗽者。

新咳有痰者，属外感，治宜随时解散；无痰者，是火热，治宜清之。久咳有痰者，燥脾化痰；无痰者，清金降火。盖外感久则郁热，内伤久则火炎，俱宜开郁润燥。《医宗必读》曰："自表而入者，病在表，宜辛温以散邪，则肺清而咳愈。自内生者，病在阴，宜甘以壮水，润以养金，则肺宁而咳愈。大抵治表者，药不宜静，静则留连不解，变生他病，故忌寒凉收敛……治内者，药不宜动，动则虚火不宁，燥痒愈甚，故忌辛香燥热。"《景岳全书》云："外感之邪多有余，若实中有虚，则宜兼补以散之。"临证中，当详辨其不同病因病机而施治。

咳嗽因其发病原因不一，或由外感，或由内伤，或实或虚，或虚实夹杂。故治疗时审清病因而给药，率多可速愈，以下所列为吾治验之病案。病种虽未全备，聊供参考。

1. 内热兼外感咳嗽案

案一 王某，男，32岁，某庄人，1972年12月8日诊。

咳嗽少痰，咽赤作痛，声音嘶哑，已一周未愈。口干不多饮。舌苔薄黄，脉数稍滑。

证属：肺胃蕴热兼表。

治以：清肺胃热，稍参透表。

处方：杏仁12克，板蓝根15克，牛蒡子10克，紫苏叶6克，银花15克，连翘15克，山豆根10克，蝉衣12克，生甘草6克。水煎服，每日一剂。三剂而愈。

案二 赵某，女，25岁，某厂工人，1972年12月18日诊。

咳吐白痰，胸膈发满，音嘎咽痛。舌滑，脉数。

证属：肺热兼表。

治以：清热宣肺透表。

处方：银花30克，板蓝根20克，蝉衣12克，杏仁10克，苏叶6克，青连翘15克，川贝15克，甘草6克。

水煎服，每日一剂。三剂而愈。

案三 徐某，男，29岁，某车站职工，1972年2月19日诊。

外感风温，咳嗽，身热，咽痛。舌稍红，脉浮数。

证属：风温咳嗽。

治以：清肺止咳。

处方：咳喘丸6丸（药物组成为麻杏甘石汤，武清县医院自制）。六神丸30粒。

上二药分六次服，一日服三次。服二天后病愈。

一沤按：以上三案，均为内有蕴热，外有表证，故均有咽痛音嗄。用轻清之品，佐以微温之苏叶，三剂而获效。第三案之咳喘丸为麻杏甘石汤所制，是治表邪未净，内有蕴热的方子。六神丸清热解毒力甚强，可以口含，亦可温开水送服。两者合用，表里双解。且为服汤剂不便者另开一法。

2. 寒痰咳嗽案

张某，男，60岁，某庄人，1977年8月8日诊。

咳嗽气喘，吐痰清稀，不易咯出。胸膺酸胀，食物甚少，口干，便调。舌淡，脉细弦。

证属：寒痰阻肺兼气虚。

治以：温肺化痰，兼以益气。

处方：麻黄5克，细辛3克，荜茇6克，党参18克，陈皮10克，半夏10克，云苓10克，杏仁10克，葶苈子10克，甘草6克，天南星3克。取三剂，水煎服，每日一剂。

二诊（8月15日），咳与胸胀俱减。原方加细辛2克、莱菔子6克、川贝母6克。又服七剂遂愈。

一沤按：此因寒湿化痰，滞于肺络，故痰质清稀。因其气虚，故痰咯之不出。《医统》云："凡治咳嗽，当先各因其病，伐去邪气……。"《病源》曰："肺主气，候皮毛。气虚为微寒客皮毛，入伤于肺，成咳嗽。夫气得温则宣和，得寒则痞涩。虚则气不足，而为寒所迫，并聚于肺间，不得宣发，故令咳而短气也。"药以党参补气；麻黄、细辛、荜茇温肺；辅以二陈、南星化湿痰；葶苈子、杏仁、莱菔子开泄肺气。复诊加川贝母制细辛、荜茇之燥。服十剂病除。

3. 阳虚咳嗽案

敖某，男，35岁，1977年9月8日诊。

咳嗽，自汗，吐白色泡沫痰。泛恶，畏寒，腹中觉冷，饮水多，喜热饮。二便调，纳可。口中微苦。舌边齿痕深，脉细。

证属：阳虚咳嗽。

治以：甘温助阳止咳。

处方：桂枝6克，党参10克，白芍10克，杏仁10克，紫菀6克，半夏10克，茯苓6克，甘草6克。取二剂，每日一剂，水煎服。

二诊（9月10日）：腹仍觉冷，自汗略减，咳嗽见轻。原方加黄芪10克、干姜3克，取三剂。

三诊（9月13日）：腹冷、自汗、咳嗽大减。上方再取三剂。愈。

一沤按：陆定圃云："咳嗽有寒热之别，不可误治。"然还有虚实之分，亦不可误治。邵新甫曰："若土虚不生金，真气无所禀摄者，有甘凉甘温法。"此案属甘温法而复以对症他药。

4. 气虚咳嗽案

刘某，女，20岁，某村人，1977年9月30日诊。

咳嗽三年，吐白痰。平素易感冒，时发低烧。常觉气短。月经量少，色淡。带下量多，清稀。舌淡有齿痕，脉弦细。

证属：气虚咳嗽。

治以：敛肺温中，固表收涩。

处方：党参15克，当归10克，款冬花10克，紫菀10克，银杏10克，沙参10克，川贝10克，天冬10克，麦冬10克，桑皮10克，杏仁10克，化红8克，远志6克，焦曲12克，枳壳3克，生龙牡各10克。取二剂，水煎服，每日一剂。

二诊（10月5日），咳减，仍易感冒。加黄芪15克、蛤粉12克，去二冬。服五剂，咳遂愈。

一沤按：张景岳曰："咳嗽之要，止唯二证，一曰外感，一曰内伤，而尽之矣。"此案为内伤咳嗽，故未用表药。景岳又曰："盖虚中夹实，亦当兼清以润之。"方以款冬、紫菀、银杏温而敛之；党参、黄芪、当归补其气血；桑皮、沙参、二冬清润其肺胃；橘红、远志祛痰；神曲、枳壳助消化；蛤粉治久咳良药；龙骨、牡蛎则纳气并止带下。合而成方，乃收到敛肺温中固表收涩之力。

5. 感湿咳嗽案

案一 李某，女，51岁，某村人，1972年12月30日诊。

咳吐白痰，身重腰痛。食少，腹痛拒按。苔薄白稍腻，脉沉。

证属：感湿咳嗽兼食滞。

治以：宣肺化湿消食。

处方：杏仁10克，紫苏10克，藿香10克，薏苡仁10克，款冬花10克，槟榔10克，莱菔子10克，草蔻10克。取二剂，水煎服，每日一剂。愈。

案二 杜某，男，50岁，某村人，1973年2月18日诊。

咳嗽，吐白痰；头晕重，时发寒热，有汗；口苦不思饮；左胸闷痛；舌苔薄腻，脉浮数。

证属：感冒夹湿，肺气不宣。

治以：宣肺解表化湿。

处方：藿香10克，佩兰10克，杏仁10克，白蔻8克，薏苡仁12克，冬瓜仁12克，银花18克，连翘12克，木贼10克。取二剂。水煎服，每日一剂。

二诊（2月21日），寒热减轻，咳与胸痛亦减。头仍晕重，脘满纳呆。原方加厚朴10克、滑石10克。服一剂。

三诊（2月23日），诸症皆轻，仍有咳嗽。食后胃脘发满，但已能多进饮食。原方去木贼、连翘。再加炒麦芽10克、炒神曲10克。又服一剂，痊愈。

一沤按：案一舌苔白腻，吐白痰，身重等，皆属湿象。腹痛不喜按，食少，为宿食停滞。故用温化湿邪复以消导药，取效甚速。案二湿邪较盛，故用藿香、佩兰、白蔻等芳化之品和滑石、薏苡仁淡渗之品。以稍有寒热，故以木贼和表。后加厚朴去湿满；麦、曲助消化。收效较理想。前人治湿，大率以芳香化浊，苦辛开降，淡渗利湿等法。寒湿宜兼用温燥，湿热则宜清渗。本条二案即遵上法。

6. 痰饮阻胸咳嗽案

庞某，男，68岁，某村人，1972年12月27日诊。

咳嗽，吐大量白涎沫。背热，胸闷，夜间加重。舌苔白腻，脉弦。

证属：痰饮结胸。

治以：通胸阳化痰饮。

处方：茯苓15克，半夏10克，薤白10克，紫苏10克，杏仁10克，紫菀10克，薏苡仁20克，冬瓜仁15克。取二剂。水煎服，早晚各服一剂。

二诊（12月30日），又有新感，鼻流清涕。上方加辛夷6克、桂枝3克。取二剂，每日一剂。

三诊（1973年1月2日），诸症减，唯纳少。再加陈皮10克。取三剂，每日一剂。痊愈。

一沤按：此案外受风寒，杂以内湿，遂成痰饮，阻于肺络。治法用辛散辛开，辅以利湿。后因新感鼻塞流涕，加辛夷解表通鼻窍。桂枝解表，合薤白更通心阳，证药相符，收效甚捷。《大成》云："大概以顺气为先，下痰次之。又有停饮而咳者，又须消化之。不可轻用罂粟壳等药涩之……，谨之谨之。"上药未犯涩敛之例，仅具温开淡渗之力。

7. 阴虚兼外感咳嗽案

杨某，女，29岁，某村人，1973年1月3日诊。

素体阴虚，又兼外感。咳嗽，咽干。音嘎，至晚间尤甚。舌红，苔有剥脱，脉细。

证属：阴虚兼外感。

治以：滋阴润燥，宣肺止咳。

处方：生地20克，元参10克，麦冬10克，白芍10克，丹皮6克，薄荷3克，杏仁6克，麻黄5克，细辛3克，甘草6克。

水煎服，每日一剂。服六剂后愈。

一沤按：患者阴虚，治以养阴清肺。麻黄、细辛通少阴之气以恢复其失音。麻、辛治失音尚有数案，载"失音"条中。又，昔人之内伤药不宜动，外感药不宜静，宜灵活运用。如此案有阴虚，又有外感，故动静药结合使用，所谓治病当求其因也。

8. 毒热壅肺咳嗽案

刘某，女，32岁，某厂工人，1978年10月11日诊。

咳嗽二十天，两胁痛，痰白有臭味。舌润，脉滑。

证属：毒热壅肺。

治以：清热解毒，宣肺止咳。

处方：前胡10克，杏仁10克，冬瓜仁12克，银花30克，鱼腥草15克，公英15克，佩兰10克，白蔻8克，陈皮10克，半夏10克，川贝母10克，甘草8克。

水煎服，每日一剂。服二剂，颇见轻。效不更方，又服四剂，痊愈。

一沤按：本案颇似肺痈，但病情较轻。前人治肺痈多喜用"苇茎汤"。今选用前胡、杏仁、冬瓜仁疏利肺气，止咳止痛；银花、鱼腥草、公英化腐解毒；佩兰、白蔻、陈皮、半夏、川贝母化浊祛痰，收效较快。

9. 妊娠咳嗽案

杨某，女，24岁，某村人，1977年12月16日诊。

妊娠三个月。外感，咳嗽咽痛。呃逆，纳少。舌苔微黄，脉滑。

证属：妊娠又感风热。

治以：解表清热安胎。

处方：桑叶12克，银花12克，杏仁9克，紫菀9克，前胡6克，川贝9克，甘草9克。取三剂。水煎服，每日一剂。

药后痊愈。

一沤按：妊娠咳嗽亦名子嗽、子呛。多因孕后血聚养胎，阴虚火动，外感风寒等。此案为孕后内热又兼外感，故咽痛苔黄。所用药为清解与止嗽并进。以前曾用抗生素及止咳西药七天，咳不减。改服中药而取效。

附记　所举以上案例，属于外感咳嗽者为多，用药本"外证药不宜静"的原则，收效尚称满意。阴虚兼外感咳嗽案中有阴虚表现，故加入了静药。气虚咳嗽案中有表虚证，加入了固表药。治外感咳嗽虽日久，如仍有表证，即可加入表药。稍重者加麻黄，轻者用苏叶或木贼，即可胜任。量不必太重。肺主皮毛，疏达肌表，宣畅肺气，咳嗽也容易治愈。至于内伤咳嗽，一沤所积病例已失落，只有以上不多的案例。用药本"内证药不宜动"的原则而获效。

我乡张宗周先生善治劳损咳嗽，著有《医学指弊》一书，未刊行，稿亦遗失。现引用其大意。他说，内伤咳嗽病人，病程较长，多有消化不良，纳食呆滞等脾胃虚弱症状，主张用甘淡平补一类的药，而考虑不用峻补，因峻补往往引起壅滞招致中满，反而影响食欲。午后发热的病人，他主张用甘寒养阴一类药退蒸，而对苦寒药则极慎重使用。用苦寒药常会损败胃气。但这是大法，不是一成不变。那时抗痨药极少，本草虽记载"獭肝"抗痨，但真品甚少，故罕用。总的是扶正为主，正气盛则邪气退。治内伤咳嗽，重在肺脾肾三脏，依据此法，加减化裁，颇能收效。

咳嗽文摘：

《内经》曰"肺为咳""在变动为咳"。此言咳嗽病在肺。

刘完素："咳谓无痰而有声，肺气伤而不清也。嗽是无声而有痰，脾湿动而有痰也。咳嗽谓有痰有声，盖因伤于肺气，动于脾湿，咳而且嗽也。"

一沤按：此为"咳""嗽"及"咳嗽"定名。后人又有"脾为生痰之源，肺为贮痰之器"之说，其义当本此。

《继志堂医案·咳嗽证治括要》："咳者，和谐声也，其音开口而出，仿佛亥字之音，故有声无痰曰咳。嗽，则如水之灌漱然，有物在喉，漾漾欲出，故从口从漱。后人遂以有痰为嗽。"

一沤按：此讲解咳嗽的另一种说法，颇类考据家笔墨。

《医宗必读》："按咳虽肺病，五脏皆能致之。析其条目，经文尚有漏义；总其纲领，不过内伤外感而已。风寒暑湿伤其外，则先中皮毛，皮毛为肺之合，肺邪不解，他经亦病，此自肺而后传于诸脏也。劳欲情志伤其内，则脏气受伤，先由阴分而病及上焦，此自诸脏而后传于肺也。自表而入者，病在阳，宜辛温以散邪，则肺清而咳愈。自内而生者，病在阴，宜甘以壮水，润以养金，则肺宁而咳愈。大抵治表者，药不宜静，静则留连不解，变生他病，故忌寒凉收敛，如《五脏生成》篇所谓'肺欲辛'是也。治内者，药不宜动，动则虚火不宁，燥痒愈甚，故忌辛香燥热，如《宣明五气》篇所谓'辛走气，气病无多食辛'是也"。

一沤按：此言治外者，药不宜静。徐洄溪亦言，咳嗽由于风寒入肺者若早用熟地、麦冬、萸肉、五味子等滋腻酸敛之品，既能恋邪，又能延长病期，与此同义，治内者例外。

邵新甫曰："咳为气逆，嗽为有痰，内伤外感之因甚多，确不离乎肺脏为患也。若因于风者，辛平解之。因于寒者，辛温散之。因于暑者，为熏蒸之气，清肃必伤，当与微辛微凉苦降淡渗，俾上焦蒙昧之邪，下移出腑而后已。若因于湿者，有兼风、兼寒、兼热之不同，大抵以理肺治胃为主。若因秋燥，则嘉言喻氏议之最精。若因于火者，即温热之邪，亦以甘凉为主，但温热犹有用苦辛之法，非比秋燥而绝不用之也。至于内因为病，不可不逐一分之，有刚亢之威，木扣而金鸣者，当清金制木，佐以柔肝入络。若土虚而不生金，真气无所禀摄者，有甘凉甘温二法。合乎阴土阳土，以配刚柔为用也。又因水虚而痰泛，元海竭而诸气上冲者，则有金水双收，阴阳并补之治，或大剂滋填镇摄，葆固先天一气元精。至于饮邪窃发亦能致嗽，另有专门，兼参可也。"

一沤按：此文为《临证指南医案·咳嗽门》总结，邵氏所加按语，分别叙述外因、内因咳嗽之治法，颇称简洁完备。

吴鞠通《泻白散不可妄用论》：钱氏制泻白散，方用桑白皮、地骨皮、甘草、粳米，治肺火皮肤蒸热，日晡尤甚，喘咳气急，面肿热郁肺逆等证。历来注此方者，只言其功，不知其弊。如李时珍以为泻肺诸方之准绳，虽明如王晋三、叶天士，犹率意用之。愚按此方治热病后与小儿痘后，外感已尽真气不得归原，咳嗽上气，身虚热者，甚良。若兼一毫外感，即不可用。如风寒、风温正盛之时，而用桑皮、地骨，或于别方中加桑皮，或加地骨，如油入面，锢结而不可解矣。

王孟英云：此泻去肺热而保定肺气之方也。若肺不伤于热而伤于风寒者。诚如鞠通所谓必将邪气恋定，而渐成劳怯矣。故用药必先议病也。

《中药实用》云：咳嗽和水肿而属于寒者不宜用。

一沤按：吴鞠通论泻白散不宜用于外邪未净之咳嗽，与徐洄溪论熟地五味子用之过早即能恋邪，二文意义相同。但熟地、五味之滋敛，人尚易知，桑皮、地骨皮则习然不察，桑皮不比于桑叶，叶尚未辛，亦只宜于风热外感，并不能用于风寒。王孟英指出泻白散用于肺热，若伤于风寒则不可用。《中药实用》则直言寒者不宜用。何等的当！

小青龙汤证

仲景之《伤寒》《金匮》书中载有小青龙汤条文，列出其主治症状及方药。之后为历代医家有所发挥，并为常用，兹不赘述。此方自汉代到现在，用在由寒饮而致之喘咳皆有效。《伤寒论》中之"伤寒表不解"，历代注释诸家，因见方中有麻桂，便谓能发汗，患者有表证者，服之固可出汗，无表证者，服之多不出汗。"伤寒表不解"之句，可以不拘。《金匮》之"咳逆倚息不得卧"即未再言"表不解"。《千金要方》同，可见孙思邈就用它治寒饮喘咳，不能平卧。宋·林亿谓小青龙汤大要治水，颇得要旨。《伤寒类方》之痰喘证宜此，俟"气平就枕，然后……"气平就枕，明明指不得卧。并谓此方专治水气，一语破的。均能切中肯綮。本方为治疗外寒内饮的代表方，无外感者且里饮兼咳喘者常用之，效亦良好。吾常用此方治咳喘，集几例验案于下以说明。

案一　王某，女，25岁，唐山丰南人，1977年10月诊。

素有咳嗽气喘，着急后则加重。从1977年7月28日地震后，感受寒湿，喘势加剧，倚息不能平卧，行路则气如不相接续，夜间尤甚。自汗，无痰。家属说每天注射肾上腺素数支，内服麻黄素片、百喘朋等，药后稍好，旋又大喘。舌质正常，苔薄白，脉滑稍数。

证属：素有痰饮，复加寒湿外侵。

治以：温肺化饮。

处方：麻黄9克，桂枝6克，细辛6克，五味子9克，干姜6克，白芍9克，半夏6克，甘草6克，香附6克，葶苈子9克，杏仁9克。取三剂，水煎服。

二诊：患者性急，一日间竟服二剂。喘势减，汗亦止。数月之倚枕伏几之坐寐，居然得平卧酣睡。又取原方二剂，西药全停。

继又取原方五剂，带回丰南。以后来信，偶有小发作，服原方即愈，并可到田间劳动。以前月经迟期，服此药后月经亦正。怀孕期间，稍有微喘即服一剂。后又两次邮寄上药二十剂。共服药四十余剂，多年宿疾，竟获痊愈。

案二　张某，女，19岁，某村人，1973年10月18日诊。

咳喘不得卧，在一周岁时即患此病，现发作频繁，平时以氨茶碱支持。

胸痛纳差，大便时溏时干，月经或迟或速。脉三五不调。舌尖赤，舌质胖，苔薄白稍腻。

证属：寒饮停肺。

治以：温肺散寒，化饮止咳。

处方：麻黄6克，细辛6克，桂枝6克，白芍9克，五味子6克，干姜4.5克，半夏6克，甘草6克，葶苈子9克，地龙9克，米壳6克，党参9克，蛤粉12克。取三剂。水煎服，每日一剂。

二诊（10月22日），患者父亲来说，氨茶碱已停，能平卧睡眠，食量增加。唯夜间一至三点钟稍有咳喘。原方又取三剂。

三诊（10月25日），咳喘已全止，再取原方三剂。

案三　鲁某，女，30岁，某村人，1973年11月2日诊。

咳嗽喘促，吐白色涎沫，胸痛脘满，已数月。月经正常。舌润，脉沉滑。天津某医院诊"支气管扩张，风心病"。

证属：饮停胸胁。

治以：温肺化饮。

处方：麻黄6克，细辛3克，杏仁9克，半夏9克，党参9克，陈皮9克，葶苈子6克，紫菀9克，煅蛤粉12克，白蔻9克。取二剂。每日一剂，水煎服。

二诊（11月5日），咳喘轻，纳少，气短乏力。原方加党参3克。取三剂，每日一剂。

此患者只诊二次，症状缓解。

案四　李某，女，47岁，某庄人，1977年12月12日诊。

两个月来，咳嗽喘促，痰味发咸。身面俱胀，尿频。脉沉细。尿常规检查，红细胞0～2，白细胞偶见。

证属：溢饮。

治以：发表化饮，温肺止咳。

处方：麻黄6克，细辛4.5克，杏仁6克，葶苈子9克，薏苡仁18克，附子3克，白术6克，五味子6克，蛤粉12克，陈皮9克，紫菀9克。取三剂，每日一剂，水煎服。

二诊（12月15日），肿见消，喘轻，仍咳嗽，痰多色白，质黏味咸。食后及睡前咳嗽加重，舌尖赤痛。原方加果榄6克，南星6克。取三剂，每日一剂，水煎服。

三诊（12月19日），肿已全消，喘大减，尚有少量稀白痰，原方再取三剂，每日一剂。痊愈。

一沤按：小青龙汤治溢饮，见《金匮要略》："饮水流行，归于四肢，当汗出而不汗出，身体疼重，谓之溢饮。""病溢饮者，当发其汗，大青龙汤主之，小青龙汤亦主之。"本方以麻黄、细辛、附子、杏仁、葶苈子辛温宣肺化水饮；五味、紫菀、蛤粉敛肺、温肺止咳喘，蛤粉并治久咳面肿，白术、薏苡仁、陈皮、南星益脾化湿祛痰。后加果榄治舌尖痛。久积之水气，得温散宣化，遂收肿消、喘止、痰去之效。

案五　王某，女，31岁，某村人，1973年2月诊。

咳嗽喘急，吐白色涎沫。纳少，身面俱肿，腹胀。尿短。产后五个月，乳汁不足。舌润，脉细。

证属：脾肾阳虚。

治以：温补脾肾，通阳化湿。

处方：麻黄6克，细辛3克，桂枝3克，半夏9克，云苓6克，五味子6克，干姜3克，白芍6克，生龙骨15克，葶苈子9克，薤白6克，党参9克。

服二剂症大减，又服五剂而愈。

一沤按：此案属脾肾阳虚，水湿不化而致寒饮阻遏肺气，仿小青龙汤加茯苓、葶苈子、薤白通阳化湿利水，党参益气，龙骨纳气。病程尚浅，药后获效亦速。

案六　杨某，女，54岁，某村人，1973年4月9日诊。

喘咳不得卧，吐白痰，头痛，嘈杂，口黏，脉滑，舌苔薄腻。

证属：湿痰阻肺。

治以：健脾祛湿化痰。

处方：麻黄6克，杏仁9克，细辛3克，半夏9克，陈皮9克，干姜1.5克，白蔻9克，银花15克，薏苡仁30克，冬瓜仁12克。取三剂，每日一剂，水煎服。

二诊（4月11日），咳喘大减，已能平卧，尚觉气短食少，原方加太子参9克。取二剂，每日一剂。咳喘全止。

一沤按：此为脾气虚而湿不化，湿痰阻肺，故喘咳不得卧。头痛、嘈杂、口黏，乃脾为湿困，失于健运。方用麻黄、细辛、杏仁、干姜、陈皮、半夏，宣豁肺气，化湿祛痰。白蔻、银花、薏苡仁、冬瓜仁，芳辛淡渗，使在上之湿得开，在中之湿得利。后加太子参以补气健脾。

附记 咳喘之原因甚多，小青龙汤所治之咳喘乃由于寒饮所致者。如只外受风寒，而无寒饮，宜服三拗汤，轻者则杏苏散或香苏饮即可胜任，客寒包火者，可用麻杏甘石汤；感受风热而致之咳喘，宜辛凉解散，如桑菊饮、银翘散之类，不可使用辛温。姜佐景谓"本方治咳，必审其咳而属水气者，然后用之，非以之尽治诸咳"。此语最宜注意。

本方中细辛之用量不可过拘。本县已故中医张赋安先生治周永贵女，西小良人，咳喘不得卧，医治数日不效。张老医生用小青龙汤原方，每味都是三钱。一剂症减，二剂霍然。由此知细辛不过钱之说，乃示人慎重之意。使用中可以逐渐加量。唯《本草纲目》记载，研末服过量时，能使人呼吸停止而毙命，宜作参考。

二陈汤证

二陈汤为中医用以祛痰之代表方。本方最早见于宋·陈师文等编著的《太平惠民和剂局方》。其组成为制半夏、茯苓、陈皮、炙甘草、乌梅、生姜组成。该方具有燥湿化痰、理气和中的功效。主治湿痰咳嗽，痰多色白，胸膈胀满，恶心呕吐，头晕心悸等证。由于本方运用广泛，加减变化亦多，治病比较广泛，故专病列出，举案如下。

1. 妊娠恶阻

张某，女，28岁，高村公社某大队，1978年1月2日诊。

患者多日来胸脘胀闷，恶心呕吐，不欲饮食，头晕。以往月经正常，现闭经四月，妊娠试验（＋），舌尖红，苔微黄，脉沉滑而数。

辨证：胃热上冲，痰湿阻滞。

治以：和胃化痰。

处方：陈皮12克，半夏15克，茯苓12克，生姜3片，砂仁6克。三剂而愈。

一沤按：此为二陈汤加减变化，方中去甜腻之甘草，易以生姜和胃降逆止呕；加砂仁芳香化浊，和胃安胎而取显效。其中半夏用了15克，本药古人列为妊娠禁忌之中，但据一沤多年经验，并无坠胎之弊，可尽其病而用，待病衰其大半可停药而自复。

2. 神经衰弱失眠

李某，男，36岁，某部队战士，1978年1月6日诊。

患者一年来失眠、乏力，咽部发堵，兼有脘满纳呆，时吐清水，舌淡红无苔，脉滑细。

辨证：痰浊阻胃。

治以：和胃健脾化痰。

处方：陈皮9克，半夏12克，茯苓12克，甘草9克，旋覆花（包）9克，白蔻（打）9克，郁金9克，生龙骨18克，白术9克，槟榔9克。取三剂，每日一剂。三剂愈。

一沤按：患者为脾胃不和而升降失调，水湿不运，停于中焦，凝聚为痰，阻碍气机。方中二陈、白蔻、白术健脾和祛痰，旋覆花、槟榔降逆，龙骨重镇安神，郁金解郁，诸药配伍，使脾气得开，胃气得降，痰浊除而神安，呕吐亦止。

二陈汤中加入薏苡仁（薏苡仁代秫米），治失眠，即仿《内经》半夏秫米汤和胃安眠法。

3. 梅尼埃综合征

马某，女，59岁，某大队人，1973年4月29日诊。

患者自述一个月来眩晕恶心，动则加重，有时呕吐。以前有类似发作史，舌淡红，苔薄白而滑。五官科诊为"梅尼埃综合征"。

辨证：痰浊内阻，清阳不升。

治以：升清阳，化痰浊。

处方：川芎9克，细辛3克，陈皮9克，半夏9克，茯苓12克，南星6克，桂枝6克，白蔻（打）9克，龙骨12克，甘草3克。

上方加减，共服十剂。

一沤按：一沤认为眩晕有实眩和虚眩两大类，实眩又分火热和痰饮两种。治疗痰眩，多用导痰汤加川芎、细辛，名为"芎辛导痰汤"，大多有效。

4. 高血压

穆某，男，72岁，某副食公司工人，1977年5月15日诊。

患者头晕耳鸣，多由恶心后引起，纳少痰多，舌苔白腻，脉弦滑。血压244/110mmHg。

辨证：痰阻清阳。

治以：祛痰化浊，升清开窍。

方药：陈皮9克，半夏12克，茯苓9克，甘草3克，菖蒲9克，郁金9克，旋覆花9克，南星9克，夏枯草15克，石决明15克，青葙子15克，白蒺藜12克。

二剂后，血压210/100mmHg，仍恶心，干呕，不欲食。原方加紫雪散2

瓶，每天1瓶。犀羚丹4剂，每次1丸，一日二次。两天后诸症减，服原方十剂，血压180/80mmHg，但仍有脘满，恶心，继服二陈丸维持至症消。

一沤按：中医治疗高血压，要以辨证为主，血压值只做参考。在治疗中，虚者则补之，有瘀则化瘀，阳亢则潜阳，有痰则祛痰。经过临床观察，在辨证的基础上，适当辅以经现代药理研究有降压作用的中药，效果也必较理想。

5. 阵发性窦性心动过速

孟某，女，39岁，1978年3月11日诊。

患者两年来常有阵发性心悸，胃脘胀，食后更甚，白带多，舌淡，苔白，脉细。

证属：脾虚生痰，痰湿袭扰三焦。

治以：益气健脾，化痰除湿。

处方：陈皮9克，半夏9克，茯苓9克，甘草6克，党参12克，白术9克，木香9克，郁金9克，砂仁6克，香附9克，姜黄9克。

3月15日诊：腹胀减轻，心悸仍作，原方去砂仁、郁金，加黄芪12克、当归9克、澄茄9克。

以后诸症减，以二陈丸调理而愈。

6. 急性支气管炎

庞某，男，68岁，1972年12月29日诊。

患者两周来咳吐大量的痰涎，胸中满闷，鼻流清涕，脉滑，舌苔白薄而腻。

辨证：痰浊阻肺。

治以：宣肺止咳，健脾化痰。

处方：陈皮9克，半夏9克，茯苓15克，紫苏9克，杏仁9克，紫菀9克，薏苡仁18克。

12月30日诊，咳喘吐痰都减，又见头痛，前方加辛夷6克、桂枝3克。取二剂。

1973年1月2日诊，诸症大减，继服上方六剂而愈。

7. 胃溃疡

阎某，女，47岁，某大队人，1977年4月4日诊。

患者三个月来脘满呕吐，泛酸，食后一小时左右上腹痛。脉滑细，舌苔白腻。西医钡餐造影诊断为胃溃疡。

证属：痰饮内阻。

治以：除痰化饮，健脾温胃。

处方：陈皮9克，半夏15克，茯苓12克，甘草6克，桂枝6克，吴茱萸3克，槟榔9克，细辛3克，苍术9克。每日一剂。

二诊（4月16日），呕吐减，其他无明显变化，上方加苍术9克、草芨5克。

三诊（4月22日），吐已去，脘腹胀满减，大便稀，加干姜9克、茵陈12克。

四诊（5月7日），诸症大减，但觉怕冷，稍有泛酸，下肢微肿，加重干姜、茵陈用量。又四剂后，只稍有泛酸，给以香砂六君子丸调理而愈。

一沤按：二陈汤为治疗痰证之良方。随症加减，灵活运用，多奏良效。另外，怪病多痰，用本方还可治疗一些疑难怪病。

导痰汤和温胆汤，载于《千金方》和《济生方》中，较二陈汤早，所以认为此二方由二陈汤化裁加减而来，似乎不妥。但后人为了便于记忆，都列为二陈汤的变化之内。

附记 此方为化痰之基本方，应用很广泛。方中以辛温性燥之半夏为主药，辅以理气化痰之陈皮，佐以健脾利湿之茯苓，使以和中健脾之甘草。

本方主治脾失健运，湿聚为痰。痰饮犯肺则咳嗽痰多，痰阻胸膈则气机不畅而致痞满不舒；胃失和降而上逆则恶心呕吐；浊阴凝聚，清阳不升，发为头目眩晕；饮邪凌心，则心悸不眠。故用半夏燥湿化痰，和胃止呕；陈皮温燥，理气化痰，使气顺而痰降，气化则痰消。此二药配伍使用，加强了祛痰、和胃止呕的作用。痰由湿生，湿去则痰消，故又以茯苓、甘草健脾利湿和中，四药共成燥湿化痰、理气和中之良方。又，半夏、陈皮二味贵在陈久，陈久者无过燥之弊，故此方以"二陈"得名。

方剂变化：

1．温胆汤：二陈汤加竹茹、枳壳、生姜、大枣。主治：胆虚痰热上扰、虚烦不得眠等。

2．导痰汤：二陈汤加南星、枳实。主治：一切痰厥，头目眩晕或顽痰胶固，中风等。

3．涤痰汤：二陈汤加胆南星、枳实、党参、菖蒲、竹茹、生姜、大枣。主治：中风痰迷心窍，舌强不能言者。

4．金水六君煎：二陈汤加当归、熟地、生姜。主治：肺肾阴虚，脾湿生痰，咳嗽呕恶，喘逆多痰等。

5．杏苏二陈汤。二陈汤加杏仁、苏叶。主治：痰多咳甚，兼有风寒，痰出不畅者。

6．半夏白术天麻汤：二陈汤加白术、天麻。主治：风痰所致的眩晕头痛。

7．和胃二陈汤：二陈汤加干姜、砂仁。主治：咳吐稀痰，呕吐恶心，胸膈满闷者。

8．桂附二陈汤：二陈汤加肉桂、附子。（注：多数医者认为半夏反附子，但很多古方二药同用，须进一步研究。）主治：脾肾虚寒，痰水上泛，痰清稀如水，脉沉，小便不利者。

9. 连茹二陈汤：二陈汤加竹茹、黄连。主治：胆热呕甚者，热甚呕吐可再加黄芩、旋覆花。

10. 蒌贝二陈汤：二陈汤加瓜蒌、贝母。主治：咳嗽痰少，黏稠不易咯出。

11. 海蛤二陈汤：二陈汤加海蛤、海浮石。主治：老痰，胸痞坚满，腹中累累成块。

12. 二术二陈汤：二陈汤加苍术、白术。主治：呕吐清水，脾虚痰湿不运。

13. 韭汁二陈汤：二陈汤加韭汁、莱菔子、香附。主治：胁肋刺痛。

14. 皂沥二陈汤：二陈汤加皂角、白芥子、姜汁、竹沥。主治：风痰流滞经络，肢体麻木不仁或疼痛者。

15. 楂曲二陈汤：二陈汤加焦三仙。主治：二陈汤证兼有嗳腐吞酸者。

16. 芎归二陈汤：二陈汤加川芎、当归。主治：湿痰阻滞，月经不调，白带过多等。

总之，历代医家在二陈汤的基础上创立不少有效的祛痰方剂，这里不一一列举了。

痹　证

中医学的痹证，是由于风寒湿邪侵袭人体，而致气血运行不畅，引起肌肉、关节疼痛酸楚，重者还出现麻木及关节肿胀或屈伸不利等一系列症状。它包括了现代医学的风湿性关节炎、类风湿性关节炎、劳损性腰背痛、痛风、腰椎间盘突出、增生性脊椎炎、多发性神经炎、坐骨神经痛及脉管炎的早期症状等。在治疗时收效较慢。

中医对痹证的认识为，内因气血不足，营卫不调，腠里空虚，外因风寒湿邪乘虚侵袭，流于经络，以致气血闭阻不通，不通则痛。所以有人说"痹者，闭也"。大抵治法为：祛风除湿，通络散寒。以羌活、独活、薏苡仁、透骨草、伸筋草、秦艽、宽筋藤等为常用药。由于人体素质不同，或受外邪各有偏胜，所以治疗时又有所侧重。

偏于寒胜，疼痛剧烈，遇冷加重的痛痹，非平淡之药所能胜任。须用草乌、川乌辛散温通，逐风邪，除寒湿。麻黄、附子、细辛有时亦不可少。偏于湿胜，肢体肿胀重着的着痹，宜以祛湿为主。用苍术、薏苡仁、猪苓、木瓜等健脾利湿，辅以羌活、细辛等祛风药为主。偏于关节红肿热痛的热痹，宜清热利湿宣痹。其中防己、薏苡仁、蚕砂、茵陈、忍冬藤为不可少之药。对于气血亏虚之体，易受外邪侵袭。须以参、芪、归益气补血，扶正祛邪。对于肝肾亏虚，风寒内侵，筋骨酸软无力、疼痛者。常以补肝肾、强筋骨的寄生、川断、杜仲、狗脊、枸杞子为主药。对于血瘀者，活血祛瘀为其治疗大法。活络效灵丹较常用（当归、丹参，乳香、没药）。另外，亦有气郁痹痛，应在治痹证常法中加入理气解郁之品。若痹病日久，寒湿滞留于经络，可用乌蛇搜剔经络久伏之邪。至于透骨草，不论哪一类型的痹证，皆可用之，则取效更速。历节风据其症状和病机，亦属于痹证范围，亦故列入本章。

1. 风寒痹痛案

朱某，女，26岁，某庄人，1973年12月6日诊。

腿膝肿痛，喜暖怕凉，屈伸不便，病已三个月。小腹胀，食少。小孩一岁半，乳足。舌淡红，苔薄白，脉沉细。

证属：风寒痹证。

治以：祛风散寒，舒筋通络。

处方：透骨草15克，宽筋藤30克，伸筋草30克，羌活9克，川乌6克，细辛6克，防己15克，薏苡仁30克，鸡血藤15克，制草乌6克。每日一剂，水煎服。

服六剂后痛大减，膝肿已消。继续服虎潜丸三十丸，每次一丸，一日三次，遂愈。

一沤按：此案属风寒之邪侵及关节作痛，膝肿亦与寒邪相关。方中羌、辛、川、草乌驱逐风寒。透骨草、伸筋草、宽筋藤、鸡血藤舒筋通络，薏苡仁、防己利湿消肿。

2.风湿痹痛案

案一　马某，男，18岁，某村人，1973年9月29日诊。

右膝肿大疼痛，不赤不热，走路不便，约两个月。舌淡，脉缓。

证属：风湿痹证。

治以：祛湿除湿、通络止痛。

处方：苍术18克，薏苡仁30克，猪苓9克，羌活6克，细辛3克，木瓜9克，老鹳草15克，透骨草12克。取二剂，每日一剂，水煎服。

二诊（10月2日），肿渐消，痛减。原方加苍术12克、宽筋藤15克。取二剂，水煎服，每日一剂。

后又照上方服十余剂，痊愈。

一沤按：此属脾阳弱不能制湿，致湿流注关节作肿、作痛。方以薏苡仁、苍术、猪苓健脾利湿；羌活、细辛，风药胜湿；木瓜，老鹳草、透骨草、宽筋藤，通络舒筋。

案二　崔某，女，40岁，某村人，1973年8月10日诊。

两个月来，双手拇指肿痛，屈伸不利，舌淡有齿痕，苔薄白稍腻，脉滑。

证属：风湿痹证。

治以：祛风除湿通络。

处方一：伸筋草30克，功劳叶30克，老鹳草24克，薏苡仁30克，木瓜15克，丹参18克，豨莶草24克，透骨草12克。水煎服，每日一剂。

处方二：透骨草30克，细辛9克，防风15克，当归15克，刘寄奴15克。水煎外洗，每次洗40分钟，一日二次。

每三天就诊一次，共诊十余次，内服、外洗方未作大的变动，基本痊愈。

3.气血亏虚痹痛案

案一 吴某，女，56岁，某村人，1974年1月30日诊。

腰腿痛，只能弯曲走路，不能直立。少气懒言，舌质淡，脉沉细。病已三个多月。

证属：气虚血亏，经络痹阻。

治以：补气血，通经络。

处方：黄芪15克，当归9克，透骨草12克，秦艽9克，川乌6克，丹参9克，桃仁6克，鸡血藤12克，细辛3克。水煎服，每日一剂。

二诊（2月13日），服上方十二剂，痛已减。再加黄芪15克，当归3克、透骨草12克。水煎服，每日一剂。

三诊（2月21日），又服七剂，痛止，能直立走路。上方再取五剂，隔日水煎服一剂，以巩固疗效。

一沤按：患者气血亏虚，又为寒邪侵袭，用黄芪、当归补气血；川乌、细辛驱寒邪；透骨草、鸡血藤、秦艽、桃仁、丹参，养血活血通络。

案二 贺某，女，38岁，某村人，1974年10月24日诊。

腰脊痛，左腿麻木疼痛。来诊时需人扶持坐车，服下方十数剂，已能自己骑自行车来门诊矣。

证属：气血亏虚，风寒外袭

治以：益气养血、祛风散寒通络。

处方：黄芪30克，当归12克，川芎6克，桂枝9克，川乌6克，草乌6克，乌蛇6克，白芍9克，陈皮9克，伸筋草15克，透骨草15克，鹿角片12

克，葛根15克，白术12克，小红参3克。每日一剂，水煎服。共服三十余剂，痊愈。

4. 肝肾亏虚痹痛案

案一 霍某，男，43岁，某庄人，1977年1月10日诊。

腰痛牵及右腿，腰弯不敢直立，膝向内弯曲，脚跛行，已半年。食、睡均可。舌淡红，脉沉细。天津某医院诊为"腰椎骨质增生"。

证属：肝肾亏虚，更为寒袭。

治以：补肝肾，祛寒通络。

处方：小红参9克（单煎），鹿茸片1.5克（含服），黄芪30克，当归15克，秦艽18克，麻黄9克，附子9克，细辛6克，申姜30克，狗脊24克，熟地30克，川断24克，透骨草18克，乳没各9克，香附9克，鹿角胶12克，桂枝6克，阿胶24克，苁蓉15克，菟丝子15克。水煎服，每日一剂。

上方服三十剂，痛减七八，右腿膝关节已直立，脚亦不跛，腰已不弯。原方加功劳叶24克、枸杞子30克、虎骨9克，共为细末，炼蜜为丸，每丸重9克，一日三次，每次一丸，白水送服。一月后痊愈。后来，其弟也患肾亏腰痛，服此丸药亦愈。

案二 尚某，女，28岁，某庄人，1973年6月13日诊。

腰腿痛，乏力，气短，胃呆，月经量少，舌润，脉细。病已日久，中、西药用过很多，效不显著。久病缓图为宜。以丸药治之。

证属：肝肾亏虚。

治以：补益肝肾。

处方：鹿角胶15克，菟丝子30克，川断15克，杜仲15克，独活9克，炒芡实15克，寄生24克，细辛6克，附子6克，当归15克，太子参15克，草蔻9克，陈皮9克，沙苑子15克。

共为细末，炼蜜为丸，每丸9克，一次一丸，每日三次。共服丸药一个月，痊愈。

5. 表虚风寒外侵痹痛案

王某，女，44岁，某村人，1974年12月27日诊。

劳动出汗很多，休息时为凉风所袭，汗即顿止，继而右腿痛，步履艰难。舌淡，脉缓。

证属：表虚风寒外侵。

治以：益气养血，祛寒通络。

处方：黄芪24克，当归12克，羌活8克，细辛5克，牛膝9克，红花9克，鸡血藤15克，制川乌6克。取二剂，每日一剂，水煎服。

二诊（12月29日），痛减。原方加桂枝6克，又服四剂，痊愈。

一沤按：病邪尚浅，治疗及时，故六剂痊愈。

6. 气郁兼风湿痹痛案

石某，女，49岁，某村人，1976年12月19日诊。

腰及两胯下连腿膝俱痛，发重发木，时肿时消，两胁胀满，忿怒后加重，喜凉饮，纳呆，舌质正常，脉沉滑。

证属：气郁兼风湿痹证。

治以：祛风湿，舒气郁，通络止痛。

处方：青风藤12克，海风藤12克，络石藤12克，伸筋草15克，透骨草15克，老鹳草15克，薏苡仁30克，香附9克，郁金8克。取二剂，水煎服，每日一剂。

二诊（12月22日），痛减肿消，前方再加透骨草9克、老鹳草9克、宽筋藤18克。取三剂，每日一剂。

三诊（12月25日），疼痛大减，仅左腿微痛。上方加降香9克、通草5克。再取三剂，每日一剂。

前后共服十五剂，遂愈。

一沤按：此为肝气郁结，风湿侵袭经络。用青风藤、海风藤、络石藤、伸筋草、老鹳草、透骨草、宽筋藤等祛风湿，舒筋活络；香附、郁金、降香调气舒郁；薏苡仁利湿养胃。风湿祛，气郁舒而痛愈。

7. 湿热痹痛案

案一 刘某，男，16岁，某村人，1977年1月4日诊。

四肢关节痛，有灼热感，约两个月。舌红苔白腻，脉数。血沉18mm／第1小时。

证属：湿热痹证。

治以：清热除湿，通络止痛。

处方：薏苡仁30克，防己12克，老鹳草18克，透骨草12克，海风藤12克，青风藤12克，络石藤12克，路路通9克，蚕砂9克，伸筋草15。水煎服，每日一剂。

服至二十余剂，痛大减，舌现淡红，腻苔化去，脉转濡缓。继服数剂遂愈。

案二 金某，女，26岁，某庄人，1973年8月22日诊。

腰痛，痛重时转侧困难，四肢酸痛，少腹左侧时时作痛。低烧二个月。舌稍红，苔薄黄微腻，脉滑稍数。

证属：湿热痹痛。

治以：祛湿清热。

处方：防己30克，薏苡仁30克，木瓜9克，羌活9克，防风9克，海风藤18克，追追风18克，透骨草18克，老鹳草18克，苍耳子9克，丹参12克，忍冬藤30克。水煎服，每日一剂。

服五剂后，烧退痛减，又服七剂，痊愈。

案三 王某，女，22岁，某庄人，1973年8月22日诊。

四肢大关节热痛，伴有头晕，脘满纳呆，泛酸。舌淡红，苔黄稍腻，脉滑数。

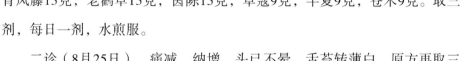

证属：湿热痹证。

治以：散风祛湿清热。

处方：薏苡仁30克，防己18克，枳壳9克，忍冬藤18克，桑枝30克，青风藤15克，老鹳草15克，茵陈15克，草蔻9克，半夏9克，苍术9克。取三剂，每日一剂，水煎服。

二诊（8月25日），痛减，纳增，头已不晕，舌苔转薄白。原方再取三剂。共服药十余剂而愈。

8. 血瘀痹痛案

案一 阎某，女，20岁，某村人，1977年1月9日诊。

右小腿肿胀疼痛二月余，月经正常，舌暗红，脉滑。

证属：血瘀痹证。

治以：活血通络止痛。

处方：当归9克，丹参30克，乳、没各9克，红花9克，青风藤12克，海风藤12克，桃仁9克，透骨草21克，老鹳草24克，防己15克，薏苡仁30克。取三剂，每日一剂，水煎服。

二诊（1月12日），腿痛大减，胃呆。再加神曲15克、炒麦芽15克。又取五剂，每日一剂。后又服五剂遂愈。

案二 崔某，女，45岁，某村人，1977年1月16日诊。

三个月来腰右下侧痛，痛重影响睡眠，经期腰痛加重。舌质略暗，脉沉弦。

证属：瘀血阻络。

治以：活血通络。

处方：当归12克，丹参12克，乳香9克，没药9克，桃仁9克，柴胡6克，羌活9克，甘草6克。水煎服，每日一剂。

服十余剂而愈。

案三 李某，女，20岁，某庄人，1977年1月11日诊。

腿痛二年多，近半年又脊背痛，拘紧发沉，气短，食可，舌淡红，脉沉滑。

证属：气虚血滞。

治以：益气行血。

处方：当归9克，丹参9克，乳香9克，没药9克，黄芪9克，葛根9克，鹿角片9克，薏苡仁15克。水煎服，每日一剂。

共服十余剂，逐渐痊愈。

一沤按：大凡治痹，久病治络，此三案均用《医学衷中参西录》的"活络效灵丹"随症加减治愈。

9.历节风

尹某，女，29岁，某村人，1978年1月23日诊。

三年来四肢关节肿痛，开始时游走不定，近半年全身各关节皆痛，夜间疼痛更甚。手指屈伸不利。口干，食可，二便正常，舌质淡红，苔薄白，脉稍弦。

证属：历节风。

治以：祛风散寒通络。

处方：透骨草18克，老鹳草18克，薏苡仁30克，防己12克，伸筋草18克，宽筋藤18克，乌蛇3克，蜈蚣1条，玉竹12克，陈皮9克，鸡血藤12克，皂刺15克。水煎服，每日一剂。

共服五十余剂，遂愈。

一沤按：历节风又名历节、白虎风、白虎历节、痛风等。其病最早载于《金匮要略·中风历节病脉证并治》。症见关节肿痛，游走不定，痛势剧烈，屈伸不利，昼轻夜重。历节是痹证的一种，有些文献将本病归属痛痹、行痹论述。

　　附记　痹证的症状为肌肉及关节疼痛，或肿痛。《内经》云："风寒湿三气杂至合而为痹。"并分析"其风气胜者为行痹，寒气胜者为痛痹，湿气胜者为著痹。"又云"病在筋，筋挛节痛，不可以行，名曰筋痹。病在肌肤，肌肤尽痛，名曰肌痹。伤于寒湿，病在骨，骨重不可举，骨髓痠痛，寒气至，名曰骨痹。"又说："卧出而风吹之，血凝于肤者为痹，凝于脉者为泣，凝于足者为厥。此三者血行而不得反其空，故为痹厥也。"张景岳引《巢氏病源》说"历节风痛是气血本虚，或因饮酒，腠里开，汗出当风所致。或因劳倦，调护不谨，以致三气之邪，偏历关节，与气血相搏，而疼痛非常，或如虎之咬，故又有白虎历节之名。"又说："大都痛痹之证，多有昼轻而夜重者。正阴邪之在阴分也。其有遇风雨阴晦而甚者，此正阴邪侮阳之证也。或得暖遇暖而甚者，此湿热伤阴之火证也。"

　　以上诸说颇能概括痹痛的所有症状，也指出其致病之原因。历节为痹证中最重的一种。今于吾人临证所见，结合前人论述，录出病例若干则。有风寒外袭者，有风湿外侵者，有气血虚而复为风寒侵袭者，有肝肾亏而更受寒者，有因劳动汗出当风而后即病者，有气郁而复感风湿者，湿热胜者有之，瘀血者间有之。除对症用药外，方中加入透骨草则取效更速。用透骨草是见到杜建诚大夫施之有效，而后才用于内服。以前只知它是外用洗涤药。如洗痈疡之"斩毒剑"即由透骨草、公英、地丁三味组成。天津一带所用为铁线透骨草，不是染指甲用的凤仙花的茎叶。上海则用凤仙花的茎叶，据云效亦同。

呃　逆

　　呃逆是气逆上冲，喉间呃呃连声，声短而频，令人不能自制的一种症状。古人又称做"哕"。此病偶然发作者，多可不药自愈。若呃逆持续不断，则须服药治疗，始能渐平。久病见此多危。《世补斋医书》将呃逆分为冷呃、热呃两种。冷呃用温开药有效，热呃治以清热药收功。

案一 陈某，男，67岁，内科住院病人，1979年5月28日邀中医会诊。

病已多日，近日忽出现呃逆。体颇弱，舌淡红，舌根苔黄，脉弦劲。

证属：热呃。

治以：清热化痰止呃。

处方：党参10克，旋覆花10克，代赭石15克，大贝10克，瓜蒌10克，郁金10克，枳壳10克，陈皮10克，半夏10克，茯苓10克，甘草10克。取一剂，水煎服。

二诊（5月29日），呃未止，昨夜呕吐清水、痰涎。上方加半夏2克、茯苓5克、砂仁8克。取一剂。

三诊（5月30日），呃止，手足胀肿。上方加薏苡仁30克、石英20克。取一剂。

四诊（6月1日），诸症减，手足肿消，呃逆未再发作。又取上方三剂，巩固疗效。

案二 陈某，男，70岁，内科住院病人，1979年12月10日邀会诊。

右侧偏瘫一年多，前天因呃逆频作而住院治疗。症见语謇，呃逆频频，流涎，喜热饮，饮不多。舌胖厚，色淡，脉弦细。

证属：冷呃。

治以：温中降逆，化痰止呃。

处方：党参10克，赭石10克，旋覆花10克，石英12克，南星8克，沉香面6克，吴茱萸6克。取一剂，水煎服。

二诊（12月11日），呃逆不少减，再取原方二剂，每日一剂，水煎服。

三诊（12月13日），呃逆减，尿少。原方加通草8克、地肤子10克，取二剂，每日一剂。

四诊（12月15日），呃逆大减，尿量增多。上方取四剂，带药出院。

五诊（12月31日），家属来说，服上药后，呃逆已止，近两天因着凉，又稍有发作。再拟上方加瓜络10克、桑枝15克，兼顾半身不遂。取三剂，每日服一剂。未再发作。

案三 王某，男，70岁，某村人，1971年12月诊。

患右侧瘫痪，语言謇涩二年，近又患温病，高烧十余日不退。气涌痰鸣，神识尚清，面赤，喜冷饮，纳极差。溲黄，便秘。从发病之日起即有呃逆，日夜不息。苔黄腻厚，脉洪大有间歇。

证属：痰热阻滞中焦。

治以：清热豁痰。

处方：瓜蒌30克，黄连9克，半夏10克，礞石6克，黄芩10克，沉香6克，菖蒲12克，郁金10克，竹沥水15毫升冲服。

每日一剂，水煎分多次缓服。服至第五剂，痰少气顺，呃发渐稀，结代脉转为流利。后以此法加减，调理至一个月遂愈。

一沤按：呃逆久病见之多愈后不良，一沤曾见某村吴某，男，六十余岁，肝癌晚期，忽发呃逆，未逾三日死亡。1961年某村苗某，男，年将七十。温病后期出现呃逆，虽经抢救，终未获效。陆久芝曰："伤寒、温热病中，哕逆则有冷、热两途，而其为病也大矣！"余师愚云："呃逆有因胃气上冲者，有因肝胆之热上逆者，有因肺气不降者。"王孟英又补充云："尚有痰阻于中者，便秘于下者。此五者皆属于实证。"

案中王叟之病即属痰阻于中，便秘于下者，幸服清热降痰药而得便通痰消呃止。

反 胃

反胃，有称胃反，古即有之。张景岳谓"反胃之病，则病于中下二焦。……所以反胃之治，宜益火之源，以助化功"。此虽含深义治无不当，但从病机分析多为气滞、痰饮瘀阻，治宜温中理气、化瘀降逆则更合契机。

案一 刘某，女，47岁，某庄人，1974年1月3日诊。

朝食夕吐，所吐为酸水及食物，吐前自觉有气从下上冲。面色青黄，舌质淡，苔涩，脉细。

证属：寒凝气滞血瘀。

治以：温中理气化瘀。

处方：半夏12克，川朴9克，党参15克，棱、莪各9克，丹参18克，白术9克，丁香6克，澄茄9克，肉桂6克。取三剂，水煎服，每日一剂。

二诊（1月11日），吐减，脘腹不舒。再加丹参12克、肉桂3克，取五剂。

三诊（2月15日），药后吐止，近几天又泛酸水，肠鸣。再拟下方：

白术9克，苍术9克，茯苓12克，半夏12克，槟榔12克，吴茱萸9克，草果仁9克，丹参30克，棱、莪各12克，党参18克。水煎服，每日一剂。

共服药十五剂，愈。后未再复发。

案二 王某，女，51岁，某庄人，1974年1月1日诊。

患者于一个月前呕吐，用温运化瘀药已愈。近几天又作，下午重。呕吐物为水及食物。吐时先觉有气由小腹上冲。背如披冰。舌质淡，苔滑腻，脉缓。

证属：气滞寒饮瘀阻。

治以：温中健脾，理气化瘀。

处方：半夏12克，苍术12克，附子6克，吴茱萸6克，茯苓12克，棱、莪各6克，丹参12克，川朴9克。取二剂，水煎服。

二诊（1月5日），家属来告，吐止背温，再取原方五剂，每日一剂。

后又服五剂，遂愈。

案三 张某，女，30岁，某村人，1963年诊。

腹痛呕吐，病起于中秋节前，来诊时已是初冬。痛在脐周，按之板硬。大便溏。所吐为水及食物，痛剧则吐更频。自述病前整日忙于劳动，常是每天早晨做出全天的饭菜，中午及晚间则吃冷饭凉菜，喝凉水。如此情况延续数月而致此病。初无所苦，偶有腹痛，并未介意。继而腹痛屡发，且加呕吐。舌淡，苔滑略腻，脉沉紧。

证属：寒积于胃，脾阳被遏。

治以：温通降逆。

处方：干姜6克，附子6克，肉桂6克，吴茱萸6克，半夏15克，苍术12克，厚朴10克，槟榔10克。水煎服，每日一剂。取二剂。

二诊，药后腹痛呕吐渐缓。上方再加丁香6克，澄茄10克，白豆蔻10克，茯苓12克，温脾化饮。干姜、附子、肉桂由6克逐渐增至12克。服二十余剂始愈。

案四 李某，女，10岁，某小学学生，1965年9月诊。

因上学常食凉饮冷，腹中绞痛，频吐清水，痛苦难堪。面青，舌淡，脉迟。半月来遍治不效。

证属：寒邪积滞。

治以：温通降逆。

处方：吴茱萸5克，干姜5克，附子5克，半夏10克，槟榔6克，甘草6克。取三剂。水煎服，每日一剂，热服。

服第一剂后，腹痛大减，吐水亦轻。服二剂，腹痛、呕吐俱止，唯腹中稍有不适。三剂后，诸症悉愈。

脘 腹 痛

昔人治脘腹痛，多用辛温流通之品。以其病因属于气滞伤食或受寒者多也。辛温可散寒，流动则取活动化滞之力，所谓"通则不通"也。此法如认证准确，类能取效。选有效病例数则，仅供参考。

案一 曹某，女，62岁，某村人，1976年6月5日诊。

胃痛一月，喜暖，纳少。心悸，失眠。两臂痛，乏力。舌淡，有齿痕，脉沉缓。

证属：心脾两虚兼郁

治以：养心温脾，兼祛风舒郁。

处方：黄芪12克，当归9克，桂枝6克，良姜6克，香附9克，羌活6克，枸杞子9克，生龙骨12克，甘草6克。取三剂。水煎服，每日一剂。

二诊（6月11日），药后诸症减。又服上方十二剂，遂愈。

案二 耿某，女，22岁，某庄人，1976年11月29日诊。

右侧脘腹痛，痛连右肩背及胁，干哕泛酸，两天前曾吐蛔虫一条。舌赤，脉滑。

证属：虫积腹痛。

治以：理气驱虫止痛。

处方：香附9克，良姜6克，半夏12克，郁金9克，使君子12克，槟榔30克，川椒9克，乌梅9克，甘草6克，金钱草12克，鹤虱9克，苦楝皮12克。取二剂，水煎服，每日一剂。

二诊（12月2日），药后便蛔虫数条，腹痛减。又服原方四剂而愈。

案三 赵某，女，35岁，某庄人，1977年10月22日诊。

胃剧痛，按之更甚，已三天。便薄，口苦。舌苔白，微腻，脉沉滑。

证属：气滞血瘀。

治以：理气化郁活血。

处方：香附9克，郁金9克，桃仁9克，红花9克，没药6克，甘松9克，丹参9克，蒲黄9克，五灵脂9克，甘草6克。取一剂，水煎服。

二诊（10月23日），胃痛减，右侧胸胁痛。上方加降香9克，取一剂。后又服二剂遂愈。

一沤按：上三案，案一为脾虚；案二为蛔虫所致；案三为气滞血瘀。病机不同，治法各异。

案四 张某，女，55岁，某村人，1981年8月19日诊。

胃脘痛，拒按。自述痛重时上腹有硬块。恶食嘈杂，怕凉。已二个月。舌淡，苔白。脉滑。

证属：寒凝、气郁兼食滞。

治以：温中解郁消食。

处方：香附10克，良姜6克，澄茄8克，紫苏8克，元胡10克，木香8克，槟榔10克，甘草10克。取三剂。水煎服，每日一剂。

二诊（8月22日），药后症不少减，再拟原方三剂。

三诊（8月25日），痛稍减。上方加莪术10克。又取二剂。一剂痛大减，纳增。二剂后痊愈。

案五 韩某，男，46岁，某村人，内科住院病人，1979年3月11日邀诊。胃脘痛，食甚少。住院近一月。体瘦弱，内科诊为胃溃疡，脉细，舌正。

证属：脾胃虚弱。

治以：温中健脾，佐以益胃法。

处方：党参10克，白术10克，云苓6克，甘草10克，玉竹10克，石斛10克，黑芝麻12克，肉桂4克，藿香6克，砂仁6克，甘松10克，荷叶10克，三七粉3克（冲服）。取三剂，水煎服。

二诊（3月13日），痛减，又服三剂。

三诊（3月16日），舌苔黄腻。上方去砂仁，加白蔻10克。取三剂。

四诊（3月19日），又取上方五剂。

五诊（3月24日），食欲增，舌淡红，脉沉弦。上方去茯苓、白蔻。取三剂。

六诊（4月5日），上方又服五剂，痛已止。再取上药七剂，带药出院。

一沤按：此证已治近一个月，效不显，故商于中医。中医治此亦多宗制胃酸保护溃疡。本案以四君子健脾；参以玉竹、石斛、黑芝麻润胃；复以肉桂温运；砂仁、甘松、藿香芳香止痛，醒脾开胃；三七粉活血养血，对溃疡有良效。甘味温中，少加温运，取甘能缓中之意。昔人有以炙甘草汤治腹痛者，其旨可以深思。此证经治一月多，痛不甚发，故带药出院。

案六 黄某，女，35岁，某公司工人，1968年6月2日诊。

早晨起床后胃脘痛，伴左胸胁痛。饮食无味，四肢乏力，身痠。胆虚少寐。月经量多，带下。舌少津，有齿痕，脉细。

证属：肝胃阴虚，兼心虚胆怯。

治以：养肝胃之阴，佐以宁神宣络。

处方：沙参10克，生地10克，当归10克，枸杞子10克，白芍10克，川楝子6克，丹参10克，远志6克，合欢皮10克，丝瓜络10克。水煎服，每日一剂。

五剂后痛大减。又五剂而愈。

案七 张某，男，43岁，某公司职工，1980年1月17日诊。

胃脘痛近一年，口干渴，食少无味，两眼干涩。舌红少津，无苔，脉细稍数。

证属：胃阴不足。

治以：益胃汤法。

处方：玉竹15克，沙参15克，石斛10克，生地12克，太子参15克，荷叶10克，焦楂10克，麦冬10克，白芍10克，沉香曲10克。每日一剂，水煎服。

共服药十五剂，胃痛止，口已不干，舌红转淡红，苔薄白，脉缓。

案八 张某，女，16岁，渔坝口人，1978年11月12日就诊。

患阵发性腹痛、呕吐已二年。痛作前，全身发冷。自述腹内有硬块，但按之腹虽硬板，但未触及肿物。肠鸣屡作。每二十余天发作一次。腹痛发作时，呕吐食物及绿水。不痛时如常人。身体瘦弱，精神倦怠。舌尖红，苔薄白。脉正常。

证属：饮停胃肠。

治以：温中化饮。

处方：干姜5克，细辛3克，吴茱萸5克，半夏10克，桂枝5克，白芍6克，槟榔8克，甘草5克，茯苓5克。水煎服，每日一剂。

共服七剂，痊愈。半年后随访，未再复发，体重增加，精神健旺。

一沤按：此乃寒饮蓄于肠胃，有许叔微饮癖（见《本事方》）之象。以有表寒，故吐时发冷。饮蓄久则吐。胃病及胆，故吐后带有绿沫。久吐脾伤而瘦弱，精神委顿。因家寒，未作钡餐造影。姑以上法疗之。茯苓、槟榔化饮，吴茱萸、细辛、干姜辛开，桂枝、白芍、甘草和荣。七剂遂愈。以年纪轻，无许叔微病重，故不以治许氏法与之。

案九 邵某，女，23岁，某村人，1978年6月22日诊。

从去年秋季发病，至今已半年余。呕吐溢酸，大便不整。腹胀不痛，时有肠鸣。舌正，脉缓。

证属：寒饮。

治以：温中散寒化饮。

处方：半夏10克，茯苓10克，干姜6克，吴茱萸3克，白芍10克，川连2克，槟榔6克，甘草6克。二剂吐止，又服二剂痊愈。

一沤按：证属寒饮。方以半夏止吐为主，合以干姜、吴茱萸增其散寒之力。茯苓、槟榔消水行气，川连伴吴茱萸可以制酸。

案十 赵某，女，60岁，某村人，1978年12月17日诊。

脘胀腹满，呕吐绿水，尿少，大便亦少，面浮肿，苔稍腻，脉沉滑。

证属：脾虚积饮。

治以：健脾温中化饮。

处方：厚朴10克，槟榔10克，半夏12克，枳壳10克，白术10克，草蔻6克，吴茱萸6克，茯苓15克，莪术10克，莱菔子10克，猪苓10克。取一剂，水煎服。

二诊（12月18日），药后吐止。再取上方一剂，诸症愈。

一沤按：此案属脾虚积饮，故脘腹作胀，时而呕吐，尿量减少，颜面浮肿。主以白术健脾，茯苓、猪苓消饮，半夏止吐，厚朴、槟榔、莪术、莱菔子理气化痰，吴茱萸、草蔻散寒温胃而取效。

附记 脘腹痛以气滞、受寒、伤食者较多见，古人多以良、附、香砂等温通药治之。气滞甚而延及血分者加莪术，取效颇捷。叶香岩又创养胃阴法，丰富了中医学宝库。魏柳洲擅用一贯煎治肝胃痛，然王孟英认为用此法必须以舌苔为验，舌红少苔者宜之，苔滑腻者应谨慎使用。名言高论，各有千秋，依法而用，可收奇功。

鼓 胀

鼓胀是据腹部胀大如鼓而命名。以腹部胀大，皮色苍黄，甚则腹皮脉络暴露，或胁下、腹部痞块，四肢枯瘦为主要临床特征的病证。属中医"风、劳、鼓、膈"四大顽症之一。根据其临床表现，主要类似于西医学所指的肝硬化腹水。

案一 何某，男，64岁，某庄人，1974年7月3日诊。

腹鼓大板痞，脐突，腹壁青筋暴露，右胁痛，纳少，多食则胀闷难堪。咳嗽，吐白痰，尿少色黄，舌淡，脉弦。病已一年。内科诊为肝硬化腹水，转中医治疗。

证属：脾虚湿盛。

治以：健脾渗湿。

处方：党参15克，丹参30克，茵陈12克，白术12克，枳壳9克，槟榔12克，猪苓12克，泽泻12克，杏仁12克。水煎服，每日一剂。

服十五剂，改下方：茵陈24克，板蓝根15克，党参30克，丹参60克，肉桂9克，红蔻9克，白术30克，金钱草15克，莪术9克，枳壳9克，槟榔9克，大腹皮9克，山楂12克。水煎服。

第一个月，每日一剂。一月以后隔日一剂，至9月2日腹水全消，食欲恢复正常。乃将原方改为半剂，隔一二日服一剂。十月来诊，自己感觉无任何不适。

案二 李某，男，46岁，大黄堡公社某队人。

因肝硬化腹水，脾肿大而于1973年10月6日住院，欲行脾切除手术。因腹水过多外科邀会诊：症见腹胀膨隆，脐突，腹上青筋隆起。尿量少，纳呆，稍多食则胀满不堪。舌正，脉细缓。

证属：气虚血瘀。

治以：补气化瘀。

处方：党参30克，丹参30克。水煎服，每日一剂。

另服，麝香0.15克，阿魏1.5克。共研面，装胶囊内服，分两次一日服。

二诊（10月10日），尿量增，再加丹参30克。

三诊（10月17日），腹胀大消，但觉气短。另拟下方：党参60克，鳖甲15克，菖蒲15克。水煎服，每日一剂。

麝香、阿魏仍按原量服。10天后，肿胀皆消，手术顺利，按期愈合而出院。

案三 胡某，女，64岁，杨村某街人，内科住院病人，1978年4月11日邀会诊。

一月前因腹痛、腹水而去天津某医院检查，曾抽出血性腹水，但原因未查出。体质日渐消瘦，食甚少，腹痛加重而主动要求出院。出院后来我院内科住院治疗。两次抽出血性腹水，疑为癌肿，而邀中医会诊。

症见：上腹膨大，压痛。右下腹拒按，触之有包块。语声无力，卧床不能动。尿少，便秘。脉右稍弦左滑，舌根苔腻。

证属：脾虚气滞水停。

治以：健脾理气利水。

处方：党参15克，丹参30克，猪苓10克，泽泻12克，莱菔子10克，鸡内金10克，白术10克，槟榔15克，公英30克，砂仁10克。取二剂，水煎服。

二诊（4月13日），加郁金10克，取二剂。

三诊（4月15日），不应，再加莪术12克，蚤休15克，取二剂。

四诊（4月17日），夜间不寐，再加半夏10克、薏苡仁15克，取二剂。

五诊（4月19日），大便不通，加桃仁10克、郁李仁10克，取二剂。

六诊（4月26日），半月大便未见，矢气少。右胁板硬，不能卧。脉稍缓。舌苔腻减。调整前方：

党参30克，丹参30克，鸡内金10克，白术10克，槟榔15克，莱菔子10克，郁金10克，茵陈12克，莪术10克，蚤休15克，桃仁10克，三棱10克，黄药子10克，金钱草15克，芒硝（冲）5克。取二剂。

七诊（4月27日），夜间见大便，不干。纳少，食后腹胀。上方去芒硝，加肉桂3克、焦楂12克，三剂。

八诊（5月3日），右胁痛缓。加半枝莲15克、黄芪15克、水蛭6克、土鳖虫10克、皂刺12克，去白术。每日一剂。

九诊（5月14日），胁痛大减，食欲增，大便每日一次。精神渐爽。再调整前方：

党参30克，丹参30克，黄芪25克，水蛭10克，土鳖虫10克，皂刺15

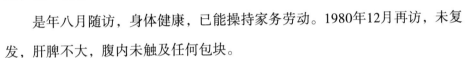

克，莱菔子10克，郁金10克，茵陈12克，棱、莪各10克，桃仁10克，黄药子10克，金钱草15克，肉桂3克，焦楂12克，半枝莲10克。水煎服，每日一剂。

十诊（5月26日），腹水已消，腹胀大减，每天能进食五两，痛亦大减，能下地活动。二便调，舌暗。仍拟扶正化瘀法治疗，至6月10日，一切临床症状消失，出院。令将上方配成蜜丸，10克重，每日二丸，服一月。

是年八月随访，身体健康，已能操持家务劳动。1980年12月再访，未复发，肝脾不大，腹内未触及任何包块。

黄　疸

黄疸也称"黄瘅"，以目黄、身黄、小便黄赤为主要症状。《素问·平人气象论》中指出："目黄者，曰黄疸。"《金匮要略》将黄疸分为黄疸、谷疸、酒疸、女劳疸、黑疸五种。元代《卫生宝鉴》根据黄疸性质分为阴证和阳证两大类，明代张景岳分为阳黄和阴黄，临床意义较大。

案一　韩某，女，27岁，南蔡村公社某大队人，1979年9月18日诊。

患者胃脘胀满，恶心，厌油腻，发热，身倦乏力，纳呆，口干，面目色黄如橘，溲黄赤，大便调。舌淡红，苔黄稍腻，脉滑。内科诊为急性传染性黄疸型肝炎，邀中医会诊。

证属：脾胃湿热。

治以：清利湿热。

处方：茵佩郁蓝汤加味。

茵陈30克，佩兰10克，郁金10克，板蓝根30克，滑石10克，槟榔10克，焦楂12克，竹茹10克。取三剂，每日一剂，水煎服。

二诊（9月22日），食欲增，脘满减，仍腹胀，胁痛。查肝功能：麝香草酚浊度实验8单位，谷丙转氨酶538单位，黄疸指数50单位。原方加郁金2克、枳壳10克、川朴10克，取五剂，每日一剂。

三诊（9月28日），诸症减轻，又连续服上方十五剂。

四诊（10月15日），黄已退净，无自觉症状，查肝功能，各项均正常。再取五剂，隔日一剂，以巩固疗效。

案二 张某，女，31岁，北蔡村公社某大队人，1980年3月18日诊。

患者面目鲜黄，尿如浓茶，身痒，发热，腹胀纳呆，厌油腻，时有恶心，周身乏力，右胁胀痛。舌略红苔黄腻，脉滑。查肝功能：谷丙转氨酶604单位，黄疸指数50单位。

证属：肝脾湿热。

治以：清热利湿退黄。

处方：茵佩郁蓝汤加味。

茵陈15克，板蓝根30克，郁金10克，佩兰10克，滑石10克，薏苡仁20克，连翘15克，槟榔10克，金钱草10克，甘草10克。取五剂，每日一剂。

复诊（3月23日），药后黄稍退，每日下午脘满较重，原方加藿香10克、陈皮12克。取七剂，每日一剂。

三诊（3月21日），诸症已消，查肝功能：谷丙转氨酶126单位，黄疸指数10单位。再取上方五剂。

四诊（4月6日），已无症状，复取药五剂。

五诊（4月17日），两次查肝功能均正常，取原方三剂配成丸药，每丸10克重，一日两丸。痊愈。

案三 王某，男，23岁，1973年2月26日诊。

口苦，右胁疼，脘满，呃逆，食少，尿黄，睛黄，脉沉缓，苔稍腻。尿胆红素（＋）。

证属：脾虚湿盛。

治以：健脾祛湿，利胆退黄。

处方：茵陈30克，郁金9克，佩兰10克，板蓝根20克，苍术15克，猪苓12克。三剂，日一剂，水煎服。

二诊（3月4日），前方又服三剂。

三诊（3月8日），腹痛，便溏，尿黄，脉缓，舌淡。

处方：茵陈30克，炒栀子9克，郁金9克，猪苓12克，藿香12克，草果9克，半夏12克，苍术15克，槟榔12克，良姜9克。三剂，日一剂，水煎服。

四诊（3月16日），已有3天食增，脘满，加川朴9克。

附记　多年来，用自订"茵佩郁蓝汤"临证加减。治疗数百例黄疸病人，治愈率达百分之九十以上，大多一个月左右即愈。方药组成：茵陈20克，佩兰10克，郁金10克，板蓝根30克。

胸满腹胀者可加入槟榔10克，焦楂10克，厚朴10克；腹满便秘者加大黄8克，栀子6克；胁痛，重用郁金，再加丹参、生麦芽；湿盛加薏苡仁20克，滑石10克；呕吐加半夏10克，竹茹10克。

阴黄者见肤色暗晦，肢体逆冷，本方加附子6克、干姜6克；小便不利加猪苓10克、泽泻10克、桂枝10克。

胆结石之黄疸，本方加金钱草、海金沙、鸡内金。

黄疸多由感受时邪，或饮食不节所引起。湿热或寒湿内阻中焦，迫使胆汁不循常道而发病。《金匮要略》说："黄家所得，从湿得之。""诸病黄家，但利其小便。"张师寿甫先生云：茵陈"善清肝胆之热，兼理肝胆之郁，热清郁开，胆汁入小肠之路毫无阻隔也。"故方中以茵陈为清热利湿退黄之主药。其动物试验亦证明有明显的利胆作用，同时增加胆汁中固体物胆酸和胆红素的排出量。板蓝根清热解毒为辅药。药理研究板蓝根有抗肝炎病毒的作用。上二药用量较大，一般20～30克，重症还可加量，小儿酌减。佩兰芳香化浊，健脾醒胃，除脘闷呕恶。郁金入肝、胆二经，行气解郁，利胆退黄，现代药理研究能促进胆汁分泌和排泄，且有轻度镇痛作用。此二药为佐使。四味共用，具有显著的清热利湿退黄作用。

眩　晕

眩晕是目眩与头晕的总称，是以头晕、眼花为主症的一类病证。《灵枢·海论》曰："髓海不足，则脑转耳鸣，胫酸眩冒，目无所见，懈怠安卧。"汉代张仲景认为痰饮是眩晕重要的发病原因。如《金匮要略·痰饮咳嗽病脉证并治》曰："心下有支饮，其人苦冒眩，泽泻汤主之。"余临证多从痰、湿、虚辨析，效著，举案如下。

1. 痰晕案

案一　刘某，女，53岁，某村人，1976年4月17日诊。

头晕旋转，如欲跌倒。胸脘满闷，呕吐恶哕，饮水、吃饭、服药都吐。起荨麻疹已十多日，在当地治疗未效，转来我院治疗。由人搀扶进诊室，动则欲呕。舌苔白腻，脉沉滑。

证属：痰浊中阻，清阳不升。

治以：健脾化痰，升清降浊。

处方：川芎9克，细辛3克，陈皮9克，半夏18克，茯苓12克，南星9克，川朴9克，薏苡仁15克，佩兰6克，石英12克，旋覆花9克。取二剂。水煎服，每日一剂。

因其饮水服药即吐，嘱将药煎成后，分五次温服，二小时一次。

二诊（4月19日），服药未吐，前药按时服完。呕吐已止，能少量进食。头晕大减，已不旋转。前方加防风6克，再进一剂。诸症俱除，又服二剂，以巩固疗效，以后未再复发。

案二 朱某，女，32岁，某村人，1976年4月11日诊。

眩晕，恶心，耳鸣，口干不思饮，纳少。面色青暗。月经正常。舌淡红，脉细。

证属：痰晕。

治以：健脾化痰，升清降浊。

处方：川芎9克，细辛3克，陈皮9克，半夏9克，茯苓9克，当归9克，菊花12克，石英12克，炒稻芽15克，甘草6克。取三剂。每日一剂，水煎服。

二诊（4月14日），家属来诉，药后无明显变化。又取原方三剂。

三诊（4月18日），自己来门诊治疗。症状已减，仅有头重，再取三剂。

后来信谓已痊愈。

一沤按：此病较轻，但病程较长。根据其眩晕恶心，仍按痰晕治疗。方药与案一略同，川芎、细辛、二陈辛温开泄化痰为主，辅以石英镇冲，当归养血和血，菊花清头目，稻芽开胃。

案三 张某，女，30岁，某厂工人，1977年5月14日诊。

头晕旋转，眼冒黑花，如欲倾跌，呕吐频作，耳鸣口苦，病已四五日，血压110/70mmHg，舌质红，苔薄白微涩，脉沉细。在某部队医院诊治，转来中医科。由人背到门诊。自述由于着急后而罹本病。

证属：痰湿阻滞，兼有肝郁。

治以：化痰解郁。

处方：川芎9克，细辛3克，陈皮9克，半夏9克，茯苓9克，南星9克，生龙骨15克，郁金9克，沉香3克，竹茹9克，甘草6克。取三剂。每日一剂，水煎服。

二诊（5月17日），头已不旋转，呕吐止。仍晕，多梦。夜间身发痒。

口苦，舌淡红，脉细。上方加石英9克，取三剂。

三诊（5月20日）：头晕已止，食增。上方加白芍9克。取三剂。

一沤按：方用半夏、陈皮、南星、川芎、细辛宣泄化痰，与上二方同。郁金、沉香、竹茹利气解郁，龙骨、石英镇静，又加白芍和肝。

案四 刘某，女，38岁，某村人，1973年9月9日诊。

半年来失眠严重，有时彻夜不眠。耳鸣，头旋，呕逆，舌苔白滑，脉虚。

证属：痰浊上扰。

治以：祛痰为主，安神为辅。

处方：化橘红9克，半夏9克，茯苓9克，南星6克，细辛4.5克，甘草6克，礞石1.5克，丹参18克，白芍9克，旋覆花9克，苍耳子9克，朱砂1.5克（冲）。水煎服，每日一剂。

一沤按：此证属痰眩而兼不寐。二陈、南星、旋覆花、礞石化痰坠痰；苍耳、细辛通阳；丹参、白芍养心敛阴；朱砂安神。十剂后，晕渐止，睡渐安。共服药三十余剂，诸症皆愈。

前人论眩晕，唯"痰晕"症见头眩、呕吐，或有耳鸣。《东医宝鉴》说，痰晕为"痰盛呕吐，头重不举。"，又"天麻半夏汤治风痰旋晕欲吐。"《鸡峰》云："头眩欲呕，心下温温胸中不利，但旋转。此由痰饮，饮聚上乘于脑，三阳之脉不得下行，盘郁于上。"综合诸说，痰晕当以眩晕，呕吐或耳鸣为主证。这四案以"芎辛导痰汤"为基础方，随症加减。芎辛导痰汤出《证治准绳》，由川芎、细辛、陈皮、茯苓、半夏、枳壳、甘草、生姜八味药组成。

2. 虚晕案

案一 田某，女，60岁，某村人，1973年6月29日诊。

眩晕、恶心已一个月，耳鸣，睡不宁。舌淡，脉沉缓。内科与五官科会诊为"梅尼埃综合征"，嘱转中医治疗。

证属：痰浊上犯。

治以：健脾化痰祛风。

处方：川芎9克，细辛3克，党参12克，白术9克，陈皮9克，半夏9克，南星9克，菖蒲9克，生龙牡各9克，全蝎3克，蔓荆子9克，甘草6克。

取十余剂，每日一剂，水煎服。药后诸症悉减。后又以上方配成散剂，每次10克，一日二次，温开水送服，遂愈。

一沤按：此案以党参、白术健脾扶正，蔓荆、全蝎散风，龙骨、牡蛎、菖蒲安神，芎辛导痰汤化痰止晕。

案二 许某，女，57岁，某村人，1973年1月22日诊。

头晕旋转，泛恶，已二个日。身疲乏力，胸闷不畅，时有嗳气。不寐，耳鸣。舌淡无苔，脉细缓。自述因着急而诱发此病。

证属：阳虚气滞。

治以：益气温阳，解郁化痰。

处方：黄芪9克，党参9克，当归9克，桂枝6克，川芎6克，柴胡6克，化橘红9克，半夏9克，南星9克，茯苓9克，生龙骨12克，木香9克，甘草6克。水煎服，每日一剂。

服十余剂，痊愈。

一沤按：气虚头晕，复因忿怒，宜解郁与补气并用。《三因》云："喜怒忧思，致脏气不行，郁而生涎，涎结为饮，随气上行，伏留阳经，亦令人眩晕，呕吐，眉目痛，眼不得开。"方中用参芪益气，当归养血，桂枝、川芎、柴胡升阳，柴胡又兼解郁；橘红、半夏、南星化痰饮；茯苓、龙骨安神；木香利气散结。

案三 于某，女，46岁，蔡村人，1974年10月20日诊。

平素体弱，生育较多，家务繁重，积日操劳，忧虑成疾，遂致头眩晕，呕逆，耳鸣不寐。多食善饥，多尿（查尿糖阴性）。齿痛，时有少量鼻衄，身浮肿。停经四个月。舌尖红，苔白薄滑腻，脉弦细。

证属：脾肾阴虚，肾阳亦虚。

治以：补肾健脾。

处方：熟地30克，山药24克，覆盆子15克，桑螵蛸15克，益智仁6克，女贞子24克，旱莲草24克，石英12克，磁石18克。水煎服，每日一剂。取三剂。

二诊（10月26日），多食多尿减，继服原方。

三诊（11月9日），月汛复至，头晕减，鼻衄止，偶有牙痛。前方加鹿角片15克、龟板12克、秋石3克、细辛3克、太子参12克。隔日一剂，水煎服。

四诊（11月22日），腰痛，头晕，尿多，牙痛皆减。多见咳嗽，出汗。饮食已正常。

另拟下方：熟地30克，桑螵蛸15克，鹿角片15克，龟板12克，秋石9克，芡实30克，肉桂6克，石英12克，果榄3克。水煎服，隔日一剂。

五诊（12月27日），诸症悉愈。遂用七宝美髯丹、大补阴丸，每日各一剂，服二周以巩固疗效。并嘱其再发头晕、牙痛，可服芎菊上清丸6克。

一沤按：《内经》云："髓海有余则轻劲多力，自过其度。髓海不足，则脑转耳鸣，胫酸眩冒，目无所见，懈怠安卧。"又云："督脉实则脊强，虚则头重高摇之。"

此患者平素肾虚，髓海不足。复有忧思，中气郁结，则眩晕必著。故首方以熟地补肾，山药补脾，覆盆、桑蛸、益智缩尿；女贞、旱莲益肾养心，磁石、石英重镇安神，旱莲且能止衄血。后加鹿角补督脉；龟板补任脉（此说见《临证指南》），秋石入肾又止衄血；细辛通少阴，止牙痛，去眩晕。第三方与上方略同，加肉桂温补肾阳，且引虚火归原；果榄清齿痛。后以美髯丹、大补阴丸作善后调理而痊愈。

3.湿晕案

案一　姬某，男，18岁，学生，1972年7月18日诊。

头重晕眩，不寐，食少，脘闷，病已一个月。舌苔白厚而腻，脉濡。

证属：湿晕。

治以：升清阳，化湿浊。

处方：川芎6克，蔓荆子9克，菊花9克，藿香9克，佩兰9克，通草6克，陈皮9克，半夏9克，薏苡仁9克，苦丁茶6克。取二剂。水煎服，每日一剂。

二诊（7月21日），头晕已减，能入睡。有腹痛。仍食少，乏力。上方稍事变通，取三剂。后又取三剂，痊愈。

一沤按：头晕重，苔白腻，脉濡，脘满纳少，是湿郁而清阳不升之象。故方以藿香、佩兰芳香化浊；通草、薏苡仁淡渗，治中上之湿；陈皮、半夏快膈化痰；半夏、薏苡仁和胃以治不寐（吴鞠通谓半夏秫米汤治失眠，如无秫米，可以薏苡仁代之），川芎、荆子、菊花苦辛轻扬，上清头目。

案二　张某，女，25岁，某村人，1973年5月25日诊。

头重眩晕，脘满呕恶，纳呆，嗳气。口中泛溢甜味。月经正常。苔白薄腻，脉沉滑。

证属：湿痰阻于中、上二焦。

治以：健脾化湿。

处方：藿香9克，佩兰9克，薏苡仁15克，通草6克，枇杷叶12克，建曲12克，香附9克，香橼12克，玫瑰花6克。水煎服，每日一剂。共服六剂。

初服三剂，头晕减，脘满略舒，口甜稍退。又服三剂，脘爽纳增，口已不甜，眩晕亦不显著，能参加生产劳动。

一沤按：叶香岩《温热论》云："舌上白苔黏腻，吐出浊厚涎沫，口必甜味也，为脾瘅病。乃湿热气聚与谷气相搏，土有余也。盈满则上泛，当用省头草（即佩兰）辛散以逐之则退。"本案口中泛甜，以佩兰为主，辅以藿香芳香辛散化湿；薏苡仁、通草淡渗利湿；杷叶清肃肺胃，降逆止呕；香附、香橼、玫瑰花、建曲辛香开结，和气快膈。

附记 《内经》云："诸风掉眩，皆属于肝。"前人多宗此说而治疗眩晕。亦有"无虚不作晕""无痰不作眩"之说。我们临床所见，以风痰上扰，气虚夹痰，痰湿中阻清阳不升及肾虚者多见。治以祛痰散风，益气化痰，健脾化湿，益肾等法，多能取效。

高 血 压

高血压是一种常见病，多属于中医学的"头痛""眩晕""肝阳""中风"等范畴。《内经》记载"诸风掉眩，皆属于肝""肾虚则头重高摇，髓海不足则脑转耳鸣"，认为本病的眩晕与肝肾有关；《千金翼方》指出"肝厥头痛，肝火厥逆，上攻头脑也""其痛必至巅顶，以肝之脉与督脉会于巅故也……，肝厥头痛必多目眩晕"，说明头痛、眩晕是肝火厥逆所致；《东垣发明》又提出本病的年龄多在四十岁以后，元气已虚，或由于喜怒忧思损伤元气，因而发病；《丹溪心法》认为"无痰不眩""无火不晕"，指出痰与火也是引起本病的一个原因。总之，其病因不外精神因素、饮食不调、内伤虚损等所引起。在各种因素的作用下，使人体阴阳消长失调，尤其是肝肾阴虚、肝阳上亢，形成上盛下虚，而见头痛头晕，耳鸣失眠等症；肾阴亏损不能上济于心而见心悸、健忘、失眠等症；病久不愈，阴损及阳，而致阴阳两虚。阳盛又可化风化火，肝风动络而致四肢麻木，甚至四肢歪斜；肝火上冲而面赤易怒；风火相煽，灼伤津液而成痰；肝阳暴亢，血随气逆，夹痰夹火，横窜经络，扰动心神，蒙蔽清窍，而发中风昏厥。具体治法及方药见附记，举几例验案如下：

案一 侯某，男，45岁，某公社职工，1975年10月诊。

患者平素血压在200/120mmHg，腰膝酸软，头晕，记忆力减退，畏寒，耳鸣，心悸，失眠多梦，性欲减退，舌淡苔白，脉细。

证属：肾阴阳两虚。

治以：助阳育阴。

方药：附子6克，肉桂6克，熟地15克，枸杞子10克，山药12克，泽泻6克，茯苓6克，丹皮6克，寄生15克，杜仲10克。

共服十二剂，血压降至160/90mmHg。

案二 刘某，女，30岁，军人家属，1978年9月14日诊。

患者头晕2年，血压170/110mmHg，口干，五心烦热，舌质红，脉细。

证属：阴虚阳亢。

治以：育阴潜阳。

方药：沙参15克，石斛10克，女贞子15克，旱莲草15克，白芍10克，象牙屑10克，生龙齿15克，草决明20克，白蒺藜12克，炒稻芽15克。取三剂，每日一剂，水煎服。

二诊（9月16日），血压140/90mmHg，头晕稍减，加钩藤10克，取三剂。

三诊（9月20日），血压140/90mmHg，脉弦细，舌边有齿痕，苔微黄，原方加菊花15克、炒栀子9克、磁石15克。取三剂。

后又服三剂，血压维持在血压140/90mmHg左右。

案三 男，50岁，解放军干部，1970年8月诊。

患者半身不遂二年，胆固醇高至380mg%，脉弦，单用下方降胆固醇：焦山楂15克，茺蔚子15克，功劳叶15克，夏枯草10克。共服60余剂，胆固醇降至170mg%，其他症状症状也有所减轻。

附记 我根据自己临证体会，常辨证分型如下：

1. **阴虚阳亢**　此型最为常见，主要表现为头晕头痛，头晕脚轻，耳鸣健忘，五心烦热，心悸失眠，舌质红，苔薄白，脉弦细而数。

治法：育阴潜阳。

方药：大补阴丸及二至丸加减。熟地15克，知母10克，黄柏8克，龟板15克，女贞子15克，旱莲草15克，龙齿15克。

2. **阴阳两虚**　主要表现为眩晕头痛，耳鸣心悸，行动气急，腰酸腿软，失眠多梦，夜间多尿，筋惕肉瞤，舌淡苔白，脉弦细。

治法：助阳育阴。

方药：金匮肾气丸加减。熟地20克，泽泻10克，山萸肉10克，丹皮10克，茯苓10克，肉桂6克，附子6克（无山茱萸可用枸杞子或五味子代之）。

3. **阴血不足**　多见于产后高血压，主要表现为头晕，心慌，面色萎黄，周身乏力，唇甲色淡，舌质淡，脉细弱。有些患者只表现血压高，乳少，舌淡，脉细等。

治法：养血育阴。

方药：二至丸合四物汤加减。女贞子18克，旱莲草18克，熟地15克，当归10克，白芍12克，沙参15克，龟板15克，阿胶10克，茺蔚子15克，夏枯草10克。

4. **痰湿壅盛**　主要表现为头晕，头痛，头重，胸闷，心悸，食少，呕恶痰涎，苔白腻，脉滑。

治法：祛痰化湿。

方药：芎辛导痰汤。川芎6克，细辛3克，陈皮10克，半夏10克，茯苓10克，甘草10克，胆星4克，枳实8克。

5. **肝火亢盛型**　主要表现为头晕头痛，急躁易怒，面红目赤，口苦，惊悸，便秘，尿赤，苔黄干糙，脉弦等。

治法：平肝泻火。

方药：镇肝息风汤。牛膝10克，生龙骨15克，生白芍10克，天冬10克，生麦芽10克，生赭石12克，生牡蛎15克，元参10克，川楝子10克，青蒿10克，甘草10克。

加减应用：

（1）以上各型宜随症加减。仅供参考。

（2）只要治疗得法，初期高血压和产后高血压大部分可以治愈。中期高血压亦有一部分治愈，大部分可临床症状缓解，继发性高血压需结合原发病治疗。

（3）高血压顽固不退者，宜加生龙骨30克、珍珠母30克、菊花15克、白蒺藜12克、钩藤12克；胆固醇高可加功劳叶12克、茺蔚子15克、夏枯草10克、焦山楂15克；脉压差小者可加生地15克、山楂15克、丹参15克；动脉硬化明显者可加龟板15克、枸杞子15克、天冬12克。

补肾法治验

肾为先天之本，五脏六腑皆养给于肾，人体脏腑、四肢百骸的正常活动，无不赖此为动力，以此为源泉。《难经》云："脐下肾间动气者，人之生命也，十二经之根本也。"《素问·上古天真论》曰："肾脏衰，五脏皆极。"所以，补肾法是补虚中治病求本的一个主要方法。

补肾法临床运用很广，这里举一些案例以说明：

1. 急性肾小球肾炎

杜某，男，49岁，杨村某街人，1979年5月11日诊。

病人患急性肾小球肾炎一月余，由内科转中医治疗。现症为面色少华，倦怠乏力，心烦少寐，腰背痛，下肢痿软，足腕稍肿，舌胖有齿痕，脉细无力。

化验室检查：尿常规示白细胞2～3/HP，红细胞2～3/HP，蛋白（＋）。

证属：肾虚兼血虚。

治以：益肾养血。

处方：女贞子15克，旱莲草15克，沙参20克，白茅根15克，沙苑子15克，阿胶10克，石韦12克，益母草15克。取一剂，水煎服。

二诊（5月12日），腰酸略轻，他症不减，加菖蒲10克，取一剂。

三诊（5月13日），腰背痠，发沉。原方加鹿角片12克、枸杞子10克。取三剂，每日一剂。

四诊（5月17日），诸症皆减，口鼻发干，上方加沙参5克，取三剂，每日一剂。

五诊（5月20日），查尿常规（－），腰背已不痛，但觉乏力，原方加肉苁蓉10克，连服10剂。三次查尿常规均正常，随访一个月未反复。

一沤按：急性肾小球肾炎后期多见肾虚证，须益肾养血善其后。黄芪、山萸、山药可降尿蛋白；旱莲草、小蓟可治疗尿中红细胞；腰膝酸软者可用鹿角片、阿胶以补精益髓。本患者腰背痠重，几次服药未见显效，加鹿角片三剂后而病情大有转机，又十剂而愈。鹿角片能通督阳，鼓舞肾气。

2. 慢性肾小球肾炎

崔某，女，37岁，杨村公社某大队人，1972年11月14日诊。

患者水肿，腰痛七个月，面色浮黄，气短乏力，畏寒肢冷，口干，舌淡红，脉细。尿常规化验：蛋白（++），红细胞0～2/HP，有颗粒管型。西医诊断：慢性肾小球肾炎。

证属：肾阴阳两虚，阳不化水。

治以：补肾益精，温阳化水。

处方：熟地15克，何首乌15克，枸杞子12克，菟丝子12克，女贞子15克，旱莲草15克，益母草20克，阿胶9克，山药9克，茯苓10克，草蔻10克，陈皮10克，川柏5克，肉桂6克，附子6克。

连服五剂，腰痛减，水肿渐消。其病程较长，需缓缓图治，上方配成丸药，蜜丸十克重，每日三次，每次一丸，共服三个月。查尿常规（－），现已参加劳动，未再复发。

3. 尿浊

王某，男，33岁，某大队社员，1972年11月22日诊。

两个月来，每天下午尿后混浊，腰痠腿软，疲乏无力，小便不爽，下腹发凉，舌淡，脉弱。病属尿浊。

证属：肾气不足，下元虚寒。

治以：补肾兼以清利。

处方：萆薢15克，芡实18克，龙骨15克，胡芦巴10克，金樱子12克，连翘12克，山药15克，五倍子9克，泽泻6克。取二剂，每日一剂，水煎服。

二诊（11月27日），病情无明显变化，上方去胡芦巴、连翘、泽泻，加金樱子6克、菟丝子15克、云苓6克、补骨脂10克，取二剂，每日一剂。

三诊（11月30日），尿浊已止，仍腰痛。

处方：菟丝子12克，覆盆子12克，金樱子15克，芡实15克，萆薢12克，五倍子10克，补骨脂10克，泽泻6克，分心木10克。三剂遂愈。

一沤按：尿浊一证，除肾虚外，还有因脾胃湿热，下注膀胱者，治宜健脾化湿清热；有因脾虚气陷，精微下注者，治宜益气升清。临证时应审证用药。

4. 慢性前列腺炎、前列腺肥大

平某，男，57岁，大碱厂公社某大队人，1976年11月29日诊。

患者半月来小便不畅，近三天排尿困难，滴沥难出，小腹痛胀难耐，排尿无力。面色少华，腰膝酸软，舌淡脉弱。外科诊为慢性前列腺炎、前列腺肥大。

证属：肾阳亏虚。

治以：温肾助阳。

处方：熟地30克，枸杞子15克，肉苁蓉12克，附子6克，肉桂6克，地肤子12克，威灵仙9克，太子参15克。取三剂，水煎服，每日一剂。

二诊（12月3日），服药后，尿渐通畅。仍取原方三剂，排尿正常。

一沤按：《素问·宣明五气论》篇曰："膀胱不利为癃，不约为遗溺。"《张氏医通》曰："癃者，久病，为溺癃淋沥，点滴而出，一日数十次。"本案患者年过七八，肾气已虚，膀胱开阖失司，小便不能排出。此证诊断要点在腰膝酸软，面色少华，小便排出无力，舌淡脉弱。

5. 遗尿症

杨某，女，14岁，1978年9月21日诊。

患儿自懂事以来，每夜尿床一至二次，面色㿠白，两尺脉弱。

证属：肾气虚弱。

治以：补肾缩尿。

处方：桑螵蛸15克，覆盆子15克，熟地15克，山药10克，附子3克，远志3克，益智仁3克。共服药九剂，随访，已愈。

6. 糖尿病

刘某，男，46岁，县某局职工，1978年10月14日诊。

患者近半年来多食、多尿，身体肥胖，周身乏力，腰膝酸软，口干渴，舌红无苔少津，脉细。化验室检查：糖尿（+++），空腹血糖300mg%。西医诊为糖尿病，中医诊为：消渴。

证属：肾阴虚。

治以：益肾养阴。

处方：何首乌20克，黄精15克，山药10克，熟地30克，山萸肉10克，肉桂3克，朝参5克，麦冬15克，桑螵蛸12克，覆盆子12克，益智仁5克。

共服药四十余剂，三次查尿糖阴性，症状消失。后为巩固疗效，加金樱子、五味子，配成水丸，每次十克，一日二次，连服三个月。

一沤按：本案以肾阴虚为主，方中多用益肾养阴药。《石室秘录》曰："消渴之证虽为上、中、下，而肾以致渴，则无不同也。故治消之法，以治肾为主，不必问其上、中、下之消也。"方中用人参、肉桂，盖仿景岳"善补阴者，必于阳中求阴，则阴得阳升而泉源不竭"也。治疗消渴病，于补肾剂中，加入桑蛸、覆盆、金樱、五味等涩敛缩泉之品，疗效更好。

7. 不育症

杨某，男，18岁，河北屯公社某大队人，1973年4月19日诊。

结婚同居四年未育，腰痛，小腹冷痛，喜暖，舌淡，脉细。女方检查正常。化验精液，精虫活力差，成活率百分之三十，形态不正常较多，每个高倍视野三十个左右。

证属：肾阳不足。

治以：温补肾阳。

处方：鹿角片30克，海马9克，仙茅15克，仙灵脾30克，肉桂9克，附子9克，菟丝子30克，枸杞子30克，太子参30克，沙苑子24克，乌药12克，补骨脂9克，橘核12克。

上药共为细末，炼蜜为丸，每丸10克重，每天一丸，服药五个月复查，精虫活动较活跃，成活率百分之五十以上，继续服药半年后其妻怀孕。

8. 阳痿

齐某，男，32岁，某村人，1971年9月10诊。

阳痿，早泄，少寐，心烦，头痛，口渴，舌红，脉虚弦。

证属：心肾两虚。

治以：补肾养心。

处方：熟地15克，山药12克，鹿角片9克，龟板12克，肉苁蓉9克，蔓荆子9克，生龙骨12克，生牡蛎12克，元参6克，炒枣仁9克，远志4克。取五剂，每日一剂，水煎服。

一沤按：本案由于思虑过度，损伤心肾，而见阳痿、早泄、少寐、心烦诸症。治以益肾固肾、养心安神。方中熟地、山药、龟板、元参滋补肾阴。鹿角片、肉苁蓉益肾助阳，两药性较温和，不致造成相火妄动之弊。龙骨、牡蛎安神固精。枣仁养心安神，远志交心肾。五剂而愈。

9. 十二指肠球部溃疡

阎某，女，24岁，拾棉庄公社某大队人，1973年6月12日诊。

两年来右上腹痛，饭前较重，食后稍缓，喜按，喜暖，口泛清水，面色萎黄，畏寒肢冷，腰膝酸软，大便溏，舌淡胖，脉细无力。X线钡餐造影诊断为十二指肠球部溃疡。

证属：脾肾两虚。

治以：补肾健脾。

处方：熟地18克，枸杞子12克，肉桂6克，党参12克，白术9克，黄芪12克，当归12克，草蔻9克。取三剂，每日一剂，水煎服。

二诊（6月15日），药后痛减，四肢觉温，清水已止，复取三剂。

三诊（6月20日），症状已消失。原方三剂共为细面，炼蜜为丸，每丸10克，每日二次，一次一丸。一个月后，X线造影，已愈。

一沤按：胃及十二指肠溃疡以气滞、郁热、虚寒、瘀血等为多。肾虚者少见。本案为脾虚及肾，方中以熟地、枸杞子、肉桂益肾温阳，参、术、芪健脾益气，当归和血，草蔻醒脾和胃，一月而病瘥。

10. 高血压

汪某，男，47岁，机场干部，1979年3月15日诊。

自述患高血压七年，现头晕，失眠，两腿酸软，腰背发凉，小便清长，语言无力。舌淡有齿痕，苔薄白微黄，脉细弱。血压170/110mmHg。

处方：鹿角片10克，寄生15克，川断10克，沙苑子10克，何首乌15克，阿胶8克，白芍10克，龙骨15克，独活10克，磁石10克。取三剂，每日一剂，水煎服。

二诊（3月19日），腰痛发凉好转，血压142/98mmHg。病有转机，上方再加胡芦巴8克，取三剂。

三诊（3月22日），睡眠好，上方加菟丝子10克，取五服。

四诊（3月27日），症状消失，血压血压134/96mmHg。

食欲稍差。上方再加龟板10克、草蔻3克、石英12克，取五剂，后又取五剂。血压维持在130/90mmHg上下，精神振作，已恢复正常工作。

一沤按：本案患者属肾阳不足，方中鹿角、川断、寄生、沙苑子、石英、菟丝子补肾阳，阿胶、白芍、首乌、龟板益肾阴，此仿景岳"善补阳者，必于阴中求阳，则阳得阴助而生化无穷"之意。

11. 失眠

郭某，男，32岁，农场公社某大队人，1970年3月31日诊。

两个月来失眠，神疲健忘，头晕耳鸣，腰痠腿软，心烦，手足心热，饮食，二便如常，舌红少苔，脉弦细。

证属：心肾阴虚，心肾不交。

治以：育阴潜阳，交通心肾。

处方：熟地12克，枸杞子9克，龟板15克，五味子6克，麦冬9克，生龙骨18克，菖蒲9克，磁石18克，合欢花9克，半夏6克，薏苡仁9克。取二剂，每日一剂，水煎服。

二诊（4月2日），药后睡眠好转，心烦已去，再取三剂，每日一剂，水煎服。

三诊（4月5日），诸症大减，又按原方连续服十余剂。

一沤按：本案治疗重点在于滋肾养阴，水火既济，诸症遂愈。

12. 更年期综合征

于某，女，48岁，某大队人，1974年10月20日诊。

患者多尿，浮肿，眩晕耳鸣，心烦，鼻衄，齿痛，多食善饥，时有恶心呕吐。月经近一年前后不定,闭经已四个月。舌尖红,脉弦细。化验室检查:妊娠试验(-),尿糖(-)。内科、妇科会诊为更年期综合征。

证属:肾气不固兼有阴虚。

治以:益肾养阴缩尿。

处方:熟地30克,山药24克,女贞子24克,旱莲草24克,益智仁6克,覆盆子15克,桑螵蛸15克,紫石英12克。取二剂,水煎服,每日一剂。

二诊(10月26日),多食稍减,尿量亦减,上方再加女贞、旱莲各6克,鳖甲9克,取三剂。

三诊(11月9日),鼻衄、齿痛不减,上方再加鹿角片15克、龟板12克、秋石6克、细辛3克、太子参12克,取三剂。

四诊(11月14日),头晕减,肿大消,食量近正常。月经已见,量少,小腹痛。再加坤草9克、元胡9克,取二剂。

五诊(11月22日),腰痛,头又晕,右侧牙痛,鼻少量出血,尿量仍多,舌淡红,脉细。

另开处方:熟地30克,桑螵蛸15克,鹿角片18克,龟板12克,太子参15克,秋石6克,果榄6克,芡实30克,肉桂6克,紫石英12克。取三剂。

六诊(11月27日),诸症减,上方加细辛3克、百合15克、银花15克,取五剂。

七诊(12月7日),头已不晕,牙痛、鼻衄止,食量、尿量正常。再取丸药七宝美髯丹、大补阴丸、芎菊上清丸,每日各1丸,缓缓图治。一个月后,痊愈。

13. 低血压

崔某,女,38岁,泗村店公社某大队人,1979年3月1日诊。

患者两个月来头晕,有时昏倒,腰及后背痠痛,手足肿,纳呆。二便正常,月经迟期三天,带下量多清稀无味。舌淡脉细。自述平时血压

80~90/60mmHg。

证属：肾阴阳两虚。

治以：育阴扶阳。

处方：鹿角片12克，川断12克，菟丝子12克，山药15克，芡实20克，金樱子15克，丹参10克，郁金10克，寄生20克，独活10克。取三剂，水煎服，每日一剂。

二诊（3月4日），药后纳增，但食后胀满，头晕减，血压100/70mmHg，上方加炒麦、曲各15克，取五剂。嘱其每天测血压一次。

三诊（3月9日），近几天血压100～120/70mmHg，腰背疲痛大见好转，手足肿消，白带止。用上方轧面配成9克蜜丸，每次1丸，日三次，服药一月而愈。

14. 肺源性心脏病

田某，男，47岁，杨村某街人，1979年2月14日诊。

患者素有慢性气管炎二十余年，十天前因外感咳嗽加重，合并右心衰竭，住院治疗。

症见：神呆少语，面色晦暗，咳喘倚息，呼多吸少，动作缓慢，反应迟钝，颈部粗筋暴露，舌紫暗，脉右弦左滑无力。本病为素有伏饮，又患新感，引动内邪而发本病。

证属：肾虚兼痰瘀。

治以：助肾纳气，兼活血化痰开窍。

处方：熟地20克，附子4克，菖蒲10克，细辛2克，南星3克，远志4克，茺蔚子10克，丹参10克，太子参15克。取二剂，水煎服。

二诊（2月16日），服第一剂药后，患者精神渐爽，喘息大减。第二剂后，自己能下地活动，食欲增，又继续服原方五剂，病情基本缓解而出院。

15. 腰肌劳损

李某，女，41岁，双树公社某大队人，1979年4月26日诊。

腰痛十余年，倦怠乏力，口干，食欲好，二便调，月经正常，无带下。舌质稍红，脉细。外科诊为腰肌劳损。证属肾阴不足，以六味地黄汤加减。

证属：肾阴不足。

治以：滋补肾阴。

处方：山药12克，熟地15克，枸杞子12克，丹皮6克，泽泻10克，茯苓6克，乳香8克，没药8克，鹿角片10克，葛根10克，草蔻6克。每日一剂，连服二十剂。

二诊（5月17日），腰痛大减，两下肢酸软疼痛，上方加秦艽10克，每日一剂，连服十剂而愈。

16. 足跟痛

袁某，女，30岁，天津北郊某大队人，1973年4月19日诊。

两足跟痛半年，头晕，少寐，多梦，听力差。食后胀满，舌质淡，脉细。

证属：阴虚阳亢。

治以：滋阴潜阳。

处方：熟地12克，申姜12克，枸杞子9克，山药9克，菖蒲9克，砂仁9克，菊花9克，龙骨12克。每日一剂，水煎服。

二诊（5月25日），上方服三十余剂，头晕大减，听力增，睡眠好转，饮食正常，足跟痛略减。上方去龙骨、菊花，又服十五剂，足跟痛基本消失。

一沤按：足少阴肾经起于足趾下面，斜向足心和内踝下方，沿下肢内侧后缘上行，贯脊，入属于肾，络膀胱。肾虚可出现下肢痿软、足跟痛等症。

17. 颈椎增生

李某，女，45岁，本院职工，1978年11月23日诊。

头项强痛一月，不能转侧，痛连后背，腰腿酸软，肢冷畏寒，舌淡脉弱。X线拍片诊为颈椎增生。

证属：肾阴阳两虚。

治以：益阴扶阳，兼以活络。

处方：鹿角片12克，狗脊12克，申姜12克，川断12克，独活8克，寄生15克，菟丝子12克，胡芦巴8克，鸡血藤10克，丹参10克，砂仁6克，麦冬10克。

连服十余剂，颈项活动自如。以后每着凉后觉颈项不适，服二至三剂，症状可显著缓解。

18. 牙痛

朱某，女，48岁，南蔡村公社某大队人，1974年5月28日诊。

患者牙痛一年，牙齿松动，齿龈肿，舌红，脉细。

证属：阴虚火旺。

治以：滋阴清火。

处方：生地24克，熟地24克，申姜30克，女贞子30克，谷精草9克，元参12克，果榄6克，细辛3克，炒谷、稻芽各12克。取二剂，每日一剂。

二诊（5月30日），牙痛稍减，上方再加生地9克、熟地9克、细辛3克、秋石6克，取二剂，每日一剂。

三诊（6月2日），患者女儿来门诊说牙痛已大减，又取二剂。后来随访，病人已愈。

一沤按：肾主骨，齿为骨之余，肾虚则可见牙齿疼痛松动，有时甚至脱落。本患者牙齿疼痛，一年来经多种方法治疗不效，今用补肾法而获愈。

19. 视弱

谭某，女，31岁，杨村公社某大队人，1973年3月7日诊。

患者十多天来，每于傍晚视物不清，平素腰背疲痛，舌红脉细。眼科检查：眼底正常。

证属：肾精不足，目失所养。

治以：益肾明目。

处方：菊花9克，枸杞子12克，石斛12克，熟地18克，楮实子16克，沙苑子12克，磁石9克，当归9克。

五剂后，视物正常，唯腰背酸痛，再与益肾丸、杞菊地黄丸，每日各二丸，三十天痊愈。

20. 先兆流产

魏某，女，25岁，县招待所职工，1973年9月25日诊。

患者妊娠七个月，因闪挫而腰痛，腹坠，阴道出血二天。舌红，脉稍数。

证属：心肾两虚。

治以：益肾健脾。

处方：寄生12克，菟丝子12克，杜仲炭12克，川断9克，阿胶9克，生地9克，党参12克，草蔻3克。取二剂，每日一剂。

二诊（9月27日），昨日下午血止，脉已不数。上方加山药12克，连服三剂，症状全无。到十一月下旬顺产一男孩。

一沤按：胎漏一证，无论月份大小，漏血不止而脉数者，难保。若药后漏血虽未止但脉数转缓者为有望。血止脉缓则胎固无忧。保胎之法很多，但总以固肾为主，因肾主系胎，肾虚则胎元不固。

21. 带下

赵某，女，42岁，大孟庄公社某大队人，1973年7月5日诊。

患者带下清稀，量多无味，腰痛，周身乏力，心悸，胃脘绵绵作痛，脉细。

证属：肾阳不足，带脉失约。

治以：助肾止带。

处方：沙苑子12克，鹿角霜12克，枸杞子12克，芡实15克，金樱子15克，菖蒲9克，香橼9克，白芍12克。取三剂，每日一剂。

二诊（7月12日），带稍减。仍拟原方。连服十二剂，腰痛、带下皆愈。

22. 月经过多

王某，女，25岁，杨村某街人，1970年12月30日诊。

月经持续二十天未净，腰膝酸软，畏寒肢冷，面色无华，下肢稍肿，便溏，一日三次。舌淡脉细。

证属：脾肾阳虚，冲任不固。

治以：助肾补脾，固冲止血。

处方：补骨脂6克，旱莲草12克，生山药18克，阿胶6克，海螵蛸12克，茜草炭6克，芡实15克，草蔻6克。

水煎服，每日一剂，连服五剂，血止。大便每日一至二次，手足渐温，又以助肾健脾法投以四神丸、参苓白术丸，每日各一剂，一月而愈。

23. 慢性痢疾

石某，女，31岁，大黄堡公社某大队人，1971年9月1日诊。

下利一年，晨起大便溏薄，呕吐，气短，舌淡，脉沉细。内科诊为慢性痢疾。

证属：脾肾阳虚。

治以：健脾助肾。

处方：申姜12克，补骨脂9克，肉豆蔻9克，吴茱萸6克，山药15克，白术9克，半夏6克。取二剂，水煎服。

二诊（9月6日），呕吐稍减，上方加五味子6克、菟丝子12克。取二剂，水煎服。

三诊（9月8日），呕吐偶见，他症亦有好转。上方配9克蜜丸，每日三次，每次一丸，连服三个月。后随访已愈。

24. 手足搐搦

王某，女，28岁，杨村某厂工人，1972年4月1日诊。

流产后一周，手足搐搦，面色无华，舌淡，脉微细。

证属：血虚阴虚风动。

治以：益肾养血。

处方：熟地15克，枸杞子12克，菟丝子12克，功劳叶9克，党参18克，当归12克，阿胶9克，桂圆肉12克，秦艽9克，草蔻6克。取三剂，每日一剂，水煎服。

二诊（4月4日），手足搐搦稍好转，上方加鹿角胶9克，再加熟地15克、党参12克、阿胶6克，每天一剂，连服十二剂而愈。

一沤按：肾主系胎，流产伤肾，水不涵木，以致肝风内动，手足搐搦，治以益肾养血获效。

附记 补肾法临证验案很多，分于各病种中，如失音案中，滑胎案中，乳少案皆有用补肾法而治愈者，另有一些验案虽用补肾法而治愈，但因年久医案丢失或记载不详细者，不予载入。补肾法为临证常用，医者需细心体会学习，方能灵活运用。

临证上，根据我运用补肾法的体会，提出温肾、助肾、益肾、固肾、纳肾气、滋肾、回阳等七种治法。

1. 温肾　适用于肾阳不足，症见形寒肢冷，腰膝酸软，阳痿不举及肾虚水泛。常用药：附子、胡芦巴、肉桂、茴香、巴戟天、仙灵脾。

2. 助肾　用于肾气不足，症见腰膝酸软，周身乏力，精神不振，遗尿等。常用药：益智仁、杜仲、川断、胡桃肉、狗脊、鹿角片。

3. 益肾　适用于肾阴阳两虚，症见头晕，耳鸣，脱发，齿摇，不育等。常用药：菟丝子、沙苑子、紫河车、冬虫夏草。

4. 固肾　适用于肾气不固，症见遗精，遗尿，带下，大便滑脱不禁等。常用药：芡实、金樱子、煅龙骨、煅牡蛎、莲子、山萸。

5. 纳肾气　用于肾不纳气，症见咳喘倚息，呼多吸少等。常用药：补骨脂、石英、胡桃肉、蛤蚧、龙骨、黑锡丹。

6. 滋肾　用于肾阴不足，症见腰膝酸软，头晕，健忘，五心烦热，盗汗，颧红，咽干，舌红少苔，脉细数。常用药：二地、二冬、知母、枸杞子、龟板、鳖甲、黑芝麻、女贞子。

7. 回阳　适于真阳暴脱，大汗淋漓，四肢厥逆，脉微欲绝。常用药：附子、葱白、干姜、人参。

癫 狂 痫

癫、狂、痫在《医宗金鉴·杂病心法要诀》一篇中，并列之，因治疗用药法大体相同。癫狂即今之"精神分裂症"；痫即今之"癫痫"。

狂则妄言妄为，甚或见闻皆妄，逾垣上屋，登高而歌，弃衣奔走，目瞪不瞬，无所畏惧，妄言叫骂，不识亲疏，甚或狂妄欲杀，夜不多寐，自高贤，自歌乐。癫则沉默嗔忿，悒悒不乐，变易常情，精神呆痴，言语不伦，睡如平时。即躁动者为狂，沉默者为癫。病因多由七情郁结，所愿不遂。本《内经》"诸躁狂越，皆属于火"之说，治疗宜泄肝清心，舒郁攻痰。

痫之发，猝然倒地，不省高下，胸背强直，手足搐搦，口眼相引，或口眼歪斜，叫吼吐沫。抽搐时间多少不等。病因为痰、火、气、惊。治疗宜化痰、清火、理气、定惊。

以上所记症状，不一定都出现在一个患者身上，因为病势有轻有重。《金鉴》还提出治法，癫、狂、痫可以一样，但治痫药的用量宜比治狂的药轻。这还要看患者的体质虚实和病程的长短。我们所治几例，癫狂以礞石滚痰丸为主，痫以白金丸为主。

案一　韩某，女，20岁，某大队人，1972年4月13日诊。

躁扰不宁，语声高亢，语无伦次，不寐，不食，不饥，脉弦滑，面赤，舌赤。病已一周。

证属：心肝火盛，痰蒙清窍。

治以：清肝泻火，化痰开窍。

处方：礞石18克，大黄15克，枳实9克，沉香6克，赭石18克，胆草9克，莲心9克，菖蒲9克，郁金9克，香附9克，半夏9克，黄芩9克，白芍12克，甘草6克。

每日一剂，服五剂后，症状减轻，二十余剂，痊愈，未复发。

案二 杨某，女，27岁，某村人，1973年3月17日诊。

头晕，少寐，躁动多言，语言错乱，口苦，舌边尖赤，苔薄黄腻，脉滑。

证属：痰壅气郁，犯扰心神。

治以：化痰开郁，镇静安神。

处方：赭石24克，礞石24克，菖蒲9克，郁金9克，炒栀子9克，竺黄6克，丹参9克，川楝子9克，白芍12克，白蒺藜12克，甘草6克。服二剂。水煎服，每日一剂。

3月21日二诊，加代赭石6克、礞石6克、丹参15克、灯心1.5克，三剂。

三诊（4月2日），诸症皆减，又服五剂。后随访，近几年未复发。

案三 董某，女，37岁，某村人，1972年8月17日诊。

一个月来，少寐多语，语言错乱，喋喋不休。舌苔厚腻微黄，脉沉滑。畏服汤剂。姑以丸剂图之。

证属：痰热上扰。

治以：清热化痰。

处方：礞石滚痰丸、二陈丸每天各服一剂，连服五天。

二诊（8月22日），照服前药五天。

三诊（8月27日），说话减少，睡眠渐多，照服前药五天。

四诊（9月1日），诸症都愈，微有头痛，恶心。

处方：二陈丸，磁朱丸，每天各服一剂，服五天。

一沤按：上三案患者，案一、二属于狂，案三属于癫。案一攻痰用礞石滚痰丸原方，配以菖蒲、郁金开窍，赭石、半夏、香附、黄芩、胆草、莲心镇肝降逆，泻心肝火；白芍、甘草缓急。案二用赭石、栀子、川楝子、丹参、白芍、蒺藜镇逆清心，泻肝火。礞石、半夏、菖蒲、郁金、竺黄开窍坠痰。案三症状轻，但畏服汤药。遂以二陈丸、滚痰丸泻痰。继以二陈丸化痰，磁朱丸镇静。此外还有几案，治疗用药略同。唯如《续名医类案》所载孙文垣治吴某，张路玉治黄文学之癫狂，都用补剂收功，一沤则未有体验。

案四　荆某，男，26岁，某村人，1977年8月3日诊。

从七月患癫痫，每二至十天发作一次，病将作时，二目上吊，旋即抽搐振掉，神识不清，多在夜晚发作。平时多梦易惊，大便干，舌淡红，脉沉滑。

证属：痰火扰心。

治以：清心化痰。

处方：白芍30克，胆星3克，菖蒲9克，郁金12克，明矾4.5克，半夏9克，莲心6克，丹参12克，甘草6克，磁石12克，赭石15克，莱菔子10克，朱砂3克（冲），礞石滚痰丸一剂入煎。水煎服，隔日一剂。

二诊（9月10日），发作渐稀，以上方配成散剂，每次3克，一日二次。

三诊（10月31日），从9月3日至10月31日，已近两个月未发，再配原方一剂继服，以巩固疗效。

案五　项某，男，23岁，某村人，1977年3月24日诊。

癫痫七年，两个月左右发作一次，近来发作频繁，隔五六天即病一次。才觉头晕，旋即昏倒，涌吐痰沫，口眼相引，手足抽掣，数分钟后苏醒，醒后感到头重身痠。脉滑舌正。

证属：痰湿上蒙清窍。

治以：健脾化痰，清心降浊。

处方：明矾12克，郁金24克，赭石18克，南星9克，半夏12克，云苓12克，地龙9克，蒺藜24克，菖蒲12克，丹参15克，甘草9克，朱砂9克。共为细面，每次服3克，一日二次，共配三剂。

二诊处方：明矾24克，郁金30克，赭石18克，南星15克，川楝子15克，白芍30克，菖蒲18克，地龙15克，丹参18克，甘松18克，礞石15克，甘草12克，蜈蚣3条，朱砂9克。

研面每次服3克，每日二次，共配四剂。自服药后从3月24日至4月25日发作一次，仅一分钟。从4月25日至8月29日未发作，其中因故停药数日，亦未发作。

一沤按：上面二案的治疗，本着《金鉴》所说的痰、火、气、惊，以化痰为主。案一用白金丸，辅以胆星、菖蒲、莱菔子、滚痰丸、半夏化痰；磁石、朱砂、赭石镇肝息风；莲心、丹参清心火，凉血活血；白芍柔肝；甘草和中。

癫痫，病发时猝然昏倒，不省高下，确极危险。且本病亦确难治疗，今用白金丸改为汤剂加味而应手，是偶得也。

附记 癫痫，病发时猝然昏倒，不省高下，确极危险。见到一案倒于厕所；一案煮饭时跌入锅内；一案过河时跌于桥下淹毙；一案久治不愈后成瘫痪。这些病人比较难治。近几年用白金丸方治的几例比较有效。经过认真研究，我认为是可以攻克难关的。

摘录有关文献：

《杂病广要》：引《病源集》："狂者，狂言妄动，逾垣上屋（垣即墙），登高而歌，弃衣而走，骂詈不避亲疏，而自高贤，好歌乐，此皆心火独盛，阳气有余，以至神不守舍，痰火壅盛而然。癫者，沉默嗔忿，悒悒不乐，僵仆直视，变易常情，此是阴虚血少，心火不宁，以致此也。有怒气忿郁，一时不得舒越，以成狂癫者，须先开泻肝火。"

《证治要诀》：癫狂由七情所郁，遂生痰涎，迷塞心窍，不省人事，目瞪不瞬，妄言叫骂，逾垣上屋，裸体打人，当治痰宁心。痫有五：马、牛、鸡、猪、羊五者，以病状偶类之耳，无非痰涎壅塞，迷闷孔窍。发则头旋颠倒，手足搐搦，口眼相引，胸背强直，叫吼吐沫，食顷乃苏。

《医宗金鉴》：经有言癫狂疾者，又言癫疾为狂者，是癫狂为兼病也。邪入于阳者狂，邪入于阴者癫。盖癫疾始发，志意不乐，甚则精神呆痴，言语不伦，而醒如平时，以邪并于阴也。狂疾始发，多怒不卧，甚则凶狂欲杀，目直骂詈，不识亲疏，而夜多不卧，以邪并于阳也。……痫疾发则吐涎，神昏猝倒无知，口噤牙紧，抽搐时间不等，而省后起居饮食皆若常人。……其实痰、火、气、惊四者而已，所以为治，同于癫狂也。

《医学衷中参西录》：癫者性情颠倒，失其是非之明，狂者无所畏惧，妄为妄言，甚则见闻皆妄，大抵此症之初起先微露癫意，继则发狂。狂久不愈，则渐成癫，……然其初由癫而狂者易治，其后由狂而癫者难治。

孙一奎曰："夫痫，时发时止者也。或因惊，或因恐而动其痰火，发则昏迷不知人，耳无所闻，目无所见，眩仆倒地，不省高下，甚而瘛疭，抽掣，目往上视，或口眼歪斜，或作六畜之声，将醒时必吐涎沫，彼癫狂者皆无此症也。"

失　音

在中医学中，失音病有"喉瘖"与"舌瘖"之别，病因有"外因"与"内因"之不同。喉瘖，舌本能转运言语而声不出；舌瘖，音声未失，而舌本不能转运言语，以致语言謇涩。舌瘖多见于脑血管意外病者。

前人认为声出于肺而根于肾。肺属金，故其病之属实者，称为"金实不鸣"。其病之属虚者，称为"金破不鸣"。金实不鸣者，多为外因致病，如感受风、寒、暑、湿、燥邪。《内经》说："五邪所乱，搏阴则为瘖"。其由于内因者，为气郁、痰热壅阻咽门。"金破不鸣"者，多为内因致病，见于肺气虚损与肾精不足者，尤以肾精不足为主要原因。张景岳谓失音病只是虚与实，外因与内因，一语破的。

外因之病易愈，即景岳所谓"数剂而开者易"。然亦有因误治而致病程延长者，曾见过某患者咳嗽，本不失音，因早用敛肺滋阴之米壳、麦冬，次日声即嘶哑。所谓易愈者，须在辨清病因后而不滥用滋敛药始可。景岳说"久药罔效者难"，当指喉结核、喉癌、喉瘜肉等。

1."金实不鸣"失音

金实不鸣之失音，由于六淫致病者，吾人治验，有客寒包火，风热犯肺，燥气侵肺，毒热侵喉数种。张景岳所说的金实不鸣，还有"气逆之闭"及"火热犯肺"者，吾人没有体验。

（1）客寒包火失音案：《内经》云："寒气客于厌，则厌不能发，发不能下至，其开阖不致，故无声。"然此病客寒包火者多，治以麻杏石甘汤加味。若只因风寒而无内热者，治以三拗汤变通。

案一 袁某，男，41岁，某大队人，1971年2月6日诊。

初春天气尚冷，凌晨给生产队外出送豆腐，感受风寒。鼻塞，头晕，咳嗽咽干，音嘎。舌正，脉紧略数。

证属：外寒里热。

治以：散寒清热，宣肺开音。

处方：麻黄6克，杏仁10克，生石膏10克，蝉衣10克，紫菀10克，辛夷10克（打），连翘12克，甘草6克。二剂，水煎服，每日一剂。

二诊（2月8日），服药得微汗。咳减、音出。又服一剂。愈。

一沤按：亡友张福霖先生云，辛夷之辛味在心，煎煮之前，应打碎，其味易出。

案二 王某，女，53岁，某大队人，1971年2月8日诊。

咳嗽口干，吐痰不爽，声音嘶哑，恶寒无汗，舌正，脉滑。

证属：里热又兼外感风寒。

治以：清热散寒，宣肺开音。

处方：麻黄10克，杏仁10克，银花13克，生石膏10克，蝉衣10克，紫菀12克，半夏10克，白前10克，甘草6克。二剂，咳止声朗。

（2）风热犯肺失音案：肺为娇脏，风寒，风热，均易侵袭招致失音。风寒宜辛温疏散，风热宜辛凉疏解。

案一 刘某，女，28岁，某村人，1971年10月6日诊。

咽干喜饮，咳嗽音嘎。舌稍赤，脉浮数。

证属：风热客喉。

治以：疏风清热，宣肺开音。

处方：蝉衣12克，象贝10克，薄荷5克，木贼12克，牛蒡子10克，甘草6克。二剂而愈。

案二 张某，女，56岁，某村人，1971年1月29日诊。

音哑四五天，头晕，咽痛，舌赤，脉数。

证属：风热客咽。

治以：疏风清热利咽。

处方：蝉衣12克，木贼10克，桑叶10克，桔梗6克，银花15克，板蓝根12克，杏仁10克，金果榄3克，甘草6克。二剂愈。

一沤按：金果榄味苦，用于热盛而致之咽喉肿痛及口腔溃疡，很有疗效。唯用量不宜过多，多时有引起呕吐者。

（3）感湿失音案

案一 杨某，女，54岁，某大队人，1974年1月23日诊。

咳嗽，痰如白唾。声音嘶哑，已两个月。初起咽干，现喉内发甜，甜味上呛，胸满，纳呆，凛凛恶寒。脉濡细，舌淡。

患者甜味上呛，当属于湿蕴中焦，脾阳被困，湿气上泛，肺气亦为壅闭。湿邪黏腻难解，宜缓图之。

证属：湿困脾阳，肺气壅闭。

治以：健脾化湿，宣肺开音。

处方：藿香10克，白蔻10克，佩兰10克，通草6克，冬瓜仁10克，半夏10克，大海10克，麻黄5克，细辛3克，杏仁10克，甘草6克。取二剂，水煎服，每日一剂。

二诊（1月26日），音略亮，胸脘不畅。仍微恶寒。前方加麻黄2克、细辛3克、附子3克、二剂。

三诊（1月30日），音渐爽朗，口甜减。仍纳少。前方去大海，加陈皮10克。二剂。

四诊（2月15日），服三剂。

五诊（2月26日），服三剂，痊愈。

案二 李某，女，57岁，某庄人，1972年3月13日诊。

脘满纳呆，便秘，咳嗽吐白痰，音声涩哑。苔白腻，脉虚大。

证属：痰湿蕴结。

治以：宣肺化湿。

处方：杏仁10克，薏苡仁12克，冬瓜仁12克，通草4克，蝉衣12克，木贼12克，连翘10克，大海10克。服四剂，每日一剂，愈。

（4）燥气失音案

吴某，女，20岁，某庄人，1971年9月9日诊。

音嘎一周，咽干思饮，胸次不爽。脉数。舌面糙不润。秋间少雨，气候偏热，燥气侵于上焦。

证属：燥气侵于上焦。

治以：养阴润燥利咽。

处方：大海10克，果榄6克，玉蝴蝶6克，元参10克，花粉10克，杷叶10克，桑叶10克，鲜苇根2尺。服三剂，水煎服，每日一剂，愈。

（5）温毒失音案

李某，男，30岁，干部，1974年12月5日诊。

热毒炽热，壅结上焦，咽喉赤肿疼痛，艰于吞咽。咳嗽。声音嘶哑。脉洪大。

证属：热毒壅结上焦，上冲喉咽。

治以：清热解毒，利咽消肿。

处方：连翘30克，银花30克，蚤休10克，牛蒡子12克，山豆根10克，大贝母12克，桑叶10克，僵蚕6克，甘草10克。取二剂。每日一剂，水煎服。

二诊（12月8日），咽喉肿消痛减，音渐恢复。又服二剂。愈。

一沤按：失音病在临证上不甚常见。唯必须详细辨识其病因，方不致误治。如属于六气者，除燥气宜用润剂外，其余都不可用润药。尝见有本为外感咳嗽，表邪未净，早用滋敛药而致失音者，临证时务宜审慎也。

2.“金破不鸣”失音

下面所载案例均为内伤失音，一用养阴清肺汤加麻、附、细辛，一用河间地黄饮子法也加入麻黄、细辛。张景岳所说的内夺失音，除肾亏者外，尚有“惊恐伤胆”及“饥馁劳倦伤脾”者。此二型，高鼓峰、王孟英均有治验。他书则很少记载。故抄录之附于篇末，以作参考。非自乱其例也。

（1）养阴清肺汤加麻附辛案

案一 李某，女，30岁，已婚，大良人，时在1940年。

失音两个多月，已服过中药十数剂（药品不详），不效。延余诊视。无外因六气致病之证候。体征亦无怯损表现。问其胸胁脘腹，无气郁痰结之胀闷堵塞感。月经按期而至。食、睡、二便均正常。舌润，脉缓。只觉音声干涩，虽用力说话，但非细听不能辨别其字句。

辨证为失音，证型为肺肾亏虚，治以养阴清肺汤（生地、麦冬、元参、白芍、贝母、丹皮、甘草、薄荷）四剂不验。渐次加入温肾宣肺之麻黄、细辛、附子（三药乃分三次加齐，每加一味，服二剂），声音大朗。

案二 杨某，女，43岁，某大队人，1971年1月4日诊。

失音半个月，咽喉不红不肿不痛。略觉气弱形疲，脉细缓。颇与李病情同。

证属：肺阴方虚，阳亦不足。

治以：滋阴润肺，兼以温阳。

处方：生地20克，麦冬12克，元参10克，白芍10克，丹皮6克，贝母6克，甘草3克，杏仁6克，麻黄6克，附子6克，细辛4克。三剂，每日一剂。

二诊（1月12日），音稍出。稍有脘满，疲乏。加细辛1克、阿胶10克、熟地20克、当归10克、陈皮10克，六剂。

三诊（2月16日），音已恢复正常，大便稍干。去贝母、丹皮、杏仁，加苁蓉20克、阿胶5克。又三剂而瘥。

一沤按：此案较案一多气弱形疲，二诊即加养血之当归、生地、阿胶与健胃之陈皮。三诊加苁蓉增液润便。

（2）河间地黄饮子案：用地黄饮子治金破不鸣，主证应有肾阳亏虚，用时也加麻黄、细辛。

案一 董某，男，40岁，原籍武清，内蒙古某市干部，1968年12月诊。

失音半年，喉部干涩，说话几不辨字句，到北京医治，喉无异常，疗效不明显。查其体虚，予地黄饮子。遂又加人参、鹿角胶、麻黄、细辛。每日一剂。十天左右，讲话能听出语句。一个月后，声音嘹亮，不复干涩费力矣，遂返内蒙。

1969年10月，山西某县干部刘某，男，45岁。因患失音赴京就医，经上例董某介绍而来院就诊。

声音嘶哑近一年，且语言迟钝无力。左上下肢活动欠灵活。在京查喉"左侧声带麻痹""颈椎增生"。予河间地黄饮子，加鹿茸益督脉，人参补元气，当归补血活血，仙灵脾温肾祛风通络，麻、辛开肺。此法加减连续服药三个月，声音清亮，言语流利，步履轻捷，痊愈返晋。（以上二案因病历已不存，凭回忆追记。）

案二 孙某，男，46岁，某地区财政局干部，1973年11月7日诊。

声音嘶哑，时轻时重，上午略轻，下午即重，已两年。咽发干，喜饮水，饮水多，尿亦多。脉虚大，舌面涩而不润。某医院查"声带肥大，闭锁不全"，"尿糖阴性"。

声之根在肾。肾津上济之功减低，故咽干喜饮水以自润，肾阳不足，温煦化气无能，故饮水多旋即由尿排出。为肾阴肾阳俱虚。拟河间地黄饮子加减。

证属：肾阴阳两虚。

治以：阴阳双补。

处方：熟地25克，山萸10克，山药10克，巴戟10克，枸杞子12克，党参10克，麦冬6克，五味子6克，苁蓉10克，麻黄3克，附子3克，细辛3克。

12月8日来信说，此方服三剂，觉喉咙轻松，又服三剂。

12月12日来诊，前方服八剂，饮水与尿多及嘶哑均无大改变。前方加熟地5克，山萸4克，山药4克，枸杞子5克，阿胶12克，女贞子20克。每日一剂。

12月18日，由天津某医院检查，其结果为"声带稍厚，闭合好，光滑。会厌喉面稍外突，光滑，未见肿物"。尿仍多，渴已减，声大朗。前方去党参，加人参6克，服至三十余剂，1974年底来院，谓一年内谈话自然，未再嘶哑。

案三 张某，男，50岁，某县财税局干部，1974年12月2日来诊。

从二月间失音，对面讲话，几不可闻。咽发涩，喜饮水。舌虚胖有齿痕。稍有薄黄苔。脉沉细。某医院查"声带功能性失音"。

证属：肾阴阳两虚。

治以：益肾阴兼扶肾阳。

处方：地黄30克，山萸12克，枸杞子30克，五味子10克，麦冬10克，阿胶10克，龟板10克，苁蓉12克，丹皮6克，麻黄6克，附子6克，细辛6克，人参6克。每日一剂。另阿胶每日15克，烊化服。

二诊（12月23日），音略出，但欠亮。前方加枸杞子10克、菟丝子12克、菖蒲12克。每日一剂。

三诊（1975年1月29日），音稍振，韵仍带干涩，谈话时间稍久，即又嘶哑。前方停服，改用下方：鹿角胶10克，熟地30克，枸杞子30克，山萸12克，人参10克，五味子15克，麦冬15克，远志6克，菖蒲10克，附子10克，肉桂6克，苁蓉20克，麻黄6克，细辛9克。五剂，每日一剂。

四诊（2月26日），自述12月23日以来服药三十剂，喉润而爽，音尚嘶哑。服1月29日方，感到胸中如有气振动上涌，继而发音正常。不复时亮时嗄矣。小其剂继服，以巩固疗效。

一沤按：薛治之男性，属于中风不语，为舌瘖。又一女性，是喉瘖。同是肾虚，故皆效。

附一：惊恐失音

《王孟英医案续编》：周某方作事，不知背后有人潜立，回顾失惊。遂不言，不食，不寐，不便，别无所苦。孟英按脉沉弦，以石菖蒲、远志、琥珀、胆星、旋覆、贝母、竺黄、杏仁、省头草、羚羊角为剂，化服苏合香丸。二剂，大便行而啜粥，夜得寐而能言。复与安神调气蠲饮药，数日霍然。

一沤按：患者脉沉弦，孟英所用药，为开窍豁痰之品。景岳谓惊恐伤胆之失音，亦为内夺。

附二：饥馁劳倦伤脾失音

《名医类案》：高鼓峰治一农民，力田辛苦，复饥甚，饮食骤饱，倦卧半晌，醒后忽瘖哑不语。如是者二十余日矣。高诊之曰："劳倦伤脾，饥饱伤胃，阴阳之气遏而不升，津液不行，贲门壅涩，故语言不能出耳。"以补中益气汤十大剂与之。偶午睡觉，通身汗下，言语如常。

一沤按："足太阴之脉，上夹咽，连舌本"。饱馁劳倦伤脾，阳明之气遏而不升，故用大剂补中益气而收效。此类型更少见，录之，为临床家备一格云。

痿　证

痿证是指筋骨痿软，肌肉瘦削，皮肤麻木，手足不用的一类疾患。临床上以两足痿软、不能随意运动者较多见，故有"痿躄"之称。痿证之病因一般认为病久损伤或者素禀不足，导致患者精气不足、肝肾亏损、后天失养、脾气虚弱等，进而成病。后世医家通过实践，认识到阴阳、气血、津液之虚，湿痰、瘀血、食积之患，皆能使人成痿。

案一　沈某，男，53岁，崔黄口公社某庄人，1975年2月诊。

头晕不寐，健忘，步履不稳，有时跌倒，身疲乏力，言语謇涩，纳少，已将半年，脉沉细，苔薄腻。

证属：肾虚，痰浊上蒙清窍。

治以：滋肾阴，补肾阳，安神开窍。

处方：熟地15克，巴戟天9克，肉苁蓉9克，枸杞子9克，仙灵脾9克，远志5克，菖蒲9克，白芍9克，生龙骨15克。取两剂，每日一剂，水煎服。

二剂后，诸症略减。又见下肢水肿，面浮，原方加骨碎补9克以补肾阳；加白术9克以健脾除湿。

服药十余剂后，走路已由不稳而渐复正常，肿全消，睡眠安适。左面部稍觉麻木，左臂发重，手指屈伸略钝。更加入伸筋草12克，川芎3克，丹参6克，以活血通络。共服二十余剂，诸症皆愈。

一沤按：患者因下元虚衰而筋骨不用，出现身疲乏力，步履蹒跚。阴不维阳，痰浊随浮阳上泛，而致窍道阻塞，出现言语謇涩，头晕，苔腻等。肾主骨生髓，脑为髓海，肾虚精亏，髓海空虚而见不寐、健忘。方中熟地、枸杞子补益肾阴；巴戟、苁蓉、仙灵脾温肾壮阳；菖蒲、远志交通心肾，开窍化痰；生龙骨重镇安神，摄纳浮越之阳。

案二 杨某，男，59岁，天津市人，1976年11月29日诊。

一年前腰腿酸软，渐至步履困难，尿频，来门诊治疗时，已不能自己走路，语声发颤，舌胖有齿痕，脉细。

证属：下元亏虚。

治以：滋肾阴，助肾阳。

处方：熟地30克，枸杞子30克，苁蓉12克，巴戟天9克，仙灵脾12克，附子3克，远志5克，党参15克，鹿角片18克，功劳叶12克，广皮9克。

每日一剂，服至十五剂，原方又加入菟丝子15克，再加枸杞子9克。

又服二十剂后加人参3克，每日一剂。连续服药二个月后，能自己步行往返十几里路来门诊治疗。为巩固疗效，以上方配成丸药继续服二个月。随访一年，未再复发。

寒　疝

《圣济总录·诸疝门》卷第九十四论曰：寒疝为病，阴冷内积，卫气不行，结于腹内，故遇寒则发，其状恶寒不欲食。手足逆冷，绕脐痛，自汗出。

案一 李某，女，32岁，某庄人，1977年9月18日诊。

每于受凉后左少腹痛坠高起。今又痛坠高起十余天，乏力食少，月经十余天不止。舌淡红，苔中间白腻，脉细。婚后十年未孕。

证属：下焦虚寒。

治以：暖肝温肾。

处方：胡芦巴10克，小茴香10克，川楝子10克，荔核10克，香附10克，柴胡6克，白芍10克，甘草6克。取三剂。水煎服，每日一剂。

二诊（9月22日），痛止，坠轻，左少腹已不高起，月经血止。又取原方三剂，每日一剂。以后月经正常，疝气未再发作。次年顺产一女婴。

案二 刘某，男，10岁，尖咀窝村人，1962年就诊。

患者疝气二年多，立则坠入阴囊，卧则复还腹内。立时左侧腹股沟有一条肿物。因其母仅一子，虑其绝嗣，来院就诊，遂用此方流传验方：升麻、小茴香、荔核、瞿麦各9克，水煎服。加入柴胡、橘核等药，连服二十余剂。药后至今未复发。

继治郭官屯许姓一幼童，症状与刘同，亦愈。

案三 黄某，长屯大队，男，36岁，1973年6月28日诊。

患小腹痛，阴茎根后有硬肿块，坠连睾丸，均感拘紧胀痛。脉沉弦，舌润。外科诊为鞘膜积液，患者不愿手术而求诊于中医。

证属：下焦寒凝气滞。

治以：温肾暖肝，兼理气。

处方：小茴香18克，瓜络12克，橘核12克，荔核12克，木香6克，云苓12克，薏苡仁30克，川楝子6克，元胡9克。

服二剂，坠痛不减，改服下方：

柴胡9克，升麻9克，薏苡仁30克，川楝子9克，荔核12克，元胡9克，瞿麦9克，木瓜9克，茴香15克，云苓12克，丁香6克。

十二剂，水煎服，每日一剂，至7月14日，肿痛全消，未再发作。

本院内科某大夫患此病，加入刺猬皮服二十余剂，亦效。其患有高血压病，服升麻血压竟无波动。

一沤按：验方中的四味药，《本草纲目》载，茴香治疝气入肾（指阴囊），疝气偏坠。荔枝核治小肠疝气，或加茴香、青皮。此二味为主药，升麻能升提，升元气于至阴之下。方中用之，坠者能使其升。瞿麦利水化瘀用以为佐，是仿六味地黄丸之用泽泻，五子衍宗丸之用车前子，取其补中有泻之意也。

《内经·经脉》篇云："足厥阴肝病，丈夫疝，妇人少腹肿。"《张氏医通》曰："大抵疝之为证，受热则缓纵不收，受寒则牵引作痛，受湿则肿胀累垂，虚者亦然。三者之间分孰多孰少而为施治。在血分者不移，在气分者多动，又痛处热而不欲人按者湿热也。痛处寒而喜人按摩者，寒积也。"本案患者遇寒则少腹痛坠高起，当为寒疝。其十年不孕亦为虚寒所致。以暖肝温肾法，使其寒疝愈且能有子也。

滑囊炎

滑囊炎发病部位多见于膝关节部位滑囊。症状多见滑囊处肿胀疼痛，治疗及休息后好转，易反复发作，劳则加重。其病因多与感受风寒湿邪有关，可归为"痹证"范围，可参照痹证辨证治疗。

唐某，女，47岁，某庄人，1979年10月9日诊。

右膝关节扭伤已二年，近二周来，膝关节肿胀发热，疼痛，行走不利。髌骨触之有浮动感。本院外科诊为"滑囊炎"，抽水两次，消而复起，转中医科治疗。

证属：湿热闭阻。

治以：化湿清热。

处方：薏苡仁30克，防己10克，狗脊12克，豨莶草12克，附子6克，功劳叶10克，没药10克，甘草10克，香橼10克。取三剂，水煎服，每日一剂。

二诊（10月15日），肿渐消，纳呆。上方去没药，加老鹳草10克、络石藤15克、炒麦曲各12克，每日一剂。

三诊（11月12日），肿大消，纳增，更方如下：

薏苡仁50克，防己15克，狗脊12克，豨莶草20克，附子6克，甘草10克，莪术10克，老鹳草10克，络石藤15克，透骨草10克，香橼10克，桑寄生

15克，炒麦曲各10克，云苓12克。每日一剂，水煎服。

共服药六十余剂，痊愈。一年来未再肿胀，已能参加田间劳动。

一沤按：外科从滑囊内抽出液体，且关节红肿热痛，姑从湿热治，竟验。

面　　瘫

面瘫又称面神经麻痹，面神经炎。临床表现为突发性一侧口歪眼斜，闭目不能，口角下垂或耳后疼痛，耳鸣，流泪等。此病之病因一般认为是由风邪引起，又先贤有"治风先治血"之训，故治则一般以"养血祛风"为主。

案一　何某，女，19岁，学生，1978年3月14日诊。

口眼歪斜已五天，脉滑舌正。

证属：风邪入络。

治以：疏风和血。

处方：羌活10克，细辛3克，白芷10克，防风10克，川芎6克，当归10克，白芍10克，僵蚕6克，元参10克，广皮10克，甘草6克。取三剂，水煎服，每日一剂。

复诊（3月18日），去白芍，加蜈蚣1条，取其善于走窜，引诸药入经之性，三剂。

三诊（3月21日），口眼歪斜好转，原方六剂。

四诊（3月27日），又患感冒，加入板蓝根15克。三剂。

五诊（3月30日），取上方三剂。

六诊（4月3日），头晕，耳后起小疱，耳中疼痛，为外感蕴热，热毒上扰所致。原方中加连翘15克。三剂。

七诊（4月10日），耳后小疱消失，耳已不痛，又述停经三个月，头仍晕，于原方中去羌活、细辛、板蓝根、连翘，加入理血之茜草10克，取三剂。

八诊（4月14日），月经来潮。口眼已正，笑时亦无口眼歪斜表现。

前后共治疗一月而愈。

案二 穆某，女，20岁，学生，1976年11月诊。

右侧口眼歪斜，脉、舌正常，别无不适。

证属：风邪入络。

治以：散风通络。

处方：白附子6克，僵蚕9克，蜈蚣1条，麻黄6克，杏仁9克，白芷10克，防风10克，生石决10克，甘草6克。水煎服，每日一剂。连服两周。

后两周处方：白附子6克，全蝎6克，僵蚕9克，蜈蚣1条，当归10克，白芍10克，细辛3克，白芷10克，葛根10克，防风10克，生石决10克，川芎6克，生地12克。水煎服，每日一剂，共治四周而愈。

一沤按：面瘫，主要表现为口眼歪斜，有时舌也感到麻木。现在称之为"面神经麻痹"。

附记 病因为风邪侵袭面部经络，主要阻碍足阳明、手太阳之经气，使气血不畅，经筋失养，纵缓不收所致。曹颖甫《金匮发微·脏腑经络先后病脉证第一》文中第二节注语说："风中皮毛则病伤寒中风……，风中于头，则巅眩或疼痛，或口眼不正。"《医方论》说："但口眼歪斜，而别无他症，则经络脏腑均未受伤，乃太阳、阳明两经之风痰蕴热所致。"

我们认为，引起此病的因素主要是外风。所见病人中，有些是因睡眠时头对门缝透风处，醒来即口眼歪斜。也有些病人未见面瘫时先有患侧头痛或耳后疼。治疗中，开始取《杨氏家藏方》的"牵正散"（白附子、僵蚕、全蝎），其三味药既去内风又去外风，但去外风之力较差。故于此方中再入羌活、防风、细辛等药，以增强祛外风的作用。观察五十余例患者，无论男女老幼，均获满意效果。

面瘫疗效较缓，一般服药七天后症状才有改变，半月后症状明显减轻，廿天后即可恢复正常。一月后不愈者收效就慢了。病程在三个月以上更难治愈，也有长久不愈的病人。

耗散滑脱证

气、血、精、津液是营养人体的宝贵物质，正如《灵枢·本脏》篇说："人之血气精神者，所以奉生而周于性命者也。"正常情况下，人体的气、血、精、津液既不断被消耗，又不断得到补充，盈亏消长，周而复始。若一旦消耗过度，每致滑脱不禁，散而不受，轻则有碍健康，重者危及生命。据病因及发病部位的不同，常见有自汗、盗汗，遗精滑泄、小便失禁等。以下是几个验案。

1. 脱肛案

周某，女，13岁，杨村某街人，1977年6月22日诊。

脱肛1年余，每日大便一至二次，便时脱肛，必须托回。舌正，脉缓。

证属：中气下陷。

治以：补中益气。

处方：升麻6克，柴胡6克，黄芪15克，党参15克，炒刺猬皮9克，枳壳6克，木瓜9克，甘草6克。取四剂，每日一剂，水煎服。

二诊（7月3日），脱肛不用托即能缩回。原方二剂。

三诊（7月21日），已明显好转，原方去木瓜加乌梅9克，取二剂。

四诊（7月29日），原方加鳖头1个入煎，取二剂。后来随访，服药后未再脱肛。

2. 早泄案

吴某，男，29岁，某厂工人，1977年9月19日诊。

结婚二年多未孕。婚后即早泄，阴茎虽勃起有力，但不能耐久。小腹发凉。舌淡红，脉细。

证属：肾阳虚衰。

治以：温肾助阳。

处方：熟地20克，山药15克，申姜18克，附子10克，肉桂10克，桑蛸15克，炒刺猬皮10克，仙灵脾10克，肉苁蓉12克，狗脊12克，巴戟天10克。取三剂，每日一剂，水煎服。

二诊（9月23日），服药后平稳，小腹觉热。去山药，加熟地10克、锁阳10克。取二剂。

三诊（9月25日），症见好转，纳呆。加炒稻、谷芽各10克。

四诊（9月29日），上方加金樱子12克、炒芡实15克，共为细面，炼蜜为丸，每丸重10克，每日二丸。服药一月痊愈。

3. 自汗案 阴加于阳谓之汗，自汗多营卫不和，表虚所致。

案一 陈某，女，55岁，山西阳城人，1976年6月24日诊。

两年多来动则汗出，头部最甚，整日头发湿漉。周身酸痛，恶风寒。食可，二便调，舌正，脉弦滑。血压140/98mmHg。

证属：营卫不和。

治以：调和营卫，固表止汗。

处方：煅龙骨30克，煅牡蛎30克，黄芪15克，白芍9克，桂枝3克，五味子9克，甘草6克。二剂，水煎服。

二诊（6月29日），症无明显变化，加附子3克，取二剂。

三诊（7月11日），出汗渐少，酸痛减，左髋至足外侧串痛。前方加瓜络9克、伸筋草15克、宽筋藤15克。共服药十五剂，诸症乃愈。

案二 阎某，男，25岁，杨村某街人，1978年2月27日诊。

患者于七天前患感冒，当时高烧40℃，晚十点钟吃复方阿司匹林2片，夜间一点左右大汗淋漓。以后每于夜间一点钟即出汗不止，擦而复出，到三点钟渐停。至今汗不稍减。周身乏力，关节肌肉酸痛，兼有咳嗽，吐黄白痰，发热，微恶风寒。脉浮稍数，舌质略红，苔薄黄。

证属：表邪未解。

治以：桂枝汤加味。

处方：桂枝9克，白芍12克，甘草9克，生姜3片，大枣5枚，黄芩9克，杏仁9克。一剂，水煎服。

二诊，一剂汗大减，咳嗽亦明显减轻。又取二剂而愈。

一沤按：此证为表邪未解，入里化热，肺气不宣而见咳嗽，吐黄白痰，发热，微恶风寒，舌略红，苔薄黄，脉浮数。大汗伤气，以致卫气不固，营强而卫弱，故汗是时而出。根据《伤寒论》第五十四条"病人，脏无他病，时发热，自汗出而不愈者，此卫气不和也，……宜桂枝汤主之。"因而选用桂枝汤加黄芩、杏仁。

方中桂枝解肌发表通阳，重用白芍和营敛阴，二药配伍，一散一收，调和营卫。甘草、大枣益气养血，助芍药和营。生姜解表，助卫阳之气。黄芩清肺热。杏仁宣肺止咳。诸药合用，使营卫和而大汗止；表解热清，肺气宣而咳止痰消矣。

若为太阳中风，必啜热稀粥一碗，以助胃气，补津液，使微汗出，邪去而病瘥。若为营卫不和之多汗，则不需啜粥而重用白芍，可使汗止。如表邪已入里化热，而又有营卫不和之多汗，仍可服桂枝汤，但必须用清热之品，以使表里双解。本方对于自主神经功能紊乱的多汗症，也有很好的效果。

绦 虫 病

绦虫病即古籍记载的寸白虫病，是由于寸白虫栖息于人体肠道，吸食水谷精微，扰乱脾胃运化而引起的疾病。临床上以大便排出白色节片，轻度肛痒，或有腹痛、腹胀、乏力、食欲亢进为常见症状。

案一 张某，女，30岁，某庄人，1973年5月17日诊。

面黄消瘦，腹大。查大便有绦虫卵。

处方：雷丸粉9克（冲服），槟榔120克，水煎一小时。

早晨空心先用白水送雷丸粉，一小时后，服槟榔水。四小时后，排出绦虫一条。

案二 李某，女，23岁，某村人，1974年8月20日诊。

绦虫。同上法治疗，一小时后排绦虫一条。

案三 贾某，男，12岁，某庄人，1973年4月8日诊。

腹大，面黄，消瘦，纳可。大便常规检查绦虫卵（＋）。

处方：雷丸粉54克，分9次，一天3次，三日服完，白水送。槟榔180克，第四天早晨水煎一小时，二次服，相隔两小时。

泻四次，排出绦虫一条。

妇 科 病

中医妇科大体包括经、带、胎、产及杂病等。其病因多由外感六淫、内伤七情、饮食劳逸所致。病机主要有脏腑失常，气血失调和冲任督带损伤等。治疗主要着重脏腑、气血、冲任的整体调摄。旨在整体观念和辨证论治的指导下，分清寒、热、虚、实、痰、湿、郁、瘀，在气、在血，属脏、属腑，确立相应治法，或内服，或外治，或诸法相配，使患者痊愈。

吾临证四十余年，妇科病并不少见，其中涉及妊娠病、月经病、带下病较多。其诊治悉遵从整体观念和辨证论治，结合妇产科疾病的病理特点，灵活施治，对其疗效显著者，记述如下。

月 经 病

月经病是妇科常见病，临床表现多样，证情较杂。一般包括月经周期、经期及经量，以及伴随经期出现的不适症状或疾病。其原因不外外感与内伤，病机主要为脏腑失调，气血不和，致冲任损伤。我们治疗主要在辨证论治过程中，时时照顾患者月经生理，调其气血，适其寒温。另外，痛经原因主要为寒与瘀，温经与化瘀两者易并行。

1. 痛经

案一　朱某，女，27岁，某厂工人，1977年9月29日诊。

经期腹痛，经血有块。结婚四个月，婚后痛重。恶心，食可。经期准，现经后七天。舌淡有齿痕，脉沉滑。

证属：瘀血阻于胞宫。

治以：化瘀温经

处方：当归9克，川芎6克，赤芍9克，桃仁9克，红花9克，香附9克，胡芦巴9克，川楝子6克，半夏9克，甘草6克。取三剂，水煎服，每日一剂。

二诊（10月2日），加党参12克、细辛1.5克，三剂。

三诊（10月6日），再取上方三剂。后以成药坤顺丸、得生丹调理而愈。

案二　周某，女，34岁，某庄人，1977年8月17日诊。

经期少腹痛，经血有块，色淡。腰痛，带下，食可，二便调，少寐。月经后期五天。舌淡红，脉缓。

证属：血虚血瘀。

治以：养血温经止带。

处方：当归9克，川芎6克，白芍9克，熟地12克，茴香9克，元胡9克，山药12克，银杏9克，银花12克，石英9克。取三剂。水煎服，每日一剂。

二诊（8月22日），加桃仁9克、红花9克。三剂。

三诊（9月10日）：月经已净，共持续四天。现带下量多清稀。上方去石英、茴香，加胡芦巴9克、肉桂6克、申姜12克。三剂。

以后又服六剂，带止。再来月经少腹未痛。

案三　李某，女，24岁，未婚，某庄人，1977年8月22日诊。

经期腰腹痛，腿痛。月经色紫有块，恶心呕吐，舌淡红，脉滑。

证属：气滞血瘀。

治以：理气活血。

处方：红花9克，茴香12克，枳壳9克，半夏9克，甘草6克，当归12克，川芎9克，元胡9克，香附9克，桃仁9克。三剂，水煎服，每日一剂。

二诊（8月28日），月经净，腹痛、呕吐止。舌淡苔白。原方加益母草9克，去茴香，三剂。

三诊（9月17日），腰痛，带下量多，舌淡红，脉细滑。

处方：当归12克，川芎9克，香附9克，申姜18克，芡实12克，莲须12克，川断12克，益母草6克。取三剂。

共服药十五剂，腰腿已不痛，带止。月经正常。

一沤按：痛经为妇科常见病，大约不出气滞、血郁、受寒等原因。由气虚有热而痛经者，则极少见。治疗多以理气、活血，温经为主。上举三案，方中所用凉药，是为反佐温药过热而设。

2. 月经前期

案一　王某，女，16岁，某校学生，1978年10月20日诊。

十四岁月经初潮，一年来，每次月经提前七至十天，量多色紫，腰痛乏力，舌淡红，脉细。

证属：阴虚血热。

治以：养阴凉血。

处方：女贞子15克，旱莲草15克，生地10克，白芍10克，太子参15克，血余炭10克，炒稻芽15克，海螵蛸10克，茜草炭6克。取三剂，水煎服，每日一剂。

二诊（10月30日），仍腰痛，乏力，原方去太子参，加党参15克，丹参15克，葛根10克。水煎服，隔日一剂，连服十五剂。

三诊（11月20日），本次月经没有提前，仍取原方，隔二日服一剂，又服十余剂而月经正常。

案二 齐某，女，32岁，某村人，1978年10月13日诊。

三个月来，月经每月提前七天，腰痛带下，少腹绵绵作痛，着凉后尿频尿痛。头胀，食少。舌淡，脉细。

证属：脾气不足，肾虚不固。

治以：健脾补肾。

处方：菟丝子12克，沙苑子12克，山药15克，芡实15克，胡芦巴10克，益智仁6克，公英15克，石韦10克，陈皮10克，党参15克，麦冬10克。取三剂，水煎服，每日一剂。

二诊（10月17日），昨日因着急而脘满，上方加香附10克、元胡10克，又服三剂，每日一剂。

后以上方加减，共用药二十余剂，诸症遂愈。

案三 李某，女，39岁，某庄人，1979年6月20日诊。

二月来，月经提前十天，经血色黑有块，右胁痛，气短。舌有齿痕，脉沉弦。

证属：肝郁血瘀。

治以：疏肝化瘀。

处方：沉香4克，郁金10克，生龙骨20克，桃仁10克，红花10克，丹参15克，太子参15克。取三剂。水煎服，每日一剂。

二诊（6月24日），胁痛减，又服二剂。

再次月经已正常，血块大减，色紫红，又服上方三剂。愈。

案四 刘某，女，27岁，某庄人，1979年6月21日诊。

经期提前八天，血色淡，有块，量不多，心烦热，头晕，纳少，食后恶心，舌暗红。

证属：血虚、血热、血瘀。

治以：养血、凉血、化瘀。

处方：当归10克，白芍10克，五灵脂10克，蒲黄炭10克，元胡10克，生地10克，旱莲草10克，益母草10克，陈皮10克，山药10克。取三剂。水煎服，每日一剂。

二诊（6月24日），药后心烦热已去，头晕大减，纳增，食后稍有恶心。上方加竹茹10克。取三剂，每日一剂。

药后诸症愈，第二次经期已正常。

一沤按：月经提前，有因血热者，有因血虚者，亦有因肝郁，瘀血者，或有因肝肾不足者，临证当详审之。

3. 月经后期

案一 李某，女，27岁，某学校教师，未婚，1979年3月21日诊。

一年来，每次月经迟期7至10天，经期腹痛腹胀，血有瘀块，疲乏无力，今正值经期第二天，舌淡红，脉细。

证属：寒凝血瘀。

治以：养血、散寒、化瘀。

处方：女贞子15克，旱莲草15克，生地炭10克，益母草10克，胡芦巴10克，橘核10克，楮实子10克，石斛10克，白芍10克，玫瑰花6克。取三剂。水煎服，每日一剂。

二诊（3月25日），药后腹痛大减，又取三剂，每日一剂。

经期过后，嘱患者每月经前十天服上方五剂，隔日一剂。连服三个月，月经按期来潮，无腹痛及血块。

案二 李某，女，32岁，某工厂工人，1971年3月20日诊。

月经二至三月一次，量少。腰痛腿肿。舌淡红，脉细。

证属：肾虚血瘀。

治以：补肾、养血、调经。

处方：熟地20克，枸杞子10克，杜仲10克，川断10克，当归10克，党参15克，鸡血藤15克，桃仁10克，红花10克，丹参10克。取五剂。水煎服，隔日一剂。

二诊（4月3日），腰痛稍减，上方去杜仲，加楮实子15克。取七剂，隔日一剂。

三诊（4月20日），月经已见，腿肿消。上方去桃仁、红花，加月季花10克。取五剂，隔日一剂。

病程已久，须缓缓调之。将上方配成蜜丸，每丸9克，一次一丸，每日二次。服三个月后，月经正常，腿亦不肿，腰痛愈。

一沤按：此属血虚而月经迟期，腰痛腿肿为肾气不足。故重用补肾养血而少佐活血之品。最后以月季花易桃仁、红花，盖因月季缓而桃、红稍峻故也。

案三　冯某，女，35岁，某部军人家属，1979年6月20日诊。

月经迟期八天，已数月。经血有块，小腹有下坠感，舌正，脉缓。

证属：瘀滞胞宫。

治以：化瘀调经。

处方：桃仁12克，西红花3克，苏木10克，土鳖虫6克，牛膝10克，川芎5克，三棱10克，莪术10克，冬葵子10克。取三剂。水煎服，隔日一剂。愈。

一沤按：本患者身体健壮，无虚寒象，故所用皆为行血化瘀药，以其小腹有下坠感，故加上下温通之川芎。月经迟期以虚寒者多见，亦有因瘀血，肝郁，肾亏者，当审慎辨别之。

4. 经期呕吐

肖某，女，18岁，某屯人，1977年1月27日诊。

每于经期，腹痛呕吐，多方治疗不效。今又值经期，先腹痛，随之呕吐，舌正，脉沉滑。

证属：气滞血瘀。

治以：理气化瘀。

处方：桃仁9克，丹参12克，鸡血藤12克，元胡12克，半夏15克，草蔻9克，香附9克，乌药9克。取二剂。每日一剂，水煎分三次服。

二诊（1月30日），呕吐止，腹痛减。又见气短，上方加太子参9克、当归9克，取二剂。

三诊（2月2日），经已过，去半夏6克，加益母草9克，取二剂。嘱患者每于经前五天，开始服上药，至经期过。连续三月，从未呕吐。

5. 经期腹泻

樊某，女，29岁，某村人，1977年8月23日诊。

经前七八天即腹泻，大便一日三四次，矢气多，恶心。已一年多。婚后三年未孕。舌淡而齿痕，脉滑。

证属：脾虚湿盛。

治以：健脾利湿。

处方：藿香10克，扁豆12克，薏苡仁15克，山药12克，砂仁3克，茯苓10克，陈皮10克，香附10克。

二诊（9月7日），服上药本月未泻。再加胡芦巴10克以温肾，取三剂。愈。

一沤按：因系脾虚，故以健脾生效。婚后三年未孕，当另图之，应以葫芦巴等温肾益肾剂。

崩　漏

崩漏是指经血非时而至，分而言之，突然大下谓之崩，淋漓不断谓之漏，两者一言其急，一言其缓也，故常并称。崩漏之病机，是由于冲任损伤，不能固摄所致。导致冲任损伤的原因，多是血热、气虚、气郁、血瘀等。前人论述包括多方面，而我们所见，以气虚者居多，血热者偶有之，气郁血瘀者极少见。治疗方法，应根据"急则治标，缓则治本"的原则，采用止血、益气、清热等法，属于血瘀者宜加入活血化瘀之品，仍以止血为主。固摄非不可用，但不宜过偏。下元虚损，久病不止，固摄亦极重要。徐灵胎所谓血海空虚，必须滋填大剂可互观。又，理气不同于破气。胃为水谷之海，主润宗筋，又为冲任之本，冲脉隶属阳明。故待血止，要调理脾肾以善其后。

1. 气虚崩漏案

案一　阎某，女，40岁，某村人，1938年诊。

月经来如潮涌，大下血后仍淋漓不绝，病已三日。面色㿠白，气息极微，昏馈如睡，头上汗出，唇舌淡白，脉细欲绝几不能扪及。由家属代诉病情。

证属：气虚崩漏。

治以：益气养血止血。

处方：先与吉林参15克，随煎徐服，两小时后，患者能慢慢睁眼，汗稍敛，脉稍起，继服下方：人参9克，箭芪30克，生山药24克，净萸肉24克，阿胶12克（烊化），煅龙骨18克，煅牡蛎18克，棕榈炭12克，海螵蛸12克，艾炭6克，五味子6克，三七粉9克（两次冲服）。

次日，血止神清，能自述所苦。再给上方加减善后。

案二　聂某，女，30岁，某村人，1973年就诊。

自中午忽然血崩不止，往诊时，日已将暮，随身带人参、萸肉、三七等药。患者气微神倦，意识尚清，懒于言语，声极低弱，脉细如丝，四肢不温。由家人代述病情。

证属：气虚血脱。

治以：益气补血。

处方：吉林参12克，山萸肉30克，浓煎，送服三七粉6克。另与汤剂亦如第一案法。

次晨血止，继以养血药配制成丸，作善后调养。

案三 吴某，女，45岁，某村人，1965年诊。

崩漏十余日不止，气怯，脉微，用上法二剂血止。方中人参以党参30克代之，未予独参汤。

一沤按：用固冲法治愈崩漏，尚有多案，或加刺猬皮、没石子。在补气固摄疗效不显时，可加入柴胡升提，方内海螵蛸或可代以赤石脂。本草载其止泻涩肠，观察多人，未发现大便干燥。

案四 邢某，女，17岁，学生，1971年7月26日诊。

月经淋漓不断，已一年多，面色㿠白，唇舌俱淡，脉细，纳可。曾查血色素5克、红细胞1820000/mm^3，转中医科。

证属：气虚血亏。

治以：益气收敛止血。

处方：党参30克，阿胶18克，五倍子12克，刺猬皮12克，血余炭12克，海螵蛸24克，棕榈炭12克，赤石脂9克，广皮9克，川柏3克，仙鹤草15克，茜草炭6克。

每日一剂，服至八月九日血止，上方去五倍、海螵蛸、棕榈炭、赤石、茜草，加女贞子24克、旱莲草24克、益母草30克、熟地24克、桂圆肉24克、柏子仁15克、草蔻15克，配制蜜丸，每丸重9克。每次一丸，一日三次，调养之。

案五 于某，女，19岁，社员，1971年8月1日诊。

月经量过多，持续四个月不净，食欲佳。面色萎黄，脉细弱。查血色素

4.5克，红细胞2570000/mm^3，血小板18300/mm^3。

证属：气血两虚。

治以：补益气血，兼收涩固脱。

处方：党参30克，阿胶18克，五倍子12克，血余炭12克，刺猬皮12克，海螵蛸30克，柴胡6克，茜草炭6克，赤石脂9克，石榴皮12克，仙鹤草15克，三七粉3克（冲）。取三剂。水煎服，每日一剂。

二诊（8月12日），略有烦热，纳呆。前方加川柏4.5克、陈皮9克，每日一剂，取五剂。

三诊（8月12日），血已止，去柴胡、海螵蛸、茜草、石榴皮、赤石脂、仙鹤草，加桂圆肉12克、熟地12克、女贞子12克、旱莲草12克，三剂。愈。

一沤按：因癌肿而致之子宫出血，及因再生障碍性贫血而致之子宫出血此方无效。如某年某庄张姓老年妇女，绝经后又患崩漏，闻第一案阎姓治愈，来找出诊，治未愈。又某庄某女，年十九岁崩漏，服此方亦无效，转天津，查为再生障碍性贫血。

2. 瘀血崩漏案

案一　陈某爱人，40岁，某村人，1976年5月6日诊。

两个月经水不断，某医生用过许多止血药，均不应。嘱转诊。不能肯定是否肿瘤，暂先用化瘀法试服，水蛭、三棱、莪术、三七、蜈蚣、全蝎、人参，共轧面，每次3克，日二次。服一个月余，先下黑色块状物，约一星期后血渐止，未再复发，至今健在。

案二　韩某，女，34岁，社员，1977年6月3日诊。

月经期准，但量多，持续十至十五天。经来时腰痛，腹痛，血色深有血块，此次二十余天未止。舌赤、苔黄腻，口干，脉滑。

证属：瘀血崩漏。

治以：活血祛瘀。

处方：当归9克，川芎6克，五灵脂9克，蒲黄炭9克，元胡9克，桃仁6克，鹿角胶9克，小茴香9克，甘草6克。每日一剂，水煎服。取三剂。

二诊（6月7日），血未止，仍有血块，腹痛口干。上方加黄芪15克，山药15克，贯众炭9克，去鹿角胶（患者嫌其味劣），每日一剂。取三剂。

三诊（6月10日），昨天下午血止。白带较多，腹有时痛，去血余，加血竭6克。服二剂，每日一剂。

数月后，来告曰：月经已正常。

一沤按：血黑和有血块、腹痛，诊为瘀血，用归、芎、灵脂、蒲黄、元胡、桃仁化瘀，茴香温下，鹿角胶养血。继而用化瘀加黄芪、山药补气，贯众、血余止血，血竭止痛。

带　下

古有带下医，可见很久以前带下之病就已分科。带下之病因或由于外感寒湿，或内伤七情，或饮食失调，或劳倦所致，或房事不洁等。其病机多以"脏腑失常，湿从内生"着手。傅青主则认为"带下俱是湿证"，甚有道理。虽带下病有寒、热、虚、实之别，大都有湿，故祛湿之剂在所必用，又根据虚、实、寒、热之不同，虚者补之涩之，寒者温之，实者泄之，热者清之。此是要旨也。

案一　姜某，女，29岁，某厂工人，1973年5月19日诊。

产后三个月，白带量多清稀，腰腿痛，左侧少腹痛。纳呆，呕恶，乳少。舌淡，脉细。

证属：脾肾两虚。

治以：益肾健脾止带。

处方：太子参18克，当归9克，芡实18克，益母草9克，炮姜4.5克，熟地18克，枸杞子12克，鹿角片12克，白芍9克，鸡内金9克。取四剂。水煎服，每日一剂。

二诊（5月23日），带减，纳加，乳增。少腹仍痛。前方去芡实、白芍，加胡芦巴9克、荔核9克。取四剂。

共服药二十余剂，遂愈。

案二　田某，女，24岁，某村人，1973年4月15日诊。

带下色白清稀，腰痛，腿酸麻木抽筋。产后已五个月，乳汁不足。舌淡红，脉细。

证属：肝肾亏虚，气血不足。

治以：补肝肾，益气养血。

处方：黄芪30克，当归15克，鹿角胶9克，秦艽9克，熟地30克，枸杞子18克，菟丝子15克，桂枝6克，陈皮8克。取二剂。水煎服，每日一剂。

二诊（4月18日），带稍减，上方加银杏12克。再取二剂，每日一剂。

三诊（4月20日），腰痛愈，腿已不抽筋，乳汁大增。上方去鹿角胶、秦艽，加女贞子30克、功劳叶15克。又服三剂，愈。

案三　邢某，女，30岁，某厂工人，1972年7月20日诊。

带下量极多，腰痛如折，口苦，舌苔黄腻。

证属：湿热下注。

治以：清利湿热。

处方：银杏9克，芡实12克，山药12克，莲须12克，银花15克，公英15克，萆薢12克，益智仁6克。取二剂。水煎服，每日一剂。

二诊（7月22日），腰痛减。再取原方二剂。

三诊（7月24日），腰痛大减，带亦减少，黄苔已退。原方加薏苡仁12克、土茯苓15克。取二剂。

后又服上方三剂，遂愈。

案四 王某，女，24岁，某村人，1972年9月14日诊。

带下，腰痛，身酸，头胀，少寐，耳鸣，纳呆。舌润无苔，脉细弱。

证属：脾肾两虚。

治以：补脾益肾。

处方：芡实15克，金樱子12克，党参12克，山药15克，龟板12克，沙参12克，枣仁12克，陈皮6克，草蔻6克。取三剂，隔日一剂，水煎服。

二诊（9月22日），诸症减，原方又取五剂，隔日一剂。愈。

案五 赵某，女，41岁，某村人，1973年7月8日诊。

带下量多，腰痛，心悸，无力。舌淡，脉细。

证属：肾虚固摄无力。

治以：益肾固涩。

处方：芡实15克，金樱子15克，沙苑子12克，菖蒲9克，太子参12克，香橼9克，白芍12克，鹿角霜12克，枸杞子12克。水煎服，每日一剂。

共服二十余剂遂愈。

案六 张某，女，40岁，某村人，1973年6月4日诊。

月经量多，带下，腰痛，胁痛，食后脘胀。脉细。

证属：脾肾两虚。

治以：健脾温肾。

处方：党参12克，旱莲草12克，仙鹤草12克，白术9克，菟丝子12克，赤石脂9克，芡实15克，炮姜3克，枳壳6克。取二剂。水煎服，每日一剂。

药后诸症减。又五剂，愈。

案七 吴某，女，28岁，某村人，1973年6月4日诊。

带下，心悸，少寐，头眩，纳呆，舌少津，脉细。

证属：心肾两虚，兼胃阴虚。

治以：补肾养心益胃。

处方：芡实15克，山药12克，女贞子12克，旱莲草12克，龙齿9克，麦冬9克，沙参9克，石斛12克，砂仁6克。水煎服，每日一剂。

共服十余剂，症大减，以丸药调理而愈。

案八 张某，女，27岁，某村人，1970年3月23日诊。

带下量多清冷，膝以下发凉。心悸，咳嗽，脉滑数。

证属：下元虚寒，稍有外感。

治以：温肾固涩止带，兼以解表。

处方：山药12克，芡实12克，金樱子9克，菟丝子9克，龟板胶9克，萆薢9克，胡芦巴9克，白芍9克，莲须9克，菖蒲9克，银花12克，杏仁10克。取二剂。水煎服，每日一剂。

二诊（3月25日），表证解，带减。上方去银花、杏仁。又服十余剂遂愈。

案九 蒙某，女，21岁，某庄人，1971年6月29日诊。

经期前后，带多，小腹坠胀，尿频尿痛。舌淡红，脉缓。

证属：下焦湿热。

治以：清利下焦湿热。

处方：银花15克，连翘15克，石韦12克，海金沙12克，薏苡仁15克，当归12克，白芍12克，丹参9克。取二剂。水煎服，每日一剂。

药后诸症愈。又连服二剂，第二次行经没有发病。

案十 姜某，女，46岁，某村人，1972年4月13日诊。

脐上、下均痛，腰痛。带下黄绿色，有腥臭味。气短，睡少，纳呆，脉沉滑。妇科检查：子宫内膜炎，右侧输卵管炎。

证属：下焦湿毒。

治以：清热解毒。

处方：银花15克，公英15克，地丁15克，薏苡仁30克，川楝子9克，丝瓜络12克，元胡9克，胡芦巴9克，陈皮9克，党参12克。取六剂。水煎服，每日一剂。

二诊（4月19日），药后腹痛缓，带减。前方加党参6克、半边莲9克。服六剂，腹痛又减，带由黄绿转白，臭腥味基本消失。继服上方十剂而愈。

案十一 刘某，女，48岁，某庄人，1970年3月31日诊。

白带如崩，肛周溃烂，腰痛，脉弱。

证属：脾肾不足，湿毒侵犯下焦。

治以：补脾益肾，清热解毒。

处方：银花15克，蛇床子6克，海螵蛸12克，金樱子9克，芡实12克，薏苡仁30克，川柏6克，草蔻9克，公英9克，白鲜皮9克，黑大豆12克。水煎服，每日一剂。服药三十余剂始愈。

案十二 李某，女，66岁，某村人，1971年9月7日诊。

带下色黄，量多有腥臭气，小腹坠。

证属：湿毒下注。

治以：祛湿解毒。

处方：银花12克，贯众炭6克，刺猬皮炒9克，白鲜皮9克，公英12克，苍术9克，川柏6克，半边莲9克，薏苡仁12克，萹蓄9克。取二剂。每日一剂，水煎服。

药后症减。上方加减又服十余剂，黄带转白，继续调理而愈。

案十三 高某，女，31岁，某村人，1973年7月13日诊。

带下量多，阴道湿痒。小腹痛，尿热，牙根痛。苔薄黄，脉滑。

证属：湿热下注。

治以：清热利湿。

内服方：石韦12克，海金沙12克，薏苡仁30克，银花15克，公英15克，元参9克，丝瓜络9克，橘核9克，女贞子24克。水煎服，每日一剂。

外洗方：苦参60克，蛇床子30克，明矾6克，五倍子12克。水煎外洗，每日一次。

内服、外洗，共用药五天，小腹痛缓，牙痛止，带减。继续治疗一周而愈。

案十四 吴某，女，30岁，某村人，1973年7月3日诊。

带下色黑，量多，腰痛，畏寒。舌淡，苔薄白稍腻，脉细。

证属：肾虚寒兼湿。

治以：温肾散寒，固涩止带，兼以祛湿。

处方：山药15克，艾叶炭9克，煅龙骨15克，煅牡蛎15克，椿根白皮12克。取二剂。水煎服，每日一剂。

二诊（7月6日），尿频。原方加益智仁6克。取二剂。

三诊（7月10日），腿酸。上方加五加皮6克。取三剂。又服五剂，带止，余症大减，再以温肾法调理而愈。

一沤按：傅青主认为："带下俱是湿证。而以带名者，因带脉不能约束而有此病，故以名之。盖带脉通于任督，任督病而带脉始病。带脉者，所以约束胞胎之系也。带脉无力，则难以提系，必然胞胎不固。"并分带下为五：①白带，宜补脾舒郁，用完带汤。②青带，带下色青，甚则绿如绿豆汁，稠黏不断，其气腥臭。宜解肝利膀胱，用加减逍遥散。③黄带，宛若黄茶浓汁，其气腥秽，宜补任脉，清相火，不独治脾，宜易黄汤。④黑带，带下色黑，甚则如黑豆汁，其气亦腥，腹中疼痛，小便时如刀刺，阴门必肿，面色发红，久必黄瘦，饮食必兼人，口中必热渴，宜以泻火为主，用利火汤。⑤赤带，有带下而色赤者，似血非血，淋漓不断，所谓赤带也。宜清肝火，扶脾，不属心火，用清肝止淋汤。

秦天一曰："带下者，由湿痰流注于带脉，故曰带下，妇女多有之。赤者属热，兼虚兼火治之；白者属湿，兼虚兼痰治之；年久不止，补肾兼提升。大抵瘦人多火，肥人多痰，最要分辨。"

张师寿甫先生治带用自制之清带汤，并附加减法。吾人使用，收效亦佳。治赤带而兼热盛者加苦参、龙胆草、白头翁，可供治疗盆腔炎所致之带下作参考。

总之，据吾人临证所见，以白带较多见，黄带间有之；赤带与白带相间者偶有之。青带与黑带则极少见。案中所选一案黑带，症状与傅氏所说不同，属虚证。产生带下的主要原因是由脾虚、肝郁、湿热下注或肾气不足、下元亏损所致，亦有因感受湿毒而起者，临证宜详辨而施治。

妊 娠 病

妇人妊娠病其治有别于常人者，因其体内有胎，故治疗应治病与安胎并举。治法一般分为补肾、健脾、疏肝三法。具体治病时要分清主次，看以何为主，但整个过程无损胎气或以顾护胎气为要。

1. 滑胎案

案一 果某，女，30岁，某庄人，1972年8月9日诊。

流产数胎，腰痛乏力，舌淡，脉细。现妊娠二个月。

证属：肾虚胎不固。

治以：益肾固胎。

处方：菟丝子30克，阿胶15克，杜仲炭18克，川断18克，寄生30克，砂仁6克。

共为细末，炼蜜为丸，重9克，每天一丸，温开水送服。服至二百八十天，生一男孩。

案二 王某，女，36岁，某村人，1970年6月21日诊。

已流产二次，现妊娠三个月，见血，左脉滑有力。

证属：肾虚。

治以：补肾安胎。

处方：菟丝子15克，桑寄生15克，阿胶9克，川断9克，杜仲15克。水煎服，每日一剂。

三剂后血止。又以上方配蜜丸，每丸9克重，每日一丸。服至七个月后停药，足期产一男孩。

案三 曹某，女，28岁，某庄人，1972年8月15日诊。

流产四次，体甚弱。每到怀孕六七个月即流产，今又怀孕三月，来诊要求保胎。

证属：脾肾两虚。

治以：健脾补肾。

处方：菟丝子30克，寄生30克，杜仲炭30克，川断30克，阿胶24克，党参18克，砂仁9克。

共轧细面，蜜丸9克，每日一丸，服药七个月，足期产一男孩，甚健壮。

案四 陈某，女，29岁，某庄人，1973年4月26日诊。

流产数胎，腰背酸痛，带下量多，经治疗后，腰痛、带下已愈。现又怀孕，要求保胎。为用"寿胎丸"。

证属：肾气不固。

治以：补肾安胎。

处方：菟丝子120克，桑寄生60克，川续断60克，阿胶60克。

共为细末，蜜丸9克，每日二丸，服药七个月，足月产一女孩。

此外，还用本方治数例，收效都很满意。

一沤按：滑胎以肾虚者为多。故景岳谓"肾以系胞"，肾虚则不能荫胎。临床中我用张师寿甫先生创制之"寿胎丸"，治因肾虚而致之滑胎，屡用屡验。其药物组成：菟丝子120克，桑寄生60克，川续断60克，真阿胶60克。先将前三味轧细，水化阿胶，和为丸，0.3克重（干足0.3克）。每服二十丸，开水送下。气虚者加人参60克；大气陷者，加生黄芪90克；食少者加炒白术60克；凉者加炒补骨脂60克；热者加生地60克。方中重用菟丝子为主药，而以续断、寄生、阿胶诸药辅之。凡受妊之妇，于两月之后，徐服一料，必无流产之弊。

另外，治疗一般胎动、胎漏（即先兆流产），我们亦以"寿胎丸"为基础方，再根据病情，或清热、或养血、或补气，加减用药，多能取效。胎动漏血，脉静者易治，脉数者难疗。药后脉由数转静者尚可治愈。

2. 子痫案

鲁某，女，28岁，某庄人，1977年8月25日诊。

妊娠六个月，忽发子痫，数治不愈，来此就诊。时有恶心，脉滑舌红。

证属：脾虚痰盛。

治以：健脾化痰。

处方：半夏12克，陈皮10克，云苓10克，甘草6克，白芍12克，钩藤10克，羚羊粉0.3克（冲）。取三剂。水煎服，每日一剂。

又服三剂，至产未再发。

一沤按：此以化痰为主，子痫多痰，以二陈除痰。肝主动惕，以钩藤、羚羊平息之。

3. 子肿案

孙某，女，40岁，某大队人，1973年4月13日诊。

妊五月，纳少。两下肢肿，按之凹陷不起，腰酸。脉细。

证属：脾肾两虚。

治以：益肾健脾。

处方：寄生9克，白术6克，茯苓9克，冬瓜皮9克，砂仁6克，陈皮6克。

服十剂，肿消，腰酸愈。

4. 子满案

庞某，女，38岁，某大队人，1973年3月12日诊。

妊娠六个多月。食后胀满，脉滑。

证属：脾虚。

治以：健脾。

处方：白术9克，云苓9克，砂仁6克，广皮9克，厚朴6克，杏仁9克，紫苏6克。二剂，愈。

5. 子烦案

云某，女，27岁，某庄人，1973年3月25日诊。

妊六月，烦躁，心悸，脉稍滑，舌淡红。

证属：胃中积热。

治以：清热除烦。

处方：竹茹9克，白芍9克，桑叶9克，川贝6克，砂仁3克，山楂花6克。水煎服，每日一剂。三剂愈。

6. 妊娠鼻衄案

赵某，女，27岁，某庄人，1977年9月16日诊。

怀孕八个月，鼻衄三个月余。近来衄频，每日二至三次，时有头晕，脉滑，舌淡红。

证属：血热妄行。

治以：凉血止血。

处方：黄芩9克，炒栀子9克，生地炭12克，血余炭9克，甘草6克。取二剂。每日一剂，水煎服。

二诊（9月19日），鼻衄止，原方再取二剂。遂愈。

7. 妊娠吐血案

马某，女，35岁，某港人，1973年5月8日诊。

妊娠五个月，昨日吐血一次，量不多，约15毫升，色鲜红。胸满，腹痛。便溏，一日3~4次，为不消化食物。舌淡，苔薄白，脉缓。

证属：脾不摄血。

治以：健脾理气，兼以止血。

处方：山药12克，陈皮9克，甘草3克，白芍9克，焦楂9克，砂仁9克，黄芩炭9克，枇杷叶9克。取二剂。水煎服，每日一剂。

二诊（5月11日），药后未见再吐血。取成药参苓白术丸、人参健脾丸每日各一剂，连服二月，大便成形，一日1~2次，胸满已去。遂愈。

8. 妊娠腿痛案

张某，女，29岁，某街人，1973年4月6日诊。

妊娠六个月，臀、腰、胯及腿痛。食少，大便稀薄，脉滑。

证属：脾肾两虚，兼风寒入络。

治以：益肾健脾，散风通络。

处方：寄生12克，川断9克，白术9克，当归9克，瓜络9克，羌活6克，砂仁3克。服药十五剂，遂愈。

9. 妊娠头晕案

张某，女，27岁，某庄人1973年3月12日诊。

妊娠五个月，惊惕，头晕，睡眠欠稳。血压正常，舌淡红，脉滑。

证属：血不养心。

治以：养血安神。

处方：枣仁9克，白芍12克，百合15克，竹茹9克，钩藤9克，女贞子12克。六剂而愈。

10. 妊娠恶阻案

周某，女，26岁，某庄人，1973年3月16日诊。

停经四十天，恶心呕吐，妊娠试验（+），舌淡脉滑。

证属：脾虚。

治以：健脾止呃。

处方：半夏9克，云苓6克，生姜3克。水煎服，每日一剂。五剂愈。

11. 妊娠便秘案

张某，女，29岁，某庄人，1973年3月14日诊。

妊娠三个月，小腹痛，舌燥，大便秘，脉滑。

证属：里热伤阴兼气滞

治以：清热养阴，兼理气安胎。

处方：桑叶9克，瓜络6克，竹茹6克，寸冬6克，砂仁3克。二剂，愈。

12. 妊娠乳痈案

吴某，女，28岁，某庄人，1977年10月31日诊。

妊娠六个月，右乳头外侧乳痈三个月。溃后，初流黄脓，现在脓液稀薄，伤口周围仍硬，触之痛。所生新肉发白，不活润。纳可，便调。舌淡红，脉沉缓。

证属：热盛肉腐。

治以：解毒消肿，托里生肌。

处方：银花30克，公英30克，花粉9克，白芷9克，黄芪20克，当归12克，党参15克，香附9克，陈皮9克，甘草6克。取三剂。水煎服，每日一剂。

二诊（11月4日），药后脓液变稠，新肉转红活，伤口较前变浅。上方加炙山甲6克，外敷生肌散，珍珠散。

共服用上药十五剂，肿痛全消，伤口愈合良好。

产后病

丹溪先生云：产后之病应以大补气血为先，既有他病，以末治之。此言其常，未言其变也。妇人产后，气血大亏，理应大补气血。然亦有妇人产后，气血之虚很快恢复者。遇上外感或内伤，很快便转化为实证、热证，此也不可不知。不可一见产后便一味温补，遇上气血壮实之人，便会出现"实实虚虚"之戒。古来误人性命者多矣。对于产后发热之证，吾整理有《产后发热证治辑要》一文，可参考读之。

1. 产后感寒案

王某，女，33岁，某庄人，1978年11月30日诊。

产后32天，因劳累出汗甚多，着凉，遂致肛门抽痛，连及前阴，走路时二阴坠胀。食欲可，乳汁足。舌淡有齿痕，脉象沉细。

证属：产后血虚，外感风寒

治以：祛寒略参养血。

处方：桂枝10克，独活10克，细辛4克，吴茱萸6克，附子6克，当归10克，丝瓜络10克，甘草8克。一剂，水煎服。

复诊（12月1日），前后阴抽坠已不明显。上方又服二剂，以巩固疗效。

一沤按：本案是感寒。无全身症状，只前后阴抽缩疼痛。独活、细辛、桂枝、附子、吴茱萸，温肝肾驱外寒；党参、当归，补益其内虚；柴胡升陷；槐花润便。因亦属于外受寒邪，遂附记于此。

又，民间验方，凡男女同房后，感受外寒，或吃生冷引起之小腹痛及阴茎、阴户上抽者，取丝瓜络近蒂处者二三寸，炒炭存性轧面，温黄酒送下，立效。本方也采用此法。

2. 产后感暑案

案一 邵某，女，30岁，1964年夏诊。

体素弱，产后三日，因天气酷热，当窗而卧，为凉风所袭，睡醒即觉周身痠重，继而发烧。高烧持续不退，自汗出，口渴，面赤，泛恶不思食。恶露量少，腹不痛。舌绛苔黄，脉数。

证属：产后感暑。

治以：和表清营，略参益气。

处方：西洋参6克（单煎），石斛10克，白芍10克，丹皮6克，枇杷叶6克，竹茹6克，青蒿6克，扁豆花10克，鲜苇根30克。

另，自采鲜生地60克，捣取汁，上药煎好后，加入汤内，令一沸。

服三剂，热解，纳增，诸恙俱已。

一沤按：患者体质素弱，故用西洋参，《本草》谓其宜于虚而有火之体。但售价昂贵，代之以党参、沙参亦可（党参、沙参宜同时用）。杷叶、竹茹清暑止呕，扁豆花、青蒿清暑退热，石斛、白芍养胃益阴，鲜苇根甘寒生津解热，鲜生地清营养血凉血，取汁冲服效更捷。

案二 李某，女，32岁，某大队人，1964年夏诊。

产后身热自汗已六日，口渴，不食，不寐。小腹痛不喜按，恶露量少而色紫。舌绛，脉滑数，用青霉素三天后转来中医科。

证属：产后营阴大亏，暑热外侵，内陷血室。

治以：养阴解暑化瘀。

处方：鲜生地30克（捣汁，冲），白芍10克，沙参10克，鲜石斛10克，阿胶6克，青蒿6克，归尾6克，泽兰6克，丹参6克，茺蔚子6克。

另，鲜苇根60克，鲜荷叶1张（二味煮水，代汤煎药）。

服二剂，恶露畅，腹痛减，热退，继与养血和胃药而愈。

一沤按：患者小腹痛不喜按，恶露量少而色紫，虽未至搏结不通，已有搏结之象。营阴既亏，暑邪未解，宜养阴、解暑、化瘀三者兼顾。遂选生地、白芍、沙参、鲜石斛、阿胶以养阴，青蒿、鲜苇根、鲜荷叶以解暑，泽兰、归尾、丹参、茺蔚子以化瘀结。

3. 产后恶露不净案

案一 刘某，女，29岁，某村人，1977年8月21日诊。

产后四十天，恶露不净，白带极多，乳汁减少。腰腹疼痛时作，饮食尚可。舌淡有齿痕极深，苔白薄滑，脉细弱。

证属：八脉皆虚，冲脉受损，下焦复受寒邪。

治以：固冲补带，兼温下元。

处方：黄芪30克，党参15克，鹿角片10克，坤草15克，炮姜3克，王不留行6克，白芷10克，花粉10克，海螵蛸12克，陈皮6克。取三剂。水煎服，每日一剂。

二诊（9月2日），去炮姜，加芡实30克、柴胡6克、肉桂6克，取三剂。

三诊（9月5日），恶露净，带止，腰不酸，尚有气短，加枸杞子15克、熟地30克，五剂愈。

案二 王某，女，27岁，某村人，1973年4月1日诊。

产后四个月，月经始终未净，乳汁尚足，舌淡，脉细。

证属：血虚血瘀。

治以：补血化瘀。

处方：鹿角胶10克，益母草12克，党参15克，赤石脂15克，炮姜3克，仙鹤草12克，芡实25克，地榆炭12克。取二剂。水煎服，每日一剂。

二诊（4月4日），血渐少，仍未净。加没石子6克，取二剂。

三诊（4月8日），血已止。取原方二剂巩固疗效。

案三 苏某，女，25岁，某村人，1973年3月17日诊。

产后已二月，恶露仍未净，腰痛，小腹痛，乳足。舌淡润，脉细。

证属：中气下陷。

治以：补中固下。

处方：党参12克，山药12克，赤石脂10克，没石子10克，益母草10克，焦楂10克，棕榈炭10克，熟地12克。水煎服，每日一剂。五剂而愈。

4. 产后腹水案

王某，女，30岁，本县某学校教师，1980年7月29日诊。

患者产后十天，腹大膨隆，甚于产前。面浮黄，唇淡。尿少，一昼夜排尿一次。妇科诊为"腹水原因待查"。经使用速尿等利尿剂治疗三天，腹水不减。遂邀中医会诊。病人自述产程较长（一天两夜），产时室内较冷。产后腹不减小，反而渐大。恶露未净，无腹痛，便秘。舌淡，脉细缓。

证属：寒袭子宫。

治以：补气利水，暖宫散寒。

处方：茯苓10克，泽泻10克，猪苓10克，白术10克，桂枝6克，黄芪10克，益母草12克，白芍10克，细辛3克。取一剂，水煎服。

二诊（7月30日），药后尿增，服药时自觉腹内发热，热则欲解小便。仍便秘。再拟前法，加补气润便之品。

处方：党参15克，当归15克，车前子10克（布包），黄芪5克，枳壳5克。取二剂，每日一剂。

8月18日，家属来院代述病情，服上二剂药后，尿量大增，腹水全消。大便每日一次，不干。今已产后28天，恶露未尽，量多色紫，腹不痛，食欲好。乳汁不足。

改生化汤法加减：益母草10克，当归10克，川芎2克，桃仁2克，炮姜4克，黄芪10克，甘草6克。水煎服，每日一剂。三剂遂愈。

一沤按：治疗本案患者，盖仿《金匮要略·妇人妊娠脉证并治》第三条附子汤温脏法也。服中药时，未用西药利尿剂。

5. 产后腰痛案

案一 陈某，女，25岁，某局干部，1973年5月25日诊。

产后四个月，腰膝及足跟痛。舌淡，脉细。

证属：肝肾亏虚。

治以：补肝肾，益气血。

处方：鹿角片12克，申姜15克，川断12克，枸杞子12克，功劳叶12克，女贞子15克，黄芪15克，当归12克，豨莶草12克，陈皮6克。水煎服，每日一剂。共服二十余剂，遂愈。

案二 陈某，女，28岁，某厂工人，1973年5月26日诊。

产后二月，腰痛，足心痛，纳呆，面浮。舌淡红，脉细。

证属：肾阳虚衰。

治以：温补肾阳。

处方：熟地25克，菟丝子12克，鹿角片12克，狗脊15克，枸杞子12克，功劳叶12克，石斛12克，当归10克，炒稻芽15克。

水煎服，每日一剂，服十余剂愈。

案三 田某，女，24岁，某村人，1973年4月5日诊。

产后五个月，腰抽痛麻木，见两次月经。白带量多清稀，乳少。舌淡红，脉细。

证属：血虚受风。

治以：养血散风。

处方：黄芪30克，当归15克，鹿角胶10克（烊化），熟地30克，枸杞子20克，菟丝子15克，秦艽10克，桂枝6克，陈皮10克。取二剂。水煎服，每日一剂。

二诊（4月8日），腰痛减，白带仍多，上方加银杏12克。取二剂。

三诊（4月10日），诸症减，上方再加女贞子30克、功劳叶15克。取五剂，每日一剂。本方共用三十余剂，遂愈。

案四 虞某，女，31岁，某庄人，1977年10月27日诊。

产后二月，腰痛，四肢关节作痛，并伴阵发小腹疼痛。纳少。舌淡，脉细弱。

证属：气血不足，兼表虚风袭。

治以：补气养血，兼以散风固表、温暖下元。

处方：黄芪15克，党参15克，秦艽10克，当归15克，羌活15克，独活10克，伸筋草10克，桂枝6克，茺蔚子10克，枸杞子12克，附子6克，陈皮10克。取三剂，每日一剂，水煎服。

二诊（11月1日），服后症减。上方加黄芪5克，去伸筋草。取三剂。

三诊（11月12日），下午腿肿，腰酸，余轻，上方加狗脊12克、薏苡仁30克、细辛3克。取五剂，每日一剂。又五剂，诸症愈。

6. 产后温病案

案一 黄某，女，25岁，某村人，1954年诊。

产后发烧，面赤，头旋，少寐心悸，气怯，肉眴，闻掀门帘声即觉心中惕惕。恶露未净，无乳。舌赤少津，脉数疾。前医曾按产后"三冲"给药，数日不验。

证属：产后血脱，兼外感风温。

治以：滋阴养血，少佐辛凉透卫。

处方：当归9克，沙参9克，生地12克，白芍9克，鲜石斛9克，玉竹9克，桑叶6克，菊花6克。取二剂，每日服一剂。

二诊，服第一剂得微汗，服二剂后烧尽退，神安脉静。于原方去白薇、竹茹、菊花、桑叶，加入女贞子9克、旱莲草9克、桑椹9克，调理而愈。

一沤按：产后"三冲"。即产后败血冲心、冲肺、冲胃。冲心者多神昏，冲肺者多喘促，冲胃者多呕逆。原因既由于败血，则治疗亦多用化瘀药。本案恶露仍行，小腹不痛，显非瘀血。且无神昏喘促呕逆之象，则不属三冲。

案二 马某，女，30岁，1963年诊。

产后发热，数日不退，口渴，溲赤，便热灼肛，恶露行而色黯。舌赤，脉数。前医认为产后感染，治以抗生素数日，效不显著。

证属：产后阴虚，兼风温外感。

治以：甘寒育阴，清营透卫。

处方：生地12克，元参9克，沙参9克，当归9克，白芍9克，白薇6克，桑叶9克，竹茹9克，丹皮6克，竹叶6克。取三剂，每日一剂，水煎服。

二诊，烧已全退，二便不觉灼热，能少进饮食。再以养阴益胃法调理而愈。

案三 韩某，女，33岁，1964年3月诊。

产后发烧，二十余日不退，体温每日早晨38℃，下午39℃。面色潮红，头上汗出，时发眩晕。口渴思饮，胸脘满闷，纳呆泛恶，食后嗳气频频，大便不爽。睡少易醒，惊惕不宁。恶露已净，乳汁甚少。舌色淡红，舌根苔白腻罩黄，脉沉数。

证属：产后阴血不足，风热外袭。

治以：清营增液，透邪外达。

处方：丝瓜络40克，荷梗40克，鲜茅根40克。三味先煎，用汤代水煮下药。

鲜生地15克，沙参12克，麦冬10克，鲜石斛15克，丹皮10克，丹参10克，青蒿10克，山楂10克，竹茹10克，莱菔子8克。取二剂，每日一剂。

二诊，药后，体温上午37℃，下午38℃，睡稳，胸爽。加炒谷芽10克，再服二剂。

三诊，纳增，嗳气减，乳仍少。上方去鲜茅根、瓜络、荷梗各去30克，不另煮水代汤，与他药同煎。又服二剂。

四诊，体温已正常，去青蒿、丹皮，加桑椹10克、黑芝麻10克。服四剂，食增乳足而愈。

一沤按：本属温病，用十全、养荣、生化等方，则以温治温，犯实实之戒矣。他医曾用十全大补、人参养荣补益气血，生化汤化瘀，热不少减。盖其所用之方都为温补，不能退阴虚外感之发热，反增胸脘之满闷。阴血虚，热邪更易入营，故少寐不宁。舌根苔腻乃燥药烁津成痰，以致胸脘满闷而食少泛恶。宜清营增液，透邪外达，疏利气机，开豁痰浊。恶露净而无小腹胀痛为无瘀也，毋庸化瘀。

7. 流产后病温案

案一 孙某，女，36岁，1927年诊。

妊娠五个月，因负重而堕胎，出血过多，昏厥数次。时值盛夏。余为用大剂回阳止血药治愈。血亏气弱之体，尚未完全恢复，初冬又患温病，始而发热自汗恶风，继而壮热烦躁，口干渴，思饮冷水。少寐易醒，脘闷纳少，大便微溏，经水先期而至。自述精神恍惚，看一人如数人，面红气促，舌赤少津，苔薄黄，脉沉数有力。

证属：气营两燔。

治以：清气敛阴，和营透卫。

处方：生石膏30克，知母15克，党参15克，生地15克，元参12克，白芍10克，丹皮10克，生山药15克，石斛10克，旱莲草12克。

另，白茅根90克，煮水代汤煎上药。取二剂，每日服一剂。

二诊，热稍退，不思冷饮，便溏转稠，经水量亦减少。又服二剂。

三诊，热仅下午稍高，睡眠稳，思食稀粥，月水已净。原方石膏量减半，去茅根。再取二剂。

四诊，热全退，舌红转淡红，脉细而数。不时震颤，心悸动。热邪稽留十余日，本属阴虚，又为热烁。再用三甲复脉法辅以温润滋填，补其久亏之气阴。

处方：西洋参10克，生龟板20克，生鳖甲20克，生牡蛎20克，女贞子30克，旱莲草30克，桑椹30克，生山药30克，山萸肉20克，霍石斛30克，枸杞子30克，大熟地30克，石菖蒲20克，砂仁10克，阿胶20克，鹿角胶15克。真蜜收膏，每次服二茶匙，开水冲服。一日三次。

患者病后头发全部脱落，二个月后始萌新发。

一沤按：热病后头发全脱者，曾不少见。肾者，其华在发，热灼其阴，故头发脱落。病后以滋肾益阴法调理，都能长出新发。

案二 孟某，女，35岁，1953年6月诊。

妊娠已三月，发烧五日后流产，其后发热不止，身无汗，下血不多，无腹痛。口渴引饮，不寐，时有谵语。舌红少津，苔黄糙。

证属：外感暑温，邪入气分，即将入营。

治以：气营两清，养阴生津。

处方：生地15克，元参10克，麦冬10克，白芍10克，丹皮10克，玉竹15克，桑叶10克，木贼10克，炒栀子8克，淡豆豉8克，甘草10克。取三剂，每日一剂。

二诊，已见微汗，热稍退，血亦止，渐得安寐。原方去木贼，加地骨皮10克。又服三剂。

三诊，已得彻汗，纳增，舌淡红而润。上方去桑叶，加沙参10克、炒谷芽10克。又服三剂。

四诊，诸症大减，以二至丸养阴调理而愈。

一沤按：此为感受暑温而致流产，流产之后气阴两伤，热邪传变迅速，已入气营，故以上法而愈。

8. 乳少案

案一 武某，女，30岁，某厂工人。

患者产后二月，乳汁不足，食少纳呆，面色萎黄，气短乏力，舌淡，脉细弱。

证属：气血虚弱，乳汁不足。

治以：补气养血通络。

处方：黄芪40克，当归20克，王不留行10克，花粉10克，焦楂10克，陈皮10克，白芷6克，鹿角片10克，瓜络6克。七星猪蹄两个煮汤煎药。

三剂乳汁已足，又服三剂巩固疗效。

案二 郭某，女，25岁，拾棉公社某大队人，1973年3月8日诊。

产后三个月，少乳，曾多处求医及用验方未效。主要表现为腰腿酸软，气弱懒言，乏力气短，头晕，少寐多梦，舌淡，脉细。

证属：肾亏血虚，乳汁不足。

治以：补肾养血，滋液生乳。

处方：熟地30克，黄精24克，山萸肉12克，枸杞子18克，太子参15克，当归12克，鹿角片24克，肉苁蓉12克，寸冬12克，黑芝麻20克。

三剂后乳汁大增，又服五剂，乳足。

一沤按：妇人产后少乳或无乳，为妇科常见病。少乳以气血虚弱者最多，故以《达生编》中的"生乳饮"为基本方。生乳饮方：黄芪30克、当归15克、白芷6克、花粉10克、王不留6克、七星猪蹄2个。

乳汁乃冲任气血所化，下则为经，上则为乳。妇人以血为用，血虚固不能生乳，气虚也不能化乳，然二者之中，血之生乳必由气之所化。故配伍妙在黄芪倍当归，二药为主。花粉滋液生津为辅。白芷、不留为佐使引经。猪蹄为血肉有情之品，用以补精养血。诸药合用，气血充盛，乳汁生化有源矣。产后有乳，或因情志所伤亦可导致两乳胀痛，乳汁不通，此为肝气郁结也。可于方中加郁金10克，香附10克，以疏调气。

有产后腰酸腿软，头眩晕，面色无华，乳汁不足，久治乳仍不下者，乃因肾精亏损，冲任空虚也。精血互生，精亦能生乳，精亏血少，乳化无源。故治以益精血、养阴液、补化源，方用自制"益肾增乳汤"。处方：熟地30克，枸杞子30克，黄精30克，党参30克，黑芝麻15克，鹿角片10克，麦冬10克，钟乳石10克，王不留行10克。此方用于久治不效的少乳者多例，效果很好。气虚甚者，方中亦可加人参6克。

另，俗有"穿山甲，王不留，妇人服之乳长流。"之说，此不过古谚而已。王不留行能下乳，处方中多为引经药。穿山甲则宜用于乳房肿痛有块者，配漏芦、公英等。一般少乳无肿块者不宜用，以免走窜伤血之弊。

9. 漏乳案

郝某，女，29岁，某商店职工，1979年6月20日诊。

乳汁稀薄，时时自乳头流出，喂乳时则乳不足。小儿食后大便次数多。舌淡，脉细。

证属：产后气血两虚。

治以：补气养血。

处方：黄芪30克，当归15克，鹿角片10克，白芍10克，花粉10克，王不留行8克，熟地15克，枸杞子10克，陈皮10克。取三剂，水煎服，每日一剂。

二诊（6月25日），漏乳已减，乳汁渐稠，量渐多。再取原方五剂，每日一剂。乳足矣。

妇科杂病

1. 阴吹案

姜某，女，42岁，某村人，1970年4月16日诊。

阴吹，腰痛，带下清稀，面色㿠白，气怯。舌淡，脉细弱。

证属：脾肾虚寒，下元不固。

治以：健脾益肾。

处方：鹿角胶9克，肉苁蓉15克，阿胶12克，女贞子18克，旱莲草18克，党参24克，石斛15克，白术9克，枳壳9克，肉桂6克，母丁香6克，枣仁15克，麦冬8克，焦曲15克。水煎服，每日一剂。

服十余剂后，阴吹已愈，腰痛减，带渐少。将上方配蜜丸，每丸9克。一日三次，每次一丸。调理而愈。

一沤按：阴吹，女性多见，从阴道排出气体，重者有声。经治数案，均用温补肾气合收涩剂得效。

附：男性阴吹案

1924年曾治一男性王某，50余岁，医生，患阴吹，数治不效。据其乏力气短，动则汗出，投以大量补气药。主要用大剂黄芪，配党参、白术、山药等。后用黄芪一味，每日半斤。有时煎汤，有时嚼食。三个月始愈。男性者少见，余60年仅遇一人，记之，以备临床家参考。

2. 乳痛案

案一　张某，女，37岁，某所职工，1978年10月20日就诊。

左乳痛，无肿块。月经迟速不定。舌淡有齿痕，脉滑。

证属：肝郁气滞。

治以：疏肝解郁。

处方：夏枯草10克，连翘12克，香附10克，郁金10克，川贝10克，木香8克，当归10克，丹参10克，瓜络10克，橘叶10克，甘草8克。取三剂。每日一剂，水煎服。

原方又取五剂，乳已不痛，月经按期来潮。

一沤按：此为肝郁，以解郁通络之方治愈。以无肿块，故不用仙方活命饮类方。

案二 张某，女，27岁，某村人，1977年9月15日诊。

右乳头痛，不赤不肿，痛连右胁，触之乳内有数个小硬块，压之微痛。腰背时时作痛。食可，经正。舌淡红，脉细缓。

证属：气滞血瘀。

治以：疏肝化瘀。

处方：柴胡6克，夏枯草12克，党参12克，黄芪12克，三棱10克，莪术10克，郁金10克，肉桂3克，丹参12克，没药10克，连翘12克，甘草6克。取三剂，水煎服，每日一剂。

又，小金丹，每次1瓶，一日二次口服。

二诊（9月18日），痛稍减，再加桃仁10克、降香10克。

上药共服十五剂，乳头已不痛，乳内肿块渐消。

一沤按：证属肝郁，方以活血解郁散结法为主。佐参、芪，虑其过于克伐正气也。

儿 科 病

儿科又称"哑科"，其常见病证体系与内科相似，但由于小儿脏腑娇嫩，形气未充，稚阴稚阳，五脏六腑成而未全，故在辨证用药上又不同于内科。临证数十年，多擅长于成人疾患，所治儿科疾患并有记录者甚少，偶见者摘录如下。

小儿腹泻

案一 李某，女，1岁，1978年12月7日诊。

患儿水样便十余天，每日十五次左右，口干少津，脉细。证发冬季，寒冷侵袭脾胃因而泄泻。

证属：寒凉侵袭脾胃。

治以：健脾止泻。

处方：扁豆6克，乌梅4克，通草2克，藿香3克，槟榔3克，甘草4克。

取一剂，水煎分多次温服。药后痊愈。

案二 唐某，男，2岁，1978年12月2日诊。

患儿腹泻五个月，因夏月饮食不节而致。开始每日大便二十余次，至今虽有好转，仍每日四至五次。近日因患外感，腹泻又加重，食少，呕吐，舌淡脉细。

证属：饮食不节，损伤脾胃。

治以：健脾和胃，兼解表邪。

处方：藿香3克，乌梅6克，鸡内金4克，槟榔3克，扁豆10克，通草2克，银花3克，甘草5克。取二剂，水煎频服，每日一剂。

二诊（12月5日），药后便减，食增，便仍为水样。原方加茯苓5克，又取二剂而愈。

百 日 咳

案一 薛某，男，7岁。1976年3月诊。

顿咳一个月，发作时面红握拳，弯腰曲背，眼睑浮肿，甚则呕吐。咳声连续不断，几十声后咳出黏稠痰液，咳嗽方止。每日发作十几次，夜间较重。舌微红，苔薄白。

证属：肺气不宣，兼痰阻。

治以：宣肺化痰止咳。

处方：麻黄3克，细辛1克，百部6克，葶苈子6克，杏仁6克，甘草6克，槟榔5克，生石膏6克，半夏6克。

取二剂，水煎分次服。每日一剂。

二诊，服药后，咳嗽稍减，前方再加麻黄1克，取三剂。

三诊，咳嗽次数减少，已不吐。去半夏，加细辛1克，取三剂。

以后照原方取三剂，逐渐痊愈。

案二 杜某，女，5岁。1977年6月诊。

顿咳半月有余，以夜间为重，咳后吐多量的白黏痰。不发作时玩耍如常。舌、脉正常。已服四环素、川贝精片等药，未见明显好转。

证属：寒痰阻肺。

治以：温肺化痰，宣肺止咳。

处方：麻黄3克，杏仁5克，细辛1克，甘草5克，半夏5克，百部5克，槟榔5克，葶苈子5克。取二剂。每日一剂，水煎100ml，分多次服。

二诊，服药后咳嗽大减，又照原方取二剂。痊愈。

一沤按：百日咳是小儿常见的呼吸道传染病。以阵发痉挛性咳嗽，咳后有鸡鸣声为特征，中医称"顿咳"，每日可发作数次甚则数十次。病程较长，顽固难愈，故称"百日咳"。

中医认为本病主要是外感风寒，肺失清肃，痰浊阻滞气道，以致咳嗽阵作，咳后吐白痰黏沫。治疗时应着重宣肺散寒，泻肺祛痰，使肺能宣发肃降，痰浊得以消除而咳嗽可止。近几年来，我们以麻黄、杏仁、细辛、百部、葶苈子、甘草等六味药为基本方，治疗百余例患儿，取得了较满意的疗效。大部分患者服七八剂可愈。轻者二三剂即愈。只有少数病程长，病情较重者需长时间治疗。

附：药物用量表

用量 年龄 药品	麻黄	细辛	其他
1~3岁	1~3克	0.5~1克	3~5克
4~6岁	3~4克	1~1.5克	5~7克
7~10岁	4~6克	1.5~2克	7~9克

附记 小儿腹泻四季常有，但以夏秋多见。

小儿脏腑娇嫩，形气未充，稚阴稚阳，五脏六腑成而未全。全而未壮，易虚易实，易寒易热，外易为六淫侵袭，内易为饮食所伤，脾胃受损而发泄泻。

临床中常以下方加减应用，每多有效。

处方：藿香3克，乌梅4克，扁豆5克，通草2克，槟榔2克，甘草4克。

方中藿香芳香化浊，醒脾开胃为主药，扁豆健脾，乌梅酸能生津收敛，二药为辅，通草分利二便，槟榔行气导滞为佐甘草甘缓和中为使。诸药配伍，共收健脾化湿止泻之功。

加减变化：兼有食滞者加炒麦芽6克、内金3克；兼有外感者加银花5克；湿重者加薏苡仁6克；久泻不止者加赤石脂3克；脾肾阳虚者加补骨脂3克、肉桂1.5克。

外 科 病

中医外科病证内容丰富，涉及范围较广，包括疮疡、乳房病、瘿、瘤、岩、肛门直肠疾病、男性前阴病、皮肤病及性传播疾病、外伤性疾病与周围血管病等。

历代医家对外科病因病机及治疗都有不同记载，共同发展了中医外科。自古至今多数医家认为外科病病因病机多为阴阳不和、气血凝滞所致。从整体出发，本着"治外必本诸内"的思想，使内治与外治相结合，疗效较好。外科三家陈实功、王维德、高锦庭之书很值得一读，足以借鉴。

吾常思前人辨证方法及经验，欲临证思辨灵活，药到病除。惜经历有限，未能将所见所诊者系统整理，只能将其临床有效，记忆深刻者择其一二记之。

色 素 沉 着

案一 田某，女，24岁，某村人，1978年4月9日诊。

右目下靠鼻处，皮肤发黑，几如炭染，不肿不痒，已两个月。舌脉正常。

证属：血热血瘀。

治以：活血清血。

处方：当归10克，丹参10克，生地15克，丹皮10克，金银藤12克，桑叶10克，郁金10克，香附10克，茜草10克，甘草6克。

水煎服，隔日一剂，服至六月，皮肤黑色大减。加红花10克，又服二十剂。肤色如常。

案二 孙某，女，24岁，某营人，1978年7月21日诊。

左颊皮肤色泽发黑，月经半年未见。舌有瘀点，脉滑。

证属：正虚血瘀。

治以：活血清血，少加扶正。

处方：生地15克，丹皮10克，桑叶10克，当归12克，赤芍12克，太子参12克，桃仁12克，红花10克。水煎服，每日一剂。

上方服二十剂遂愈。

一沤按：临证不多，仅两个案例，一得之功，录供参考。

牛 皮 癣

陈某，女，14岁，某大队人，1977年10月6日诊。

周身皮癣二年余，发痒，起白皮。头面均有，食可，舌正，脉缓。

证属：湿毒侵肤。

治以：燥湿解毒。

处方：苦参9克，蛇蜕6克，胡麻仁9克，木鳖子（打）3克，银花15克，炒刺猬皮6克，皂刺9克，甘草6克。取二剂，水煎服，每日一剂。

二诊（10月14日），上方去胡麻仁，加火麻仁9克，取三剂。

三诊（10月20日），癣之白皮已渐退，露出红色基底。上方加透骨草9克、乌蛇3克，取五剂。

后又加露蜂房10克、白蒺藜10克，服四十余剂，皮肤平润，与病灶周围的皮肤相同。一年后随访，未再复发。

浸 淫 疮

案一 祖某，女，32岁，某厂工人，1977年10月13日诊。

两乳头周围湿疹，黄水浸淫，糜烂作痒一年余。舌稍红，舌根苔白厚，脉缓。

证属：湿热毒侵。

治以：清热解毒除湿，外洗内服并治。

处方：五倍子9克，半枝莲30克，蚤休30克，木瓜9克，苍术15克，苦参

15克。

水煎外洗局部。取三剂。内服小金丹片2瓶，每次4片，一日二次。

二诊（10月23日），黄水减少，已结痂。仍取上药。

共用内服、外洗药二十余天，遂愈。后来随访，未再复发。

案二 关某，男，43岁，某庄人，1970年4月22日诊。

面、后发际、肘、臂、手和阴部皮肤糜烂、结痂，奇痒，黄水浸淫，已四个多月。舌淡红，脉缓。

证属：湿热侵表。

治以：清热利湿。

内服方：土茯苓30克，忍冬藤60克，白鲜皮15克，连翘30克，公英30克，蛇蜕6克，滑石18克，苍术9克，川柏9克，苦参12克，大黄12克。水煎服，隔日一剂，忌饮茶、酒。

外洗方：苦参120克，芦荟24克，明矾9克，槿皮30克。

水煎外洗，洗液不宜过热。洗十天后，又加百部30克、荆皮30克。

以上内服、外洗方共用一月余而痊愈。

案三 张某，女，28岁，已婚，某庄人，1977年9月20日诊。

两足趾糜烂浸淫八年，阴部瘙痒，裂纹流黄水，脘满，纳呆。舌淡，苔薄黄，脉细。

证属：湿热毒邪侵袭。

治以：清热利湿解毒。

内服方：茵陈15克，土茯苓15克，连翘15克，公英15克，半枝莲9克，豨莶草12克，苍术12克，陈皮9克，银花15克，蚤休9克，郁金9克。水煎服，每日一剂。

外洗方：苦参60克，蛇床子60克。

共用药三十余剂，愈。

肿 疡

王某，男，67岁，某屯人，1972年11月10日诊。

患者因肾肿瘤切除后静点抗癌药外渗，以致局部红肿硬痛，皮色紫黑，迅速蔓延，由腕及肩，以肘部红肿最著，疼痛极剧。病情险恶，危及生命。两次请外院会诊，俱主张截肢。遂邀中医会诊。

病人脉洪实有力，舌稍红，食可，二便调，精神体力尚健。按其患处红肿隆起，剧痛，扩散迅速，应属阳性肿疡。从疡科辨善恶来看，食欲尚可为胃气存，神识清为心气旺。故证虽险恶，尚可治疗。遂商与下方：

内服方：当归15克，丹参15克，桃仁9克，银花30克，连翘30克，山甲9克，皂刺15克，甘草9克。水煎服，每日一剂。

外洗方：透骨草20克，公英30克，地丁30克，五倍子15克，土鳖虫15克，苏木15克，独活15克，白芷9克，细辛9克。水煎洗，每日二次。

药后，一剂肿大消，痛大减；二剂肿已局限于肘部，但皮肤仍黑紫。经治一个月，上方曾加黄芪，别无变动。遂愈。

一沤按：中医外科疮疡以明辨阴阳为最重要。余如肿疡的位置及其所属经络、体质虚实都要详辨，这样才能判断其善、恶、顺逆。本案系静注药液外漏造成局部组织红肿热痛，参照其他脉症，证属阳而无疑。故从清热解毒、活血化瘀论治入手，竟使患者免除截肢之苦。可见吾医精华在乎"辨证施治"，不论其病因若何，有是证即有是治。千虑之一得，志之供参考焉。

内服药仿张师寿甫先生之"活络效灵丹"意。其中乳、没偶有引起呕吐及食欲不振之副作用，张山雷先生在《疡科纲要》中也提到这一点，因此改用桃仁、红花以活血化瘀；银花、连翘清热解毒消肿；山甲、皂刺活络攻坚，《验方新编》称单煎皂刺30克内服，可使初起之肿疡消散，甘草解毒和中。诸药并用，共收解毒活血消坚之功。

外洗亦称"渍渍法"，是治疗疮疡应用较广的一种方法。方中公英、地丁、透骨草合用名"斩毒剑"。五倍子能收束毒势，不使扩散，"铁井栏"箍药用为主药。土鳖虫、苏木活血之功颇著。独活、白芷、细辛外敷，具有温煦流通解凝之力。

脱骨疽

案一 陈某，男，35岁，河北屯公社某大队人，1979年3月7日诊。

患者三个月来左膝下发凉，疼痛，夜间尤甚，左脚逐渐变紫，足一、二趾出现溃疡，脓液清稀，久治不愈。外科诊为血栓闭塞性脉管炎，转中医科治疗。

症见：面色少华，精神委靡，痛苦呻吟，左脚发凉，皮色紫暗，一、二趾破溃流脓清稀，舌淡，脉细弱。

证属：阴疽。

治以：温阳通脉，散寒止痛。

处方：熟地30克，麻黄2克，白芥子8克，肉桂3克，炮姜3克，鹿角片10克，阿胶8克，甘草6克。取三剂，每日服一剂。

二诊（3月10日），家人来说，药后痛大减，足趾觉有热感。复取原方七剂，伤口处敷生肌散、珍珠散。

三诊（3月28日），病人来复诊，服药七剂后行走如常，右脚皮色转为红润，触之温，已不痛。伤口基本长平。又取原方七剂以巩固疗效。随访，至今再无复发，已能参加劳动。

案二 魏某，女，42岁，大顿邱公社某大队人，1978年12月16日诊。

患者二个月来由于着凉而致左手发凉疼痛，以拇、食、中三指为甚。开始先角化变紫，指甲增厚，然后逐渐发黑坏死，指尖枯萎。疼痛难忍，夜不能寐。来我院外科就诊，诊断为血栓闭塞性脉管炎，转中医科治疗。

证属：脱疽。

治以：温阳通脉、散寒止痛。

处方：阳和汤原方。熟地30克，麻黄2克，白芥子6克，甘草6克，鹿角片10克，炮姜3克，肉桂3克。水煎服，每日一剂，取五剂。

二诊（12月25日），药后痛减，手指觉温。纳差，疼痛牵及腕肘。原方去肉桂，加黄麻1克、桂枝6克、附子4克、陈皮10克，取十剂，每日一剂。

三诊（1979年1月4日），手指黑皮已脱掉，恢复正常颜色，疼痛大减，仍稍觉凉。取上方五剂，隔日一剂。

四诊（1月23日），手指完全恢复正常，功能复原，舌质淡红，脉细和缓。但仍稍觉手指末梢发凉，腕部疼痛，上方再加桂枝2克、附子2克、当归10克，取五剂，隔日一剂。

一沤按：中医学认为，四肢为诸阳之末，得阳气而温。由于寒邪外迫，阳气不能达于四末，寒邪深袭络脉，气血运行不畅。血遇寒邪而凝涩不通，日久肢体失其濡养，导致干枯坏疽。

案三 赵某，男，43岁，石各庄公社某大队人，1975年就诊。

患者右脚大蹈趾肿痛一年多，皮色紫暗，溃后脓稀，久不收口，渐侵及趾第二节。某医院诊为脉管炎，谓欲保全腿必须从膝部截肢，患者忧惧，找中医治疗。给予阳和汤，有时加黄芪、当归，间服小金丹，外用珍珠散加麝香，二十余剂后，肿痛减轻，稀脓转稠。半年后第一节蹈趾脱落，仍用原方，溃处包长新皮而愈。

案四 李某，男，45岁，某大队人，1973年10月诊。

自觉左手无名指发凉，触之亦凉，疼痛难忍。皮色发黑，指头溃后，流脓稀薄，日久不愈。服阳和汤三十余剂，皮黑尽退，凉处转温，溃口长平。

一沤按：血栓闭塞性脉管炎属中医学的"脱疽""十指零落"等范畴。《灵枢·痈疽》篇中说："发于手足，名脱疽，其状赤黑，死，不治；不赤黑，不死。"其病因多由寒冷所伤，寒湿下受，以致经络痹阻，血行不畅，阳气不达，四末之筋骨肌肉不得充养，遂发本病。可用阳和汤治之。还有因过食膏粱厚味，辛辣炙烤，以致肠胃机能失调，火毒内生，或房劳伤肾，邪火烁阴，阴虚火旺，导致火毒蕴结，气血凝滞而发本病，此则不为阳和汤主治。

我们所遇案例，都经本院外科确诊而症见肢体冰凉，皮色紫暗，甚则发黑破溃，脓液稀薄，面色少华，脉细无力，按阴疽投以阳和汤而获愈。

乳　疽

案一　曹某，女，21岁，某大队社员，1976年12月26日诊。

两乳硬结，已一年半，曾往各地医治。抗生素类使用殆遍；中草药剂服用更多。近半年来疼痛加重。

硬结在乳头下寸许处，10厘米×6厘米大小。稍高出于皮面，右乳肿处，有切开后疤痕，向胸骨侧有一溃口，排出稀薄脓水，久未长平。疼痛频频发作，两胁亦时发胀痛。夜寐不安，食欲尚可。二便调，月经按月来潮。面色发白，唇淡，舌淡红，脉促。

病已一年半，疮口久不愈合。疼痛日加。从体态来看，虽非败证，亦颇险恶。幸胃气尚好，脉虽促而不数，犹可徐图一治。

证属：阳虚寒凝。

治以：温阳散寒。

处方：熟地30克，麻黄1.5克，鹿角胶9克，炮姜3克，白芥子6克，肉桂3克，甘草6克，元参9克，香附6克。水煎服，每日一剂。

又，小金丹每日一瓶，一日两次。又，犀黄丸，每日9克。

服药五日后，疮口流出少量鲜血。加阿胶9克即止，疼痛大减。二十剂，疮口逐渐结痂，长出新肌肉芽。其根盘渐软，疼痛基本消失。有时因胁痛，方中加入些元参、香附、乳香、没药、麦冬。

1977年1月21日来门诊，脉现数象，舌苔见薄白，舌根苔微黄，阳和汤中加薏苡仁15克、橘叶9克，五剂。舌苔退，脉转平。

2月10日疮口结痂脱落，未再溃脓。停药后两个月无不适感，而能参加劳动。

一沤按：肿起缓慢，平塌散漫，属于阴疽。溃后久流稀脓，新肌不长，为气血亏虚。颇似《金鉴·外科》中之"乳中结核"及"乳岩"。《金鉴》云："由于肝脾两伤，气郁凝结而成。"又云："坚硬岩形引腋胸……时流污水日增疼……已成败证药不灵。"《外科证治全生集》论阴疽云："初起之形，阔大平塌，根盘散漫，不肿不痛，色不明亮，此疽中最险之证……夫色之不明而散漫者，乃气血两虚也。患之不痛而平塌者，毒、痰凝结也。治之之法非麻黄不能开其腠理，非肉桂、炮姜不能解其凝结。此三味酷暑不可缺一也。腠理一开，凝结一解，气血能行，行则凝结之毒随消矣。"又论《乳岩治法》："其初起以犀黄丸，每服三钱，酒服，十服痊愈。或以阳和汤加土贝母五钱，煎服，数日可消。"

案二 云某，女，40岁，本县梅厂公社某大队人，1976年2月27日诊。

左乳胀痛数月，检查不红不肿，按之深部有一肿块，脉沉细，舌苔白滑。

证属：阴寒凝滞。

治以：温阳散寒。

处方：熟地24克，鹿角胶6克，白芥子6克，麻黄3克，甘草6克，炮姜1.5克，当归9克，银花3克。取三剂，每日一剂，水煎服。

二诊（3月22日），查肿块缩小，略有胸闷。加入理气之木香3克，又三剂而胀痛除，肿块明显缩小。

案三 李某，女，教师，40岁，1977年诊。

两乳头上半寸处各有破溃口一个，皮色如常，时流稀水。自述先是漫肿平塌，溃后伤口一年未长平，经治不效。根据其脓液稀薄，日久不愈，皮色正常，不疼不痒，诊为阴疽。投以阳和汤及小金丹加减。服四十余剂，伤口长平，至今没有复发。

五 官 科 病

五官科病证包括眼、耳、鼻、喉、口腔部位的疾病，根据中医整体观念认为，五官的病证一方面受外感六淫之邪的影响，另一方面与五脏的关系密不可分，故治疗上既驱散外邪，又注重相应脏腑功能的调整。现将临证有关病例记述如下，以供参考。

咽 肿 发 热

袁某，男，24岁，学生，1976年11月19日诊。

发烧，咽喉肿赤梗痛，已四五天。舌红，苔黄，脉大。

证属：热毒上攻咽喉。

治以：清热解毒。

处方：牛蒡子15克，蚤休12克，山豆根10克，板蓝根30克，连翘20克，地丁20克，桑叶10克，甘草6克。取二剂，每日一剂，水煎服。

二诊（11月21日），喉痛已减，又服二剂。愈。

咽 肿 音 嘎

刘某，女，28岁，某村人，1971年10月6日诊。

咽赤肿痛，声音嘶哑，已三日。咳嗽胸满，发烧。舌苔黄，脉浮数。

证属：风热上攻咽喉。

治以：辛凉宣肺，解毒利咽。

处方：薄荷6克，蝉衣12克，木贼12克，牛蒡子10克，银花20克，连翘15克，象贝10克，胖大海10克，杏仁10克，甘草6克。取二剂，每日一剂，水煎服。

二诊（10月8日），咽肿痛渐退，再服二剂，痊愈。

耳肿牙痛

阎某，男，30岁，干部，1973年10月15日诊。

右耳肿痛，牵及右侧牙痛龈肿，发烧。脉实有力。

证属：热毒上攻。

治以：清热解毒。

服汤剂不便，遂用解毒清热成药。

处方：梅花点舌丹6剂，连翘败毒丸6剂，每次各服一剂，每天二次，饭后白开水送。

二诊（10月18日），耳肿牙痛减。原药各取10剂，服法如上。

11月14日患者告曰，药后病即痊愈。

头痛龈肿

孙某，女，34岁，某大队人，1973年10月3日诊。

头痛发烧，右侧牙痛龈肿，脉滑。

证属：风热夹毒上攻。

治以：辛凉清热解毒。

处方：山豆根12克，蚤休10克，果榄6克，连翘12克，菊花12克，谷精草12克，蔓荆子10克，竹叶3克，甘草6克。取二剂。

二诊（10月6日），药后牙痛缓解，头仍痛，大便干。前方加元参10克，又服二剂痊愈。

牙　痛

案一　刘某，女，50岁，某大队人，1974年5月15日诊。

左边牙痛，头痛，已五六天。呃逆，食少。脉滑，舌稍红，苔白厚。

证属：胃热熏蒸，复感外风。

治以：清热祛风。

处方：谷精草12克，蔓荆子9克，菊花12克，山豆根12克，果榄9克，元参9克，半夏9克，川朴6克，甘草6克。二剂而愈。

案二　杨某，男，30岁，某厂工人，1974年6月19日诊。

半个多月来左侧牙痛，头痛，鼻孔流黄水，唇肿。舌边赤，脉缓。

证属：火热上犯清窍。

治以：清热泻火，散风开窍。

处方：生石膏24克，川柏9克，山豆根12克，菊花12克，银花15克，连翘15克，蔓荆子9克，辛夷9克，牛蒡子12克，甘草6克。取二剂，每日一剂，水煎服。

二诊（6月21日），鼻流黄水止。上方去辛夷、荆子，加蚤休12克、公英15克、谷精草9克。另紫雪散二瓶，每日一瓶。四剂而愈。

案三　王某，女，42岁，某庄人，1974年5月29日诊。

三个月来牙痛，头痛，纳呆。舌淡，脉细。

证属：阴虚牙痛。

治以：滋阴清火。

处方：熟地15克，元参12克，申姜30克，菊花9克，蔓荆子9克，女贞子15克，生地15克，细辛3克，佛手花6克。

水煎服，服药八剂，遂愈。

鼻　衄

案一　马某，女，35岁，某庄人，1974年5月1日诊。

三天来鼻衄，量多，色鲜红。头痛，胁痛，舌赤，脉大。

证属：血热妄行。

治以：凉血止血。

处方：炒栀子9克，丹皮9克，生地15克，茜草9克，秋石6克，黄芩炭9克，茅根15克，元参12克，桑叶9克，小蓟15克。二剂，水煎服，每日一剂。

二诊（5月6日），衄止，仍有头痛。

处方：菊花12克，白蒺藜12克，白茅根15克，丹皮9克，郁金9克，瓜络9克，白芍9克，佛手花9克，甘草6克。

水煎服，服药六剂遂愈。

案二　杨某，男，16岁，某庄人，1974年6月13日诊。

鼻衄、头痛二天。舌赤，脉滑。

证属：血热出血。

治以：清热凉血。

处方：广角粉（冲）1.5克，生地12克，丹皮9克，炒栀子9克，白茅根15克，秋石3克，黄芩炭9克，大黄炭3克，甘草3克。水煎服。二剂愈。

口　疮

案一　董某，男，23岁，某村人，1974年8月3日诊。

唇、舌、上腭及咽赤肿，脉洪大。

证属：热毒上攻。

治以：清热解毒。

处方：银花30克，连翘30克，果榄9克，山豆根12克，木通3克，元参9克，生石膏30克，板蓝根15克，赤芍12克，甘草6克。

水煎服，外敷珠黄消疳散。五剂遂愈。

案二 李某，男，31岁，某庄人，1974年6月2日诊。

六七年来，每于夏季即唇、舌尖、舌下、口腔溃疡。今年入夏又患此病已20天。舌淡红，有齿痕，右脉大。

证属：阴虚有热。

治以：滋阴清热。

处方：生地30克，元参24克，丹皮9克，银花30克，果榄9克，川连9克，川柏9克，生石膏30克，党参12克，甘草6克，山豆根9克，竹叶6克。水煎服，二剂。

二诊（6月15日），又服二剂，后来嘱患者于明年春末夏初，即服此方五剂。

第二年患者照上方服药，入夏后没有复发。

案三 王某，女，75岁，某村人，1974年5月7日诊。

口舌糜烂，牙痛，头项痛，两颊拘紧，咽部涩辣，胸发热。口腔科邀会诊。脉滑，舌苔白腻。

证属：湿热毒邪上犯。

治以：清热解毒，兼以利湿。

处方：山豆根12克，果榄9克，元参15克，川贝9克，菊花12克，佩兰9克，滑石12克。取二剂，水煎服。

二诊（5月11日），症状减轻，足踝肿胀。上方加薏苡仁9克、伸筋草15克，取二剂，水煎服，每日一剂。

共服药9剂，诸症遂愈。

案四 王某，女，21岁，某医院大夫，1974年4月19日诊。

舌与口腔溃疡，经期加重。现胸闷气短，咳嗽，头晕。脉细，舌质淡红，有齿痕。

证属：阴虚有热。

治以：滋阴清热。

处方：菖蒲12克，郁金9克，元参12克，果榄6克，川柏6克，杏仁9克，桑叶9克，生地15克，甘草3克。三剂，水煎服。

二诊（4月24日），痰多，上方加陈皮9克，取三剂，每日一剂。痊愈。

三诊（6月21日），口腔又发现溃疡，舌赤，脉有力。

处方：生石膏30克，生地18克，元参15克，川连6克，川柏9克，蚤休12克，果榄9克，丹皮9克，银花30克，甘草9克。水煎服，每日一剂。

服五剂而愈。又隔日一剂，连服三剂。未再复发。

暴 发 火 眼

杨某，女，38岁，杨村某街人，1974年7月10日诊。

左眼肿赤，畏光流泪，灼痛，头痛。舌红，脉滑。

证属：风热上攻于目。

治以：凉血散风清热。

处方：菊花12克，密蒙花12克，赤芍9克，公英12克，蝉衣9克，郁金9克，白蒺藜12克，夜明砂9克，甘草3克。二剂，每日一剂，水煎服。

二诊（7月14日），症大减，上方再加蔓荆子9克、木贼12克、荷梗12克。二剂，愈。

胬 肉 攀 睛

案一 纪某，女，22岁，某庄人，1974年2月23日诊。

近七天来，右目内眦胬肉隆起，内侵及黑睛，视物障碍。胬肉旁有血丝缠绕，头痛。脉弦滑，舌边赤。

证属：肝肺热壅盛，脾胃炽热。

治以：清热散风明目。

处方：密蒙花12克，谷精草12克，木贼12克，代赭石15克，桃仁9克，红花9克，郁金9克，丹参12克，槟榔9克，公英15克，甘草6克。取三剂，每日一剂，水煎服。

二诊（2月26日），三剂药后，胬肉已退大半，再于原方中加白蒺藜18克，取三剂，遂愈。

案二 李某，女，24岁，某屯人，1974年6月5日诊。

左目内眦胬肉，视物不清，每于行经前十天加重，时有听钝。舌淡红，脉滑。

证属：风热上攻于目。

治以：清热散风活血。

处方：当归9克，川芎6克，赤芍12克，茺蔚子12克，密蒙花9克，丹皮9克，白蒺藜12克，草决明15克，菊花12克，木贼12克，桃仁9克。水煎服。二剂，每日一剂。

二剂后，胬肉渐退，变薄，视物清晰。又服十五剂，胬肉基本退净，听力正常。每于经前，左内眦微红。再服十剂，愈。

案三 袁某，女，66岁，杨村某街人，1974年5月24日诊。

两目内眦胬肉磨痛，有血丝盘绕。视物模糊，舌赤，脉弦。

证属：风热外袭。

治以：清热散风。

处方：密蒙花12克，草决明15克，白蒺藜12克，银花12克，公英12克，菊花12克，美仁子9克，甘草6克，灯心1.5克。水煎服（美仁子即蕤仁）。

二剂后，血丝退。六剂后胬肉退净，视物正常。

一沤按：我县张福霖医生说："夜明砂治血热瘀血之目赤，疗效很好。"我县已故高占奎先生，西小良人。以眼病误于药，几至失明。遂攻眼科，治验颇多。其经验谓暴发火眼，眼胞红肿，血丝攀睛，眼珠胀痛，宜与解毒活血，稍参辛凉，或辛温散风。䀲肉多且磨痛者，加宣泄肺气，慎勿骤与大苦寒剂，因其冰伏能致云翳久久不退，甚至终生不愈。近治张德淼暴发火眼，肿如桃大，胀痛不堪，需人引之行路。已用过抗菌、消炎剂五六日。为之用高先生法，一剂痛止，三剂肿消尽。处方如下：银花30克，公英30克，赤芍12克，夜明砂12克，苏木9克，当归9克，槟榔9克，桔梗6克，荆芥6克，甘草6克。

眼底炎

邵某，男，30岁，某大队人，1977年11月26日诊。

右眼视力弱三个月，右侧头痛发木。黑睛无蒙翳。北京某眼科医院诊为"眼底炎"。舌淡红，脉缓。

证属：血虚风热。

治以：养血散风明目。

处方：当归7克，川芎6克，美仁子9克，白蒺藜12克，草决明18克，菊花12克，茺蔚子12克，夏枯草12克，元参9克，石斛9克，甘草6克。水煎服，每日一剂。

共服药八剂，视力正常，头痛愈。

慢性青光眼

王某，女，48岁，陈咀公社某大队社员。1975年诊。

自述头痛时作，痛处感到灼热。眼痛，左目已不能视物，右目视物浑糊不清，目珠干涩。两眼痛与头痛同时发作，舌质淡红少津，略有薄黄苔，脉细无力。月经如期来潮，饮食与二便均正常。天津眼科医院诊为"慢性青光眼"，右眼底动脉硬化，眼底出血，左目做过手术二次，视力未能恢复。

证属：肝肾阴虚。

治以：养肝血，益肾阴，息风活血。

处方：当归9克，川芎6克，白芍9克，丹参15克，熟地15克，女贞子15克，枸杞子12克，草决明15克，茺蔚子12克，白蒺藜12克，夏枯草12克，蕤仁9克。水煎服，每日一剂。

十剂后，头即不痛，右目视力好转，左目虽不能视，但痛亦止。共服五十余剂，右目视力基本恢复正常，参加生产劳动矣。

一沤按：眼科病我们所历不多，青光眼更少见到。文献载：青光眼当属中医学的"绿风内障"。本案为内因虚证。初治此患者时，反复思维，肝开窍于目，目得血而能视，患者早有头痛，时作时止，考虑为肝风上扰，而肝风则由肝阴虚而动风，目珠干涩。乃肝肾之阴不足，不能上济于目。舌面不润，是津液亏乏。用四物汤、丹参养血；重用熟地配以女贞、枸杞滋益肾阴而生津液；草决、茺蔚活血明目；蒺藜平肝息风；枯草、蕤仁清疏肝经虚火。竟而收功。

闲话医药

饮　证

　　"痰饮"，散见于《内经》和其他古书中，但完整的叙述是《金匮要略·痰饮咳嗽病脉证并治》篇。

　　痰饮有广义与狭义之分。广义的包括了四饮，即《金匮》中先叙的痰饮、悬饮、溢饮、支饮。狭义的即指四饮中的痰饮，此外还有留饮、伏饮等名。

　　痰饮是水液停留不得输化的一种疾病，上面所讲的四饮中，实际也概括了留饮和伏饮。水饮留而不行曰留饮，水饮潜伏不动叫伏饮，四饮都是水饮留伏而为病，而留饮、伏饮只意味着饮病的新旧深浅而已。

　　痰饮的成因，有由于脾不散精者，有由于肺失通调者，也有由于肾虚不能摄水者。而主要点，在于脾阳不运和肾阳不化两个方面。《金匮要略》上说："病痰饮者，当以温药和之。"

　　《内经》曰："饮入于胃，游溢精气，上输于脾，脾气散精，上归于肺，通调水道，下输膀胱，水精四布，五经并行。"这段经文说明了水液在人身流行的正常情况。《圣济总录》说："三焦者，水谷之道路，气化之所终始也。三焦调适，气脉平匀，则能宣通水液行入于经，化而为血，出溉周身。若三焦气塞，脉道壅闭，则水饮停积不能宣行，聚为痰饮。"说明了痰饮的成因。

　　痰饮还有人说是淡饮，理由是淡是形容水饮摇动。书之以供参考。

　　从三焦分布与脏器的关系而言，肺居上焦，有通调水液的作用；脾主中焦，有运输水谷精微的功能；肾处下焦，有蒸化水液、分清泌浊的职责。通过肺的通调下降，脾的转输上行，肾的蒸化开阖，以共同完成水液吸收、运行、排泄的整个过程。如三脏功能失调，肺之通调涩滞，脾之转输无权，肾之蒸化失职，则三者互为影响，导致水液停积而为饮。三脏之中，脾运失司，首居其要。盖脾阳一虚，则上不能输精以养肺，下不能助肾以制水，必致水液内停中焦，流溢各处，波及五脏。故痰饮一病，总属阳衰阴盛，本虚标实，水液停积而成。仲景先生所以用苓桂术甘汤、肾气丸也是着重在脾肾两脏上。

痰饮之病位大体是：痰饮在于胃肠，悬饮在于胁下，溢饮在于体表，支饮在于胸膈。另有"稠浊者为痰，清稀者为饮"，以及"痰属阳而饮属阴""痰因于热，饮因于湿"等说法。支饮，即包括今之哮喘在内。陈修园说："膈上伏饮，俗谓哮喘。"溢饮似为水气病之渐，《医宗金鉴》说："溢饮即今之风水、皮水病也。"支饮与溢饮，当与哮喘水肿病联系互参。

痰　　饮

脾肾阳虚，不能运化水谷，以致饮留胃肠，由于虚实主次不同，可分为两类。

脾肾阳虚：胸膈支满，脘部有振水音，呕吐清水痰涎。口渴不欲饮，水入易吐，或背冷如掌大，头昏目眩，短气心悸，形体素盛而今瘦，甚者脐下悸动，小便不利，吐涎沫而巅眩。舌苔白滑，或见灰腻，脉弦滑。治以温阳利水法。

方药：脾虚以苓桂术甘汤（茯苓、桂枝、甘草、白术）为主方，温阳利水。呕吐眩悸者合小半夏加茯苓汤（半夏、生姜、茯苓）。肾虚者用金匮肾气丸（地黄、山药、山萸肉、丹皮、泽泻、茯苓、附子、桂枝）助阳行水。若脐下悸动，吐涎沫而巅眩者，予五苓散（桂枝、白术、茯苓、猪苓、泽泻）化气行水。

肾阳虚衰，脐下蓄水，冲逆内动则为悸。肾阳失于蒸化，膀胱气化无权，则小便不利。水饮上逆则吐涎沫而巅眩。脾阳不振，水饮内停，支撑胸胁则胸胁支满，脘部有振水音，饮蓄于中，冲激上逆，故呕吐清水痰涎。清阳不升，故头晕目眩……。

饮留胃肠：心下坚满，自利，利后反快，虽利，心下续坚满，脉沉弦，或水走肠间，沥沥有声，腹满，口舌干燥。治以攻逐水饮之法。

方药：用甘遂半夏汤（甘遂、半夏、芍药、甘草、蜜）攻守兼施。方取半夏、甘遂降逆逐饮；芍药、甘草、白蜜酸甘缓中；借甘遂、甘草相反之性，使留饮得以尽去。水饮在肠，可用己椒苈黄丸（防己、椒目、葶苈子、大黄）苦辛宣泄，前后分消。

水饮留伏于胃，则心下坚满。中阳有舒展之机，留饮有欲去之势，故自利，利后反快。唯中阳虚而难复，饮邪去而未净，新饮又复留积，故利后心下续满。饮邪从胃下流于肠，故肠间沥沥有声。饮结于中则腹满，气不化水则津失上承。水饮内停，又复郁而化热，故口舌干燥。

悬　　饮

胁痛，咳唾则更甚，转侧、呼吸均牵引而痛，胁间胀满，气短息促，有时只能偏卧于一侧，舌苔薄白，脉沉弦。治以攻逐水饮法。

方药：十枣汤（大戟、芫花、甘遂、大枣）、控涎丹（甘遂、大戟、白芥子）二方均为峻下逐水之剂，必须用于饮邪壅实，正气未衰之时。十枣汤中之芫花，逐水之力强，故以大枣为汤调服诸药，攻下而不伤正。控涎丹有白芥子而无芫花，故逐水之力较轻，善驱皮里膜外之痰水，且有温肺利气之功。二方均应于早晨空腹时服，以小量递加为宜。若初起有寒热表证者，当先解表。日久正虚者，又当温化。

两胁为阴阳气机升降之道，水流胁间，络道被阻，升降失常，故胁痛。

水饮上迫于肺，则咳唾，胁间胀满，气短息促。水结于里，故舌苔薄白，脉见沉弦。

《金匮今释》说："悬饮，盖即浆液性胸膜炎，其水系炎性渗出之浆液。沈本琰认为，饮病既成之后，其渗出之水液，流在胁下。"

溢　饮

身体疼痛而沉重，甚则肢体浮肿，无汗恶寒，口不渴，喘咳，痰多白沫，干呕胸痞，苔白，脉弦紧。治以温散发汗法。

方药：用小青龙汤（麻黄、桂枝、芍药、甘草、干姜、细辛、半夏、五味子）发表温里宣肺化饮。如兼发热烦躁，为表寒外束，内有郁热，则宜大青龙汤（桂枝、麻黄、杏仁、甘草、生石膏、生姜、大枣）发表清里。方以麻、桂合石膏为主药。饮水流于四肢肌表，当汗不汗，身体疼重，来势急而有热者，用越婢加术汤（麻黄、石膏、生姜、甘草、白术、大枣）。

水饮流溢于四肢肌肉，脾肺之气输布失职，则身体疼而重，甚则浮肿。风寒束表，卫气闭塞，则无汗恶寒而口不渴。寒饮内伏，上逆迫肺，则喘咳，痰多白沫，干呕胸痞。苔白，脉弦紧为表里皆寒之象。《金匮今释》上说："溢饮当是四肢水肿。"

支　饮

咳逆喘息不得卧，其形如肿，浮肿多见于面部，痰沫多而色白。往往历年不愈，遇寒即发。甚至发则寒热，喘满咳吐，背痛腰疼，目泣自出，身体振振动。脉象弦紧，苔多白腻。拟以发表温里，泻肺逐饮之法。

方药：以小青龙汤为主方温里发表，宜于表里俱寒，支饮发作之证。若饮多寒少表证不著，喘咳痰盛不得息，可用葶苈大枣泻肺汤（葶苈子、大枣）泻肺逐饮。若饮微仅停心下，呕而不渴，脘痞目眩者，可用小半夏加茯苓汤降逆化饮（见前），合泽泻汤健脾利水（泽泻、白术）。

饮邪上逆，肺气不降，则咳逆而喘，不能平卧。水饮泛溢，故其形如肿。肺气不得下降，故浮肿多见于面部。水谷不化精微，聚而成饮，故痰多如泡沫而色白。平素饮邪内伏，遇寒诱发，故历年不愈。苔白腻，脉弦紧，为寒饮内盛，阳气不振之征。

如邪实正虚，喘满甚剧，心下痞坚，面色黧黑，烦渴，脉沉紧，苔黄，得之数十日，或经吐下而不愈者，此乃邪实正虚，阳为阴遏，饮郁化热。治宜行水散结，补虚清热，用木防己汤（木防己、生石膏、桂枝、人参）。如不愈者，用木防己去石膏加茯苓芒硝汤（防己、桂枝、人参、茯苓、芒硝）导水破结。如肾阳衰微肾虚不能纳气喘促，动则更甚，形寒神疲，脉沉细，用《金匮》肾气丸治之。

痰饮一证，其本属于脾肾阳虚，不能运化精微；其标乃为水饮停蓄，肺气不得肃降，总属阳虚阴盛，本虚标实之证。其病情有上下内外之分，治法亦有发汗、攻下、利小便之别。如饮溢于表，可用大小青龙汤发汗；留伏于里，可用甘遂半夏汤、十枣汤攻下；饮迫于上，可用小青龙汤、苓甘五味姜辛汤（茯苓、甘草、干姜、细辛、五味子）开降；饮阻于下，可用五苓散利小便，苓桂术甘汤、肾气丸健脾温肾，尤为诸饮治本之图。此外，痰饮久留，每每虚实错杂，如木防己汤、木防己去石膏加茯苓芒硝汤即为此而设。总之，痰饮之病，当以"温药和之"，乃是治疗原则。健脾、温肾为其正治；行水、攻逐、发汗皆权宜之法，待水饮渐平，仍当以扶正固本为要。选前人治饮证病例如下。

许叔微自己治愈饮癖说："微患饮癖卅年，始因少年夜坐写文向左伏几，是以饮食多坠左边，中夜必饮酒数杯，又向左卧，壮年不觉，三五年后，觉酒只从左下有声，胁痛食减嘈杂，饮酒半杯即止，十数日必呕酸水数升，暑月只右边有汗，左边绝无。遍访名医及海上方，间或中病，止得月余，复作……，自揣必有癖囊，如水之有科臼，不盈科不行（按：此语出

《孟子》），但清者可行，而浊者停滞无路以决之，故积至五七日必呕而去。脾土恶湿而水流则湿，莫若燥脾以去湿，崇土以填科臼。乃悉屏诸药，只以苍术一斤去皮切片，麻油半两，水二盏，研滤汁，大枣五十枚，煮去皮核，捣和丸，梧子大，每日空腹温服五十丸，增至一二百丸。忌桃、李、雀肉，服三月而痰除，自此常服，不呕不痛，胸膈宽利，饮啖如故，暑月汗周身，灯下能书细字，皆术之力也，初服时必觉微燥，以山栀子末沸汤兑服解之，久服亦不燥矣。"

一沤按：治饮癖用苍术亦"病痰饮者，当以温药和之"之意。而不杂他药，则与苓桂术甘法不尽同矣，更告人有副作用者，以栀子末汤解之。此古人之医德也。

《叶香岩医案》　"王，秋深天气收肃，背寒喘咳，饮浊上泛。缘体中阳气少振，不耐风露所致。最宜暖护背部，进通阳以治饮。

茯苓，桂枝，半夏，姜汁，苡仁，炙草。

又，早服肾气丸，夜服真武丸。"

一沤按：此案苓桂术甘汤加姜、半，止其上泛之饮，与肾气丸、真武丸并用是脾肾兼治。

"某，脉沉弦，饮泛呛咳，乃下虚，无以制止。议早服肾气丸，摄纳下焦散失，以治水泛之饮，午服《外台》茯苓饮，转旋中焦，使食不致酿痰。茯苓饮去术。"

一沤按：此亦肾脾并治之法（外台茯苓饮：茯苓，人参，白术，枳实，橘皮，生姜）。

《柳选四家医案》　"往昔壮年，久寓闽粤，南方阳气易泄。中年以来，内聚痰饮，交冬背冷喘嗽，必吐痰沫胸脘始爽。年逾六旬，恶寒喜暖，阳分之虚，亦所应尔。不宜搜逐攻劫，当养少阴肾脏，仿前辈水液化痰阻气以致喘嗽之例，肾气丸减牛膝、肉桂，加北五味、沉香。"

柳宝诒按：议论明确，立方亦极精当。

"肝风与痰饮相搏，内壅脏腑，外闭窍隧，以致不寐不饥，肢体麻痹，迄今经年，脉弱色悴，不攻则病不除，攻之则正益虚，最为棘手。钩藤、菖蒲、刺蒺藜、远志、竹沥、郁金、胆星、天竺黄，另指迷茯苓丸临卧服。"

柳宝诒按：病属难治，而立方却周匝平稳，非学有本原者，不能办此。

"痰饮阻于胸中，咳而短气，心悸。用四君补气，二陈化痰，桂枝通阳，款冬止咳，加减成方，仍不越苓桂术甘之制。

桂枝，茯苓，白术，甘草，半夏，陈皮，党参，款冬花。

再诊，用补气化痰，通阳蠲饮。咳而短气俱减，但心仍悸，参以益智、茯苓、白术、甘草、党参、陈皮、半夏、桂木、款冬花、枣仁。"

柳宝诒按：方论俱平正通达，可以取法。

《名医类案》　"吴茭山治一男子瘦弱，因卧卑湿之地，遂得溢饮之证，头目眩晕，羞见光，寒热时作（痰能作寒热信然），四肢历节疼痛（四肢历节疼痛，乃湿饮流注关节）。医作风治，或作虚治，将及半年，俱不效。吴诊脉曰：寸口脉沉而滑，两尺弦，此溢饮湿痰也，但汗吐之。诸医以病者虚羸，当用补法，谓汗吐必死。吴曰：此溢饮当发其汗。遂以控涎丸一服，却用爆干绵子一斗燃之，以被围之，勿令气泄，令患人坐熏，良久倏然吐出黑痰升许，大汗如雨，痛止身轻，其病遂愈。

热入血室杂谈

仲景及诸家论热入血室

《伤寒论·太阳下篇》："妇人中风，发热恶寒，经水适来，得之七八日^①，热除而脉迟身凉^②，胸胁下满，如结胸状，谵语者，此为热入血室也，当刺期门，随其实而泻之。"

"妇人中风，七八日，续得寒热^③，发作有时，经水适断者^④，此为热入血室，其血必结，故使如疟状，发作有时，小柴胡汤主之。"

"妇人伤寒，发热，经水适来，昼日明了，暮则谵语如见鬼状者，此为热入血室。无犯胃气及上二焦^⑤，必自愈。"

《阳明篇》："阳明病，下血谵语者，此为热入血室。但头汗出者，刺期门^⑥，随其实而泻之，濈然汗出则愈^⑦。"

注：①"得之七八日"《金匮》无"之"字。②"热除而脉迟身凉"，《金匮》无"而"字，凉下多"和"字。③续得寒热《金匮》"得"作"来"。④"经水适来者"，《金匮》无"者"字。⑤"无犯胃气及上二焦"，《金匮》"无犯"前有"治之"二字。⑥"但头汗出者刺期门"，《金匮》"者"作"当"字。⑦"濈然汗出则愈"，《金匮》"则"作"者"字。

一沤按：《金匮要略》，亦载热入血室，唯文句稍有不同。历代医著也有论述，如下。

《温疫论》：妇人伤寒时疫，与男子无二，唯经水适断适来，及崩漏产后，与男子稍有不同。夫经水之来，乃诸经血满，归注于血室，下泄为月水。血室者一名血海，即冲任脉也，为诸经之总归。经水适来，疫邪不入于胃，乘势入于血室，故夜发热谵语。盖卫气昼行于阳，不与阴争，故昼则明了；夜行于阴，与邪相搏，故夜则发热谵语。至夜但发热而不谵语者，亦为热入血室。因有轻重之分，不必拘于谵语也。经曰："无犯胃气及上二焦必愈。"胸膈并胃无邪，勿以谵语为胃实而妄攻之，但热随血下，故自愈。若有如结胸状者，血因邪结也，当刺期门，以通其结，以小柴胡汤治之，不若刺者功捷。经水适断，血室空虚，其邪乘势传入，邪胜正亏，经气不振，不能鼓散其邪为难治。且不从血泄，邪气何由即解？与适来者，有血虚血实之分，宜柴胡养荣汤。新产亡血过多，冲任空虚，与夫素善崩漏，经气久虚，皆能受邪，与经水适断同法。

《寒温条辨》：冲为血海，即血室也。冲脉得热，血必妄行，在男子则下血谵语，兼男子言，不仅谓妇人也。但以妇人经气所虚，邪得乘虚而入。故病热入血室为多。然妇人热入血室，有须治而愈者，有不须治而愈者，如《伤寒论》曰：妇人中风，发热恶寒，经水适来，得之七八日，热除而脉迟身冷（邪气内陷，表证罢也），胸胁下满，如结胸状，谵语者，此为热入血室，当刺期门，随其实而泻之。又曰：妇人中风七八日，续得寒热，发作有时，经水适断者，此为热入血室，其血必结，故使如疟状，发作有时，小柴胡汤主之。二者是须治而愈者也。又曰：妇人伤寒，发热，经水适来，昼则明了，夜则谵语，如见鬼状者，此为热入血室，无犯胃气及上二焦，必自愈。此不须治而愈者也。夫胸胁满如结胸，谵语，此言适来即断是邪气留结于胸胁而不去，血结在里为实证，必刺期门，随其实而泻之。不善刺者，以小柴胡汤加栀子、丹皮、归尾、桃仁、红花、益母草、穿山甲以消之。如热盛神昏，但头汗者，加酒大黄微利之。以有瘀血，故头汗出也。寒热如疟，发作有时，此言经行未尽而适断，虽有结血，未为全实，以小柴胡汤加丹皮、栀子、生地、归尾、益母草以清之（胃不甚虚者，二证并去人参）。二者既有留邪，必须治之可也。在温病，并宜增损大柴胡汤加归尾、桃仁、穿山甲。若发热经水适来，昼则明了，夜则谵语，此则经水既来而不断，里无留滞之邪，故昼日明了，但暮夜则谵语，俟经尽，热随血散自愈，不可刺期门、犯胃气，及用柴胡犯上二焦也。在温病，亦宜小柴胡汤去人参，加陈皮、栀子、黄连、益母草以清其热。又妇人伤寒表虚，自汗身凉，四肢拘急，脉沉而迟，太阳标病，少阴本病，经水适断，桂枝加附子红花汤。又妇人伤寒，汗解表除，热入血室，扰其荣血，经水过多，不受补益，宜芍药甘草汤和之。

《景岳全书·伤寒典》：论曰，阳明病，下血谵语者，此为热入血室，是兼男女而言也。曰：妇人中风七八日，续得寒热，发作有时，经水适断者，此为热入血室，其血必结，故使如疟状，发作有时，小柴胡汤主之。曰：妇人中风，脉迟身凉而证如结胸者，当刺期门。曰：妇人伤寒，经水适来，昼日了了，暮则谵语者，无犯胃气及上二焦，必自愈。按血室者，既冲任血海也。亦血分也。凡血分之病，有蓄血者，以血因热结而留蓄不行也。有热入血室者，以邪入血分而血乱不调也。故血蓄者去之则愈，血乱者调之则安。调之之法，则热者宜凉，陷者宜举，虚者宜滋，瘀者宜行，邪未散者宜解也。然此皆病在下焦，故曰无犯胃气及上二焦必自愈。是又不可不察。

《温热论》：如经水适来适断，邪将陷血室，少阳伤寒言之详悉，不必多赘。但数动与正伤寒不同。仲景立小柴胡汤，提出所陷热邪，参枣扶胃气，以冲脉隶属阳明也，此与虚者为合治。若热邪陷入与血相结者，当从陶氏小柴胡汤去参枣，加生地、桃仁、楂肉、丹皮，或犀角等。若本经血结自甚，必少腹满痛，轻者刺期门，重者小柴胡汤去甘药，加延胡、归尾、桃仁；夹寒者加肉桂心；气滞者加香附、陈皮、枳壳等。然热陷血室之证，多有谵语如狂之象，防是阳明胃实，当辨之。血结者身体必重，非若阳明之轻旋便捷者。何以故耶？阴主重浊，络脉被阻，侧旁气痹，连胸背皆拘束下遂。故去邪通络，正合其病。往往延久，上逆心包，胸中痛，即陶氏所谓血结胸也。王海藏出一桂枝红花汤加海蛤、桃仁，原是表里上下一齐尽解之理，看此方大有巧手，故录出以备学者之用。

诸家论热入血室的治法

钱天来云：小柴胡汤中，应量加血药，如牛膝、桃仁、丹皮之类。其脉迟身凉者，或少加姜、桂及酒煮大黄少许，取效尤速，所谓随其实而泻之也。若不应用补者，人参亦当去取。

热入血室，许叔微小柴胡汤加生地黄。张璧加丹皮。杨士瀛云：柴胡力不及者于内加五灵脂。

《金匮发微》云：昼日明了，暮即谵语如见鬼状（俗称热昏），此证血热在下，但需攻瘀，其病当已，所谓血自结，下之愈也。断不可因谵语而妄用承气汤伤及胃气，亦不可发太阳之汗，损上中二焦水液致血热益无控制。桃核承气汤，抵当汤、丸，下瘀血汤皆足以当之，陈修园乃以为无方之治深于治，盖未识仲师之旨也。

《临证指南》邵新甫云：考热入血室，《金匮》有五法：第一条，主小柴胡，因寒热而用，虽经水适断，急提少阳之邪，勿令下陷为最。第二条，伤寒发热，经水适来，已现昼明夜剧，谵语见鬼，恐人误认阳明实病，故有无犯胃气及上二焦之戒。第三条，中风寒热，经水适来，七八日，脉迟身凉，胸胁满如结胸状，谵语者，显无表证，全露热入血室之候，自当急刺期门，使人知针力比药力尤捷。第四条，阳明病下血谵语，但头汗出，亦为热入血室，亦刺期门，汗出而愈。仲景无非推广其义，教人当知通变。第五条，明其一症，而有别因为害，如痰潮上脘，昏冒不知，当先化其痰后除其热等语，所谓急者先除也。乃今人一遇是证，不辨热入之轻重，血室之盈亏，遽与小柴胡汤，贻害必多。要之，热甚而血瘀者，与桃仁承气及山甲、归尾之属；血舍空而热陷者，用犀角地黄汤加丹参、木通之属；表邪未尽而表证仍兼者，当合乎和解；热轻而清药过投气机致钝者，不妨借温通为使。血结胸有桂枝红花汤参入海蛤、桃仁之治；昏狂甚，进牛黄膏调入清气化结之煎。再观案中，有两解气血燔蒸之玉女法；热甚阴伤，有育阴养气之复脉法，又有护阴涤热之缓攻法。先圣后贤，其治总条分缕析，学者审证制方，慎勿拘乎柴胡一法也。

曹炳章云：盖温暑治法，与正伤寒不同，叶氏《温热论》，已辨之甚详。再节录于下，以资参考。叶天士云：经水适来适断，邪将陷入血室，少阳伤寒言之详悉，不复多赘。但数动（数动，辨脉也。温病之脉数动，与伤寒热入血室之脉迟者不同）与正伤寒不同。仲景立小柴胡汤，提出所陷热邪，以参枣扶胃气，冲脉隶属阳明也。此唯虚者为合法。若热邪陷入，与血相结者（较热入血室不与血结者为重），当从陶氏小柴胡汤去参枣，加鲜生地、桃仁、楂肉、丹皮或犀角等凉血散血，使血不与热相搏，而后能和解如陶氏之法也。若本经血结自甚，或夹有瘀伤宿血，夹热而得者，其证必少腹满痛，轻者刺期门（期门二穴，在第二肋端，不容穴旁各一寸五分，上直两乳，足太阴、厥阴、阴维之会，举臂取之，刺入四分，灸五壮，肝募也），以泄其实，使气行瘀散也。重者小柴胡汤去参、枣之甘药，加延胡索、归尾、桃仁以利其气破其血也。夹寒加肉桂心，气滞加香附、陈皮、枳壳。然热陷血室之证，多有谵语如狂之象，与阳明胃实相似，此种病机，最须辨别。血结者，身体必重，非若阳明之轻转便捷。何以故？盖阴主重浊，络脉被阻，身之侧旁气痹，连及胸背皆拘束不遂，故去邪通络，正合其治。往往延久，致上逆心包，胸中痹痛，即陶氏所谓血结胸也。用犀角地黄汤加大黄、桃仁、红花、枳实，最为合法。（诸本于此节下，有王海藏出一桂枝红花汤，是方断非可治血结胸者故删去之。）

《伤寒论识》：盖热入血室一证，以在少阳，其证或疑似结胸，故隶属结胸后也。许叔微谓热入血室为血结胸，尤得其旨。

《温热经纬》：温邪热入血室有三证。如经水适来，因热邪陷入而搏结不行者，此宜破其血结；若经水适断而邪乃乘血舍之空虚以袭之者，宜养营以清热；其邪热传营逼血妄行，致经未当期而至者，宜清热以安营。

《温病条辨》叶子雨眉评云：热入血室，有四证。如经水适来，为热邪陷入，搏结而不行，腰胁少腹，必有牵引作痛拒按者，当破其血结，宜清热消瘀；若经水适断，而邪乃乘血舍之空虚以袭人者，宜养营清热；若邪热传营，逼血妄行，致经水未当期而至者，宜清热以安营。其经水适来而病温热，病虽发而经水照常自行者，不必治其经血，但治其病而自愈。

盖病本未犯血宅，故经血自行如常也。仲景所谓勿犯胃气及上二焦必自愈者，正指此也。但治法必兼少阳，厥阴。故仲景刺期门，而以柴胡为主方，以提出所陷热邪也。

《重订通俗伤寒论》引徐灵胎曰："妇人伤寒，经水才来，邪入血室，寒热见鬼如狂，脉紧细数者，以姜桂柴胡汤（干姜六分、桂枝三分、柴胡六分、牡蛎三钱、瓜蒌根三钱、甘草六分，水煎去渣。）热服取汗。若中风伤寒，表罢后经至，而上犯心包神明，而意志不清，如狂见鬼不已，脉涩微数者，以牛黄丸（牛黄、郁金、丹皮、朱砂各一钱，冰片三分，生甘草五分，研为末，蜜丸，新汲水化下三分）治之。"

《重订通俗伤寒论》引何廉臣曰：周澹然云，妇人经水适来，温邪恰受，血为邪遏，多致腹痛胀满，治温法中，再加桃仁、红花、元胡、丹皮、鳖甲之类。经水适去，血室空虚，邪因虚乘入，多致谵妄神昏，舌黑潮热，又当以增损小柴胡汤加养阴之品。如患温时，经自行不间断，热随血泄，只治其经行自已。又朱瑞山人云：妇人病温，经水来或适断，热入血室，耳聋口苦，昼则脉静身凉，夜则发热脉数，柴蒿鳖甲汤（柴胡二钱、青蒿钱半、生鳖甲三钱、黄芩三钱、白芍三钱、丹皮三钱、鲜生地四钱、麦冬二钱、生甘草一钱、栀子二钱，水五杯，煎两杯，分二次服），渴着加花粉。胸胁痞满而痛者加枳实、瓜蒌仁、牡蛎各三钱。热入血室，少腹痛硬，大便闭，或通而色黑，脉沉实。夜热甚时，则脉洪数，昏狂谵语，加减桃仁承气汤（桃仁三钱、生锦纹三钱、芒硝三钱、生甘草二钱、黑犀角二钱磨汁冲入、丹皮三钱、鲜生地八钱，水四杯，煎取二杯，纳芒硝煎化，服一杯，历三小时许，当下瘀血，不下再服，得下弗服）主之。热入血室，邪少正虚，烦热者，柴胡人参汤（柴胡三钱、人参一钱、麦冬三钱、白芍二钱、鲜生地三钱、阿胶三钱、炙甘草三钱，水三杯，煎取一杯，顿服之。不愈再服），此温病与伤寒不同之异法，有司命之责者，不可不知也。

《南病别鉴》引薛生白之《湿热条辨》："湿热证经水适来，壮热口渴，谵语神昏，胸腹痛，或舌无苔，脉滑数，邪陷营分，宜大剂犀角、紫草、茜根、贯众、连翘、银花露、鲜石菖蒲等味。"

注："热入血室，不独妇女，男子亦有之，不但凉血，并须解毒，然必重剂，乃可奏功。"

热入血室男女皆有此病

《伤寒折衷》云：冲脉为血之海，即血室也。男女皆有血气，亦皆有此冲脉。冲脉得热，血必妄行。在男子则为下血谵语，邪气传入正阳明府也。在妇人则为寒热如疟，邪随经而入也。皆为热入血室，逼血下行，夹热而痢，是热入血室，男女皆有之也。

《伤寒论识》云：阳明篇，此条方有执、三阳、志聪、锡驹、柯琴、周扬俊皆以为男女俱有之证。……而今男子妇人热病失下期，下血谵语属柴胡之治者，往往有之，则从方氏诸家为是。

《重订通俗伤寒论》引何廉臣曰：若在下焦阴分血室者，酌与章氏青蒿鳖甲汤加减（青蒿脑、生鳖甲、归须、新绛、细生地、东白薇、银胡、地骨皮、鲜茅根、来复丹。虚谷治热入血室邪结血分，长热不退，夜多谵语，左关脉沉涩，服二三剂后，夜即安眠至晓，畅解小便，色深碧，稠如胶浆，谵语止，热即退。历验，较吴氏青蒿鳖甲煎效尤速）透络热以清镇血海。

若在阴分精室者，酌与陶氏逍遥汤加减（西洋参、知母、川柏、韭白、猳鼠矢、青竹皮、秋石、水炒槐蕊、滑石、生甘草梢、裈裆灰，肾经及子宫痛甚者，再加杜牛膝、当门子）逐败精以肃清髓热。

杂病亦有热入血室

《金匮要略释义》云：阳明胃实之谵语，其热必潮，其腹必满，其谵语日夜皆有。此证则为发热而非潮热，暮谵语而昼则明了，且无腹满之候，易辨也。

热入血室，不仅伤寒中风有之，即杂病亦有此候，如妇女经后忽病如狂，腹时痛胀，昼则明了，夜多梦呓，即是热入血室。唯治法则宜用凉血去瘀之品，如犀角、菖蒲、桃仁、红花、胆星、旋覆、赭石、丹参、琥珀等，使瘀血行则神情爽慧矣。

温热证中，尚有血结胸证，与此不同。其证身体必重，侧旁气痹，痛连胸背，法宜去邪通络，犀角地黄汤加桃仁、红花、生大黄、枳实。又有杂病胸痛，由于胸有瘀血，指甲与唇俱青，脉沉弦。宜丹参、桃仁、赤芍、归尾、五灵脂、乳香、琥珀、东洋参等药。

病邪的出路

《许叔微医案》　辛亥中，寓居昆陵（现江苏武进县），学官王仲永，其妹病伤寒，发寒热，遇夜则有鬼物所凭，六七日，忽昏塞，涎响如引锯，牙关紧急，瞑目不知人，病势极危。召余视之，余曰，得病之初，曾值月经来否？其家云：月经水方来，病作经遂止，得一二日，发寒热，昼虽静夜则有鬼祟，从昨日来，不省人事。余曰：此乃热入血室证，仲景云：妇人中风，发热恶寒，经水适来，昼则明了，暮则谵语如见鬼状，发作有时，此为热入血室。医者不晓，以刚剂与之，遂致胸膈不利，涎潮上脘，喘急息高，昏冒不知人，当先化其涎，后除其热。余急以一呷散（南星制剂）投之，两时顷，涎下得睡，省人事，授以小柴胡加地黄汤，三服而热除，不汗而自解矣。

一妇人，患热入血室证，医者不识，用补血调气药，涵养数日，遂成血结胸。或劝用前药，余曰，小柴胡之用已迟，不可行也。无已，则有一焉，刺期门穴斯可愈。余不能针，请善针者治之，如言而愈。

或问热入血室，何为而成结胸？余曰：邪气传入经络，与正气相搏，上下流行，或遇经水适来适断，邪气乘虚入于血室，血为邪迫，上入肝经，肝受邪则谵语而见鬼，复入膻中，则血结于胸中也。何以言之？妇人平居，血当养于肝也，方不受孕，则下行为月水；既妊娠，则中蓄以养胎，及已产，则上壅之以为乳，皆血也。今邪逐血，并归肝经，聚于膻中，结于乳下，放手触之则痛，非汤剂可及，故当刺期门也。《活人书》海蛤散治血结胸（海蛤、滑石、甘草各一两，芒硝半两，为末，每服二钱，鸡子清调下）。

沈尧封医案 一妇热多寒少，谵语夜甚，经水来三日，病发而止，本家亦知为热入血室。医用小柴胡数帖，病增，舌色黄燥，上下齿俱是干血。沈用生地、丹皮、麦冬等药，不应。药入则干呕，脉象弱而不大。因思脉弱多火，胃液干燥，所以作呕，遂用白虎汤加生地、麦冬，二剂热退神清。唯二十余日不大便为苦，与服麻仁丸，三服，得大便而愈。

又一室女，发热经来，医用表散药，病增剧。谵语夜甚，投小柴胡不应。夜起如狂，或疑蓄血，投凉血消瘀药亦不应。左关脉弦硬搏指。询之病从怒起，因用胆草、黄芩、山栀、丹皮、羚羊角、芦荟、甘草、归身等药煎服，一剂知，四剂愈。

又张仪表令媛，发热经来，昏夜谵语，如见鬼状，投小柴胡增剧。询其病情，云醒时下体恶寒，即惯时亦常牵被敛衣。因悟此证，平素必患带下，且完姻未久，隐曲之事，未免过当，复值经来过多，精血两亏，阴阳并竭，其恶寒发热，由阴阳相乘所致，非外感热邪深入也。误投发散清热，证同亡阳。《伤寒论》云：亡阳则谵语。《内经》云：脱阳者见鬼是也。因用肾气丸，早晚各二钱，神气即清。随以苁蓉易桂、附，数剂痊愈。此即似实非实之证，不可不辨者也。

严鸿志按：以上三案，均投小柴胡而病增，或不应，或增剧，皆医者不明病理，执板方以治活病之过也。小柴胡汤治热入血室，仲师何尝有专用哉！如经水适断，邪结血室，证如疟状，发作有时，用小柴胡和之，若经水适来，致热入血室者，但云无犯胃气及上二焦，不出方治；如经水适来，致胸胁满如结胸状者，但刺期门。随证施治，活法在人。即如第一案，乃阳明实热，致谵语神昏，本非热入血室；第二案乃病从怒起，误用表散，致谵语如狂，是木火燔炽冲犯神明；第三案因精血两亏，阴阳相乘，致谵语如见鬼状。沈氏不拘成见，或用甘寒清胃苦寒通腑而愈，或用苦寒以泻肝，或用甘温以补肾，法无一定，病皆获痊。善哉沈氏之治也！

陆养愚医案 长兴，臧尧山夫人，向有头风之证。八月间，患腹痛，日轻夜重，病作昏愦，语言不伦，唇口燥裂而不欲汤饮，病已十日。医每以行气香燥之药投之，日甚一日。身热如火，腹中饥而食不能下。陆养愚诊其脉，沉数而弦。询其所以发病之由，适经时感风，身发寒热，头大痛。平日每痛，服川芎茶调散便止，此番服之，头痛稍止而身热更甚，遂变为腹痛之证。于是令人入内询之，经行如常否？答曰：经行比平素觉止得快。养愚曰：此必热入血室也。尧山公曰：是伤寒证乎？陆曰：岂必伤寒而后热入血室，凡病未有无客热者，况初得之感冒，因头痛而以茶调散遏之，热无从泄，偶值经行，血室空虚，客热乘虚而入，血因成瘀，血瘀下焦，饮食不进而作痛，亦势使然也。因用柴胡、黄芩以清其热，丹皮、红花、桃仁以去其瘀，人参、麦冬生津止渴，二剂，神思便清，病亦减半，即索食稀粥。自此，日服二剂。两日后，送润字丸一钱（方用大黄、半夏、前胡、楂肉、天花粉、陈皮、白术、枳实、槟榔，姜汁打神曲糊为丸）。大便去硬血数枚，

而痛痉愈。遂减桃仁，红花加归、芍调理旬日而安。

卢绍庵曰：向患头风，今则腹痛，上病未已，下病又生。他医用药如石投水，先生以为热入血室，舍标而治本。药之神妙，由于先生理明。

叶香岩医案　沈氏，温邪初发，经水即至，耳聋干呕，烦渴引饮，见证已属热入血室。前医见咳嗽脉数舌白，为温邪在肺，用辛凉轻剂，而烦渴愈甚。拙见热深十三日不解，不独气分受病，况体质素虚，面色黯惨，恐其邪陷痉厥，三日前已经发痉，五液暗耗，内风掀旋，岂得视为渺小之恙。议用玉女煎两清气血邪热，仍有救阴之能。玉女煎加竹叶心，武火煎五分。次诊：脉数色黯，舌上转红，寒热消渴俱缓。前主两清气血伏邪，已得效验。大凡体质素虚，驱邪及半，必兼护养元气，仍佐清邪，腹痛便溏，和阴是急。用白芍、甘草、人参、炒麦冬、炒生地。三诊：脉右数左虚，临晚微寒热，复脉汤去姜、桂。

严鸿志按：温邪热入血室，不拘前人小柴胡汤成法，用玉女煎以清气血两燔。一见邪热势杀，即用参、麦、地、芍和阴，继以复脉。的系治温热老手。

注：自沈尧封案下共五则，录自《女科医案选粹》。

《伤寒今释》云：尝遇妇人伤寒，起病仅二日，热不甚高，脉不甚数，舌色腹候俱无异征，而谵语不知人。因问其家人，是否适当行经？揭被视之，床席殷红矣。与小柴胡汤，一啜即愈。

《叶熙春医案》　郭，女，29岁，3月，杭州。

产后一候，夹感，先有形寒，继而壮热，胸闷，烦躁不安，口渴喜饮，今起恶露减少，色呈紫黯，小腹胀疼，苔黄而干，脉象浮数。有热入血室之虑，治以辛凉解表，佐以行瘀。

青连翘三钱，炒荆芥二钱，黑山栀三钱，炒香豉二钱，花粉三钱，金石斛三钱（劈、先煎），冬桑叶三钱，炒桃仁二钱（杵），炙当归三钱，杜红花钱半，炒蒲黄二钱，益母草四钱。

二诊，服后得微汗，身热已减，胸闷渐宽，烦渴亦差，恶露增多，小腹已不胀痛，苔薄黄，脉滑。再宗原法：

炒荆芥二钱，冬桑叶三钱，川石斛四钱，杜红花钱半，甘菊二钱，青连翘三钱，新会皮钱半，川郁金二钱，花粉三钱，竹二青三钱，炙当归三钱。

新产发热，恶露未净，每易扰及血室，故立方重在清热行瘀，使表热迅解，瘀得畅行，法属两顾。

曹炳章医案　偏门快阁，姚姓妇。伏暑，初病时尚食荤腥肉面，兼服补品。迨热重胃闭始停。而后身灼热，胸痞便闭，小便短赤，因热逼血室，经水受迫而来，以致热入血室，俄顷，未净经止。证现耳聋目闭，手足瘛疭，神昏谵语，便闭溲涩。前医皆遵热入血室例，治多罔效。至病势危殆，始邀余诊治。余诊其脉，弦数搏指，舌底苔灰黑黄焦，浮铺苔上，且腻厚板实，舌尖深绛，边紫兼青。询其前由，阅其服方，参考现症，断其为热入血室瘀塞胞门。胞门瘀阻不除，清血室热之药，无从得进，故诸治不应。余主先去除胞门积瘀，冀以清热息风。遂重用蚕砂、鼠粪、蛣蜣化浊道以通胞门之瘀塞，硝、黄攻坚积，牙皂涤污垢，地鳖、桃仁逐瘀通络，鲜地合大黄能化瘀泄热，鲜大青、钩藤、羚羊角清血热而息肝风，鲜菖蒲、天竺黄豁痰而开心窍。服一剂，逾五六句钟，大便即下黑垢瘀血块，成团成颗粒者甚多，热退其半，瘛疭即定，神识略清。次晨复诊，脉势已平，而舌苔松腐，黑垢满堆，刮去瓢余，未减其半，踰时又厚。继进桃仁承气汤加化滞清热之品，服至五剂，苔垢始净，身热亦退，胃纳渐动，调理而瘥。考此证先病伏暑夹湿，继则夹食，再则阻经停瘀，湿蒸热灼，便闭溲涩，血室伏热内灼，胞门凝瘀阻塞，以致邪无出路。前医以凉血清热之剂以清血室，然药力不能直入瘀塞之胞门，故皆罔效。余之收效，在通瘀导浊，以二矢浊味，攻胞门之浊道也。前证若用小柴胡汤，则

大误矣。

"寒入血室"与"热入血室"

樊星环《热入血室广论》：仲景《伤寒论》，妇人中风，伤寒热入血室三条，治法各异，如胸胁满如结胸者，则刺期门以泄血热；血结寒热者，则用小柴胡汤以和少阳；发热谵语者，则刺期门法与小柴胡和解法亦禁用，而听其经行自愈。界划分明，不得混淆。乃后人一遇此证，不问病状若何，概用小柴胡汤治之，以为本之仲景，而不知杀人于不觉也。以徐灵胎先生为一代名医，而亦云此证柴胡为千古定法。洄溪尚如此，后人更不足责矣。不知因伤寒而患此证者极少，因温热而患此证者甚多，且往往发于夏令酷暑之时，稍一迟延，即不可救。其证大抵脉数身热，面赤便闭，腹痛神昏，甚至有发狂者。而寒热往来者则绝不多见。故用药不外犀角地黄汤、桃仁承气汤、导赤散、牛黄膏之类。并无用小柴胡之说，非显背仲景也。盖温邪来路，与伤寒不同故也。大抵《伤寒论》所列三条，由风寒化热之后，余邪陷入血室，本非危险之证，故治法极轻，而末条则并以不治治之。但小柴胡一法，究属可疑。以意度之，殆治"寒入血室"之方乎？盖凡病皆有寒热，热能入血室，寒岂不能入血室乎？热入血室，夏令为甚，寒入血室，亦夏令为多。因妇人之情，多喜凉而恶热，虽或经水适来适止，平时尚知小心，夏令则不甚措意。或贪受凉风，或饮食生冷，或坐卧凉地，皆能乘虚袭人。故寒入血室之后，有经阻不行者，有经来腹痛者，有小腹胀满者，有泄泻不止者。虽不尽然，而因此者颇多。待病势已成而欲治之，患者已忘其受病之原，医者何从知其受病之本？故或指为气郁，或指为血虚，或疑为宿瘀，或疑为蓄水，从无一人能确立病名者。余谓此皆可以寒入血室名之。况以上诸病，其现症多往来寒热，与热入血室相类，不妨以小柴胡汤治之。且仲景有加减法，正可随证变通，佐以行气破血，泄浊温经，则无乎不可。此余所以作此论以广其说也。

徐荣斋按：我认为这篇论文是很有价值的。他先把《伤寒论》三条原文加以分析，提出"因寒伤而患此证者少，因温热而患此证者多"的经验看法。同时又引王孟英三种治法，指出"温邪来路与伤寒不同"。以证明小柴胡不是热入血室肯定的方剂。最后，又体会出伤寒热入血室之用小柴胡汤，怀疑是"寒入血室"。这种细心研究，大胆怀疑的精神是值得佩服的。在这里，如果能参看《三世医验》陆养愚治臧尧山妻案，《女科辑要》沈尧封治验，则对于本证诊疗法，当有更进一步的认识。

《东医宝鉴·内景篇·卷三·寒入血室》（上海锦章书局石印本）：月经不通，绕脐寒疝痛，其脉沉紧，此由寒气客于血室，血凝不行，所以作痛，宜桂枝桃仁汤（桂枝、赤芍药、生干地黄酒洗各二钱，甘草炙一钱，桃仁三十个。右剉作一贴，入生姜三片，枣二枚，水煎温服）。

一沤按：关于"热入血室"，一沤在1964年曾见到一例，临证不多，略陈管见如下：

张仲景先生在《伤寒论》中举出四例，治法以刺期门和小柴胡汤和解。注经家多依据原文，推测出哪个方法应用于哪类证候。唯昼日明了，暮则谵语条，曹颖甫谓宜用逐瘀法，胜于诸家以不治治之之说。

综合这些论述，伤寒、温疫、温热病中，都可出现热入血室。杂病中也能发生。只要证候相同，便可称为热入血室。

热入血室，温病中较多见。我治过的一例，是产后感受暑温，而出现热入血室。临证后深觉王孟英先生所讲的"三证"，是久于临床、富于实践的体验，亦为治温病者所重视。

杨栗山云："在男子则为下血谵语，在妇人则为经水适来。"《论识》云："方氏诸家，皆以为男女俱有之证。"何廉臣所引章氏治验，经查对《医门棒喝》，患者为男性。

《折衷》云："冲脉为血之海，即血室也，男女皆有此血气。"何秀山云："冲为血海，即血室也。"曹炳章引方氏云："血室为营停留之所，经血集会之处，即冲脉，所谓血海是也。"又引柯氏云："血室，肝也。肝为藏血之脏，故称血室。"

经方家治此病，多主小柴胡汤加减。久于临床者则在认明病因后而给以对证治疗，不拘守柴胡法。

病邪之出路，许氏案之小便利血数行；叶熙春案之恶露增多；陆氏案是本经血结自甚，得经通而病解。曹炳章一例下黑粪极多，是热瘀在肠，得便通，瘀结去而获愈。无瘀者则不待经通或下黑粪。章氏之碧绿小便，是从尿解。

《东医宝鉴》已明确提出"寒入血室"之称。本条下即为"热入血室"，症状与《伤寒论》同，治法用柴胡破瘀汤。樊氏之"寒入血室"一条，说理亦畅。抄之以备一格。

读《遇安斋证治丛录·答周小农书》书后

"自古成名之士，纵非全璧，自有特长。非审慎不能辨证，非精敏不能用药，非坚决不能救危。倘或自视太高，自任太过；或所好太僻，执拗太刚，又其一弊。"

文如汉·诸葛孔明《戒子书》，玄酒太羹，脩然意远，读后如醍醐灌顶，遍体清凉。笔势一层推进一层，指出医人应具之美德，亦道出医人应革之陋习！

成名成家是胸襟狭隘者之人生观，宜花大力气改造之。既有特长，取得群众信任，尤宜戒骄破满，向高深进军。学如逆水行舟，不进自退，况今之学术，日有进展。

吸取群美，博采众长，乃能不做时代之落伍者。偏僻之好，执拗之性，都是学习途中之绊脚石，拦路虎，更须花大力气改造之。

刻苦钻研，攻关攀险，急起直追，兼收并蓄，斯能滋枯济窘，左右逢源矣！《答周书》，无论已有特长，或尚未有特长者，皆宜持为座右铭，借资警励!

注：《遇安斋证治丛录》，广东香山刘蔚楚著，分上、下两册。

治疗流行性乙型脑炎的体会

近20年来，我院收治"乙脑"病人数百例，经中西医结合治疗，死亡率和后遗症发生率逐渐下降。

本病多发于夏秋季节，以身热稽留、头痛、神昏、抽搐等为主要表现，属于中医学的"温病"范畴。治疗以卫气营血辨证和三焦辨证相结合。在这一原则的指导下，治疗过程中，又有很多细节问题，现将个人体会简介如下：

本病属温病，特点为发病急，传变迅速，临床治疗医生多注意清气凉营，而忽视卫分证候。叶天士说："温邪上受，首先犯肺。"说明温邪侵犯人体首先要出现卫分证候，表现为恶风、发热、头痛、自汗、口渴、舌苔薄白，脉象浮数等。治宜辛凉解表，透邪外出，防止传为里证，不要急于清里。能使邪从外出，便是削弱内传的趋势。《内经》云："体若燔炭，汗出而散。"叶氏说："在卫汗之可也，到气才可清气。"不能只看到银翘散中的银花、连翘，忽略方内豆豉、荆芥、薄荷、牛蒡、桔梗等宣肺解表之品。

1977年治疗十几例"乙脑"早期患者，在银翘散的基础上加香薷、藿香、佩兰，都取得较好效果。使病人体温从39℃左右逐渐降至正常，诸症好转，一周内，体温不再回升而痊愈。夏秋之季，病多兼湿，加香薷、藿、佩以芳化解表。《本草纲目》云："世医治暑病，以香薷饮为首药。然暑日乘凉饮冷，而致阳气为阴邪所遏，遂病头痛，发热恶寒，烦躁口渴，或吐或泻、或霍乱者，宜用此药，以发越阳气，散水和脾。香薷乃夏月之解表药，如冬月之麻黄。"据本人体会，"乙脑"在卫分证时，于辛凉解表剂中加用香薷，收效是很理想的。

持续高热、神昏、抽风，是本病极期的主证。据一沤体会，高热稽留不退，用紫雪散或安宫牛黄丸或犀角粉1.5克冲服，配合物理降温，疗效满意。神昏抽搐者用羚羊粉2克，犀角粉1.5克，麝香0.5克，鼻饲给药，醒脑开窍止抽，一般一至三天内可缓解。头痛如劈者用羚羊粉2至3克冲服。颈项强直者在所用方中加葛根12克。1979年7月曾治一李姓患者，男，24岁，卫校学生。入院后即头痛欲裂，以头撞墙，难以忍受。用止痛镇静药无效，每隔一小时静注甘露醇250毫升，加服羚羊粉2克后，痛渐减。以后每日2克冲服，三天头痛全止。第四天停用羚羊粉，头痛复作，又给羚羊粉而痛止。在中西医结合治疗下，连续服用一周，痊愈出院。

"乙脑"为温热之邪侵犯人体，易伤阴液。邪入气、营、血分时，阴伤更甚。所以前人有"留得一分津液，便有一分生机"的说法，治疗中始终贯穿养阴生津的原则。如气分证的白虎汤，营分证的清营汤，血分证的化斑汤，无一不把存津液放在重要地位。及至邪热久留不退，耗损肾阴而见身热颧红、口燥咽干、脉虚神倦、心烦不寐等；水不涵木虚风内动，见手足蠕动、痉、神倦、肢厥、心中憺憺大动，舌绛苔少，脉虚弱等症，宜养血滋阴为主，佐以潜阳息风，如加减复脉汤、三甲复脉汤和大小定风珠之类。此时要认证准确，缓缓图治，贵在守方。1972年曾治疗一例23岁男性患者。其起病急骤，病势凶险，经一个月抢救治疗，脱险渐愈。但因精血津液大伤，后期出现四肢痿软不用、手足慑慑蠕动、周身肌肉震颤、口不能张、吞咽困难、失语、神呆、耳聋等证。经诸医会诊，定下育阴潜阳之法，坚持使用大小定风珠加减治疗半年余，一切恢复正常，无任何后遗症。

忆方氏治产后感冒
并补徐洄溪论《宗传》之不足

徐洄溪曰："《医宗金鉴》，源本《灵》《素》，推崇《伤寒论》《金匮要略》以为宗旨，后乃博采众论，严其去取，不尚新奇，全无偏执，又无科不备……，习医者即不能全读古书，只研究此书，足以名世……。"方笃五大夫精读之，数十年未尝释卷，书中歌诀，悉能背诵如流。长于治女科，而尤以产后病著称。其子玉池，1958年曾治羊凤庄尹姓妇女，产后五日，患外感风热，头晕，发热，口渴，烦闷，泛恶食少，舌微红，脉数，恶露仍有。用辛凉解表，复甘寒养阴法：桑叶、菊花、木贼、银花、竹茹、鲜生地、沙参、麦冬、炒谷芽、荷梗等，三剂而愈。

玉池初诊时，笃五问其所治病及所用药，告以上方。笃五治产后病，习用生化汤类方，对用辛凉剂颇不谓然。后来学习《温热论》"至于产后之法，方书谓慎用苦寒，恐伤其已亡之阴也，然亦要辨其邪能从上中解者，稍从证用之，亦无妨也，不过勿犯下焦……。"始知玉池之法，乃本于叶氏。《医宗金鉴》成书于清·乾隆年代，叶氏之《温热论》，可能流传尚未广，遂未被采入，亦一憾事也。于是，当补充徐氏之说，《金鉴》各科具备，于温病则语焉不详，医者除备此书外，当再读叶天士、吴鞠通、王孟英及近代何廉臣诸家著作，可以匡救其不足矣。

"医不三世，不服其药"

明·宋濂《赠医师葛某序》中，引"医不三世，不服其药"语，对前人两种解释，提出不同看法。一为医者当读三世书，即《太素脉诀》《神农本草经》《针灸》。脉所以诊，本草、针灸所以治疗。一为由祖而父而子，积三世治验者。宋氏赞成前说而否定后者，且举严生与朱聘君为理据（文见《医古文讲义》，1960年人民卫生出版社出版）。余业此数十年，于宋之前说有同感，而于宋所否定者谓宜作一分为二论之。请抒鄙见。

医之事，诊与治而已。今则扩大到防。三世书虽简，实赅括诊与治之义。今之习此者，则不止读三世书，已扩大到历代著作，并更及于国外文献。习新医者，则不独读译文本，且更求直读外文本矣。

三世医，谓积数世之治验，始能问世，其义已狭。宋氏所称之朱聘君，乃由自修而至施治，辨证用药，俱极精确。如朱聘君者，余于同侪中，时有所闻。然三世业医，堪称克家跨灶者，亦颇有人在。我村张宗周先生，以名秀才而攻医，娴于丹溪法，长于治虚损。子继父业。孙遇泰，负笈天津陈泽东先生之门，陈门善用经方，遇泰耳濡目染，其学派已不尽同其祖。高洪权祖与父均精疡科，洪权则兼通各科。北商村任氏，凡四世治儿科，方药轻而效准，婴儿易服，故婴儿患病者咸趋之。至宝成同志而精益求精，且博采新知，以羽翼旧论。此一分为二之义也。

读宋文而浮想联翩，用缀数语，不嫌辞费，并以记先哲之潜德幽光云！

怀　念　三　师

张师寿甫

余1929年谒张师寿甫于天津，时师悬壶于东门内。师素平易近人，厉行节约，不用印制处方笺，只于普通纸上盖一"中西汇通医社"章。夜晚一灯荧荧，撰稿常至深夜。师对药物鉴别经验丰富，常亲尝其味而能辨其真伪。师在诊治之余，常与吾辈讲习。予治孟某感寒头痛咽痛用麻附细辛汤，即在聆师教诲后而施之，奏效如鼓应桴。师善用生石膏、生水蛭已详孙雨亭、赵云青记中。1930年宴先生于全聚德饭店，先生年逾古稀，而步履矫健，三级台阶，一跃而上，盖示我辈以不老也。1933年先生逝世，遗著《医学衷中参西录》，前后印行，凡八册，所载皆所立方药及验案、书信、诗文等。余缅怀往事，缀以小诗："识深草木喜亲尝，博采新知益我长。垂老拳拳思寿世，白头著述志诚堂。"（先生书斋曰志诚堂）

陆师渊雷

陆师渊雷，先执教于上海国医学院。学院停办后，自设函授班于寓邸。余为先生遥从弟子，师督课谨严，一次不答试题，下次即不发讲义。讲义以师著之《伤寒今释》《金匮今释》为主，而辅以丁译日人之《病理学》，广协书局版之《解剖生理学》及《细菌学》，诊断学则先生亲自编著。先生治疗喜用经方，亦不废时方，医案在新中国成立前刊某《医学杂志》。晚年喜究内典，与持松上人相善。余尝闻"净土论"于田公子霖，以函问师，确是有无？师曰："起信则生，怀疑则否。"师尝教予勿轻议古人，亦不轻议时人，免招怨尤。亦古人"躬自厚而薄则于人之义也"。赋诗以致纪念。愧俚句不足以表彰先生于万一耳！诗云："江左医案称下工（先生有章曰"下工耳"），菁莪宇内话春风。千秋名论传《今释》，欧亚文明一径通。"

张师山雷

初，余读《医学衷中参西录》论中风，引用《中风斠诠》一书，心仪之。遂不揣冒昧，投函于兰谿医校。时张师山雷在校任教职，校中教材多由师自编写。于百忙之中迅速复信与予。余得信狂喜，深佩先生提携后学之伟大精神，久怀不忘。师著有《体仁堂医学丛书》，其中之《钱氏儿科笺正》《沈氏女科笺正》《难经汇注笺正》，皆补原书之不足，订正其差误，引经据典，旁征博引。而《脉学正义》罗列历代之脉书，而独出心裁，别具只眼，不落桓蹊，以成一家言也。

余临床中，或读书有疑难处，辄驰书请教于师，师有问必答，且比期详尽。归道山时，年才六十有余也。予得《中风斠诠》之益既多！因作七绝一首，以志师恩浩大，昔不能起师于九泉，而论其工拙矣，噫！诗曰："中风千古结疑团，众说纷纭虚湿痰。气血升巅开妙悟（师深究"气之于血并走于上则为大厥"之旨），步踪芳躅挽狂澜。"

孙 雨 亭

张师寿甫，善用生石膏，虑药肆误予煅药，家中常储生石膏粉以备用。弟子孙雨亭（尚义），亦以善用石膏称。某年其内弟陈玉莲病温，热流下肢，剧痛难以转侧，所延医者，率投治风痹通用方，如蠲痹汤之类，月余罔效而痛日增，呼号声闻于近邻。雨亭治之以大量生石膏（每剂四两）而痛缓。直服生石膏面效尤著，共用十三斤余，始痊愈。此盖得于寿甫师之教也。生石膏用量如此之重，除《笔花医镜》及《疫疹一得》江、余二君，曾有记述，其他未之多闻也！陈病之奇，单用生石膏而效著，若稍加忍冬藤、防己类则效减。余与赵云青皆曾往视，故知之甚悉。

赵 云 青

赵云青（伯骧）先生，早年以弟云程患虚损病，延关炳文先生诊。关，邑内名医也。因以师礼待之。后又谒张师寿甫于天津，医名益著。乃悬壶于天津继又迁北京，晚年归乡里，治验极多，惜方不留副，故整理者只能凭传说。先生长予二十四岁，余呼之先生为师，先生坚辞不肯，曰："我辈学识相若，以兄弟称可也。"其虚怀若谷不妄自尊大，余愈加敬佩之心。逝世后，与先生一邻村人相遇于途中，边行边谈，极赞先生医术高明，言及邻村有一少年，午食冷面，睡于大树浓荫覆蔽之古庙中，上班时呼之不醒，请医治之亦不效。群商叫救护车送天津。时，旁立一老叟曰："何不请赵先生看看。"先生至，诊视毕。为出一方，曰："服之得呻吟声可救。"果如其言，又服一剂，即痊愈，时尚日未暮也。说者在场亲见其经过，故说时绘影绘声，使人亲临其境。方虽不知，度当是四逆辈，先生于经方研之有素也。

张 宗 周

我村张宗周先生，为逊清秀才，长于治虚损与痘疹，著《医学指弊》，稿未刊行，闻已散佚，犹记幼年上学时，与诸同学分页抄写。虚损病阴虚者多，而阳虚者少，且多骨蒸潮热，食欲不振。其治法谓宜甘寒不宜苦寒；宜平补不宜峻补。盖苦寒之剂多致败胃；峻补之剂恒添中满也。

旧政府就传染病流行，任其自生自灭，故天花每年均有发生。先生治天花，常谓如养花，用药不宜过凉过热，过凉则苞蕾萎顿，过热则萼蕊焦枯。与上治虚损同一意义。先生攻草书，凡有求书者，当面即摊纸挥毫，从无傲气。

先生又喜唱皮影戏，尤工伴奏，此戏演出多在夜晚。远道邀之，虽步行长途，不以为苦，其爱好有如此者！

张　福　麟

张国瑞，字福麟，张杨坊人，家境贫寒，喜读书，有余资辄以购书，故虽为寒士，藏书甚多。惜在十年动乱中，其内人以废纸价售于收购站，此劫固不止其一家也！尝患胸痹证三年不愈，后得《金匮》之瓜蒌薤白半夏汤，服三剂，病若失。薤白每剂用至60克，瓜蒌用至100克。二十岁时，传染天花，愈后身体虚弱，日嚼人参。一日忽鼻衄大作，出血盈盆，疑将不起。然诊其脉，六脉平稳，慰其可以无忧。此人参偏燥，停服当止。病起，与予交往甚密。

君尝对予言，阿魏消积水，化癥瘕甚有效，唯其极臭，人多不喜用，若装入胶囊中，可减少其臭味。予近治一腹水，与麝香同用，一月后胀消矣！剂量为阿魏2克，麝香0.1克，装胶囊中内服，每日二次。

写药名宜通俗

"桑椹"又名"桑实"，椹即果实也，见《说文》。《本草纲目》不载。予六二年在中医学校时，处方常开桑实，因药房见惯，遂不以为异。一日有天津病员，将方带走，觅遍全市药店，都云不知。予对此深抱歉意，随成打油诗一首以自诫。

"桑实"之名载《说文》，"椹"同"实"意不须分。

偶然"桑椹"开"桑实"，觅遍三津答未闻！

注：查1977年7月6日上海出版的《中药大辞典》已有桑实之名。

医 贵 识 病

一

王孟英为清代温病大家，所著《温热经纬》与吴鞠通之《温病条辨》并为世重。卷四《陈平伯外感温病篇》第五条按语中叙其先人病温，误予温燥药，几至不救。后经浦二林治以清营增液剂获愈。末谓浦先生善用清凉，为众口所铄。乃从事于景岳，而以温补称，枉道徇人，惜哉！卷五"清瘟败毒饮"按语，"一病有一病之宜忌，用得其当，硝黄可称补剂；苟犯其忌，参术不异砒硇。故不可舍病之虚实寒热而不论，徒执药性之纯驳以分良毒也。补偏救弊，随时而中，贵乎医者之识病耳。先议病后议药，中病即是良药。"

《经纬》主治温热，温病在热炽时，清解自是正治，温燥则其所忌。若患者体质素弱，或病至后期，出现虚象者，则补剂亦非一律禁用。《条辨》中之大、小定风珠，在阴液亏耗，肝风内动时，确有较好的疗效。运用是否得当，首在医者能识病，则宜清宜补或两法并用，乃能矢不虚发矣。《景岳全书》之八阵，列有清法，非尽废寒凉者。王氏既谓不可舍病之虚实寒热而不论，徒执药之纯驳以分良毒，则所谓学景岳者，为枉道徇人，其言不无偏激！

景岳取《素问》《灵枢》之条文，分类排比而成《类经》，非于二书下过极深功力者，绝难有此创举，注释亦不落恒蹊，颇便学习。《景岳全书》体例，每病缓引《内经》冠于篇首，次乃及于诸家，后再申以己意。论病约以"内伤""外感"两大类为纲，再胪列若干证为目，使学者一目了然。所订"左归""右归"两方，治腰椎骨质增生及跟骨骨刺之腰脚痛有一定作用。"两仪膏"治慢性肾炎，疗效亦称良好。景岳之善用补剂嘉惠于后世者正多，何能一概抹杀之。唯不善读者，不分病之虚实寒热而概施以补剂，景岳不任其咎也。反之，若凡病皆给以清凉剂，其弊岂不与滥用补剂，同样给患者造成痛苦耶？

《经纬》于叶、陈、薛，余诸家条文多所发挥。于旧注亦能正其谬误，补其不足。论药处更能辨析毫芒。《王氏医案》更切合实用。昔日张山雷先生告我："孟英书医案最好。"陆士谔先生也极称道之。同学可取而一读之。

二

书载"踏雪斋"及"扫叶山房"事，常疑文人相轻之风，何亦蔓延及于医界？不期此陋习，吾乡竟曾发现，但不及叶、薛名声之大耳，兹录其概略。

远族伯母某，体素弱，患阳明腑实证。饮食不思，而呕呃频频，午后发热甚于午前，延某大医诊视，多次服药无效，后坚辞不治，且告以病将不起，家人不忍坐视其死。乃改请张医。张曰：此易易耳，吾且住你家，坐视病人痊愈。先投以调胃承气，转矢气甚多，病者心中觉爽，复增大其剂，大便通而热退，竟霍然矣。当改请张医时，某大医扬言："我看张某如何出柳家门！"盖昔日医人甚以死人为忌。然其结果竟相反。是时，吴又可先生之《温疫论》在吾乡盛行，医者几乎人手一册。其书篇幅无多，而说理明彻，足以羽翼《伤寒论》，某大医或不屑一读也。然于此亦可见少而精，固胜于多而无当也。

切 诊

《难经·六十一难》曰："望而知之谓之神，闻而知之谓之圣，问而知之谓之工，切而知之谓之巧。"望闻问切谓之四诊，切居第四。《医宗金鉴·四诊心法》曰："医家造精微，通幽显，未有不先望而得之者。近世唯事切巧，不事望神，大失古圣先贤之旨。""望以目察，闻以耳占，问以言审，切以指参。明斯诊道，识病根源，能合色脉，可以万全。"还有人说，切诊宜包括腹诊。现代医学之诊法极多且详。业医者总不能遍学，而对于多年习用之四诊，仍宜并重。不宜独谈切脉，竟略去望、闻、问也。

谈 用 大 方

近几年见到一些大方，每剂动辄二三十味，每味辄一两、八钱，清温补消不分主次，君臣佐使，莫视端倪。甚或彼此炫奇，务竟繁博，几至形成一种风气。

方剂之源，《伤寒》《金匮》为早。方中药品都不甚多，依法用之，率多有效，并且为今之临床家所不可离者。《内经》中七方，"大"只占七分之一，非尽方而皆用"大"也。仲景之后，代有发展，约略言之，唐之《千金》《外台》，宋之《和剂》，明之《普济》，清之《金鉴》，皆能采访医人临证心得及民间流传之验法而汇集成书，分门别类，便于学习。药学如卫生部编印之《中国药典·中药部分》，广州出版之《中药临床应用》，每药均注有用量，虽不必钱、分墨守，究不宜越出常规太远。

其次，可资参考者为医案。医案为医者之实践记录，临证所遇病情未必悉如书册所载，或虚实并见，或寒热错杂，或一病而多因，或症繁而因简；医者察主次，析疑似，别异同，审细微，做出适当处理。于前人所制方剂外，创立新的疗法，给人开拓思路，仿效观摩。清代喻嘉言之《寓意草》，王孟英之《王氏医案》，俱称佳作。选本如《古今医案按》、《柳选四家医案》，近人何廉臣编之《全国名医验案》，皆去取谨严，评议允当。时人冉雪峰、黄文东、岳美中、赵炳南及蒲辅周均有医案刊行，部分且亲手撰写，条理清疏，矩矱井然，辨证准确，用药贴切，仔细研究，反复玩味，自能于处方之际，由博返约，渐趋精炼矣。

总之，方药是给人治病，以效能高，治愈速为原则，品多量重，服之者未必真受实益，而经济负担则巨。此与节约医疗开支、减少药品浪费，及巩固合作医疗均不适应，且影响到药源供应。

然大方亦非绝对不可用，须视其病情之所需，近之治癌肿方则较大，唯尚在摸索经验中。

又，施今墨医名颇重当时，所刊医案四卷，用药亦多，但能如韩信用兵，多多益善。此无他，布局有则，步骤分明，乃能不以多而偾事。然则大方固无害于治疗也，须视其组织药物之纪律如何耳。

阳明燥土，得阴乃安

邹润安曰："叶香岩云：'知饥不能食，胃阴伤也。'又云：'太阴湿土，得阳始运；阳明燥土，得阴乃安。'所制益胃阴方，遂与仲景甘药调之之义合。"此邹氏在所著《本经疏证》麦冬条下，引叶氏语。当时治脾胃者，多着眼温阳燥脾而忽视滋养胃阴。故邹氏引叶语以期引起医人注意。

然二者之间，自有区别，表现多在舌象，胃阴伤者，舌多少津，或光亮；脾阳虚者，舌多润而不干，或有浊腻之苔。色泽则胃阴不足者色多红（非绛）；脾阳不足者色多淡或淡白。辨之既明，用药乃不致误投矣！年来记忆力大减，录之备忘。

疫毒移于大肠下利

王孟英辑《温热经纬》引余师愚《疫疹一得》第三十八节云："疫毒移于大肠，里急后重，赤白相兼，或下恶垢，或下紫血，虽似痢，实非痢也。其人必恶寒发热，小水短赤。但当清热利水，宜'清瘟败毒饮'（生石膏，小生地，乌犀角，真川连，栀子，桔梗，黄芩，知母，元参，赤芍，连翘，甘草，丹皮，鲜竹叶），增石膏、黄连，加滑石、猪苓、泽泻、木通，其痢自止。误用通利、止涩之剂不救。"王孟英按："热移大肠，恶垢既下，病有出路，化毒为宜。既知不可通利，何以仍加苓、泽等利水，毋乃疏乎？唯滑石用得对证，他如金银花、槐蕊、黄柏、青蒿、白头翁、苦参、莱菔之类，皆可采也。"

又引第三十九节云："毒火注于大肠，有下恶垢者，有利清水者，有倾肠直注者，有完谷不化者，此邪热不杀谷，非脾虚也。较之似痢者稍轻。考其证，身必大热，气必粗壮，小溲必短，唇必焦紫。大渴饮冷，腹痛不已。四肢时而厥逆。宜因其势而清利之，治同上条。"王孟英按："焦唇大渴，津液耗伤，清化为宜，毋过渗利。唯冬瓜煮汤代茶煎药，恣用甚佳。"

又引陈平伯《外感温病篇》云："风温病，身热咳嗽，口渴下利，苔黄谵语，胸痞，脉数。此温邪由肺胃下注大肠，当用黄芩、桔梗、煨葛、豆卷、甘草、橘皮之属，以升泄温邪。"王孟英按："伤寒为阴邪，未曾传腑化热，最虑邪气下陷，治必升提温散，而有早下之戒。温热为阳邪，火必克金，故先犯肺，火性炎上，难得下行。若肺气肃降有权，移其邪由腑出，正是病之去路（杨素园云：小儿患疹必下利，与此正同，故温病多有发疹者。误升则邪入肺络，必喘吼而死）。既云宜清泄其邪，不必专于治利矣。况有咳嗽胸痞之兼证，岂葛根、豆卷、桔梗之所宜乎！当易以黄连、桑叶、银花。须知利不因寒，润药亦可多用。仲圣以猪肤白蜜治温病下利；《寓意草》论肺热下利最详，学者宜究心焉！……忆嘉庆己卯春，先君子病温而大便自利，彼时，吾杭诸名医咸宗陶节庵书以治伤寒，不知所谓温病也。见其下利，悉用柴葛升提，提而不应，或云是漏底证，渐投温补，病日以剧，将治木矣。父执翁七丈荐蒲上林先生来视。蒲年甚少，诊毕，即曰是温病也，殆误作伤寒治，而多服温燥之药乎？幸而自利不止，热势尚有宣泄，否则早成灰烬，奚待今日耶？即用大剂犀角、石膏、银花、花粉、鲜生地、麦冬等药，嘱煎三大碗，置榻前，频频灌之。药未煎成之际，先榨蔗浆恣饮之。诸戚长见方，相顾莫决，赖金履思丈力持煎其药，至一周时服竣，病有起色，遂以渐愈。"

以上《经纬》所引之三节论治。都是讲温病或疫病的下利，其下利之原因，是由热移大肠。诊查病人的时候，要注意看其身热、口渴、苔黄、谵语、脉数和身必发热、气必粗壮、溲短、唇焦紫、大渴喜冷、腹痛不已。所下之便，赤白相兼，或下恶垢（其粪便的气味秽浊难闻），或下紫血，或倾肠直注（即所谓"暴注下迫，皆属于热"者也）。四肢时而厥逆（即所谓"热深者厥亦深也"）。根据这些表现，乃可断其下利是属于热，才不致把热利当作寒湿利误治。用药方面，王氏的按语细腻入微，清疏切当，超过原著。利既因热下行，清热而利自止。升提渗利，一切耗津之药，都不登对。

孟英还举出其尊人温病下利，初误于温燥药而利加剧，继改服清润药而利愈。这是个鲜明的对比，也是我们继承和验证前人学说是否正确的好方法。

余1928年孟夏病温，高热下利，胸满恶哕，渐至昏不识人者五日，范体纲先生用"蒌贝养荣汤"起之。服药之前，亲戚中有会挑"羊毛疹"者，在胸部针刺，放出黑血甚多，烦乱顿减，继服范药，随即得汗而渐痊。

又，挑"羊毛疹"，是当时民间治疗高热稽留的一种方法，现在鲜有用者。

吴鞠通谈"泻白散"

吴鞠通《泻白散不可妄用论》："钱氏制泻白散，方用桑白皮、地骨皮、甘草、粳米。治肺火皮肤蒸热，日晡尤甚，咳嗽气急，面肿热郁肺逆等证。历来注此方者，只言其功，不知其弊。如李时珍以为泻肺诸方之准绳。虽明如王晋三、叶天士，犹率意用之。愚按此方治热病与小儿痘后外感已尽，真气不得归原，咳嗽上气，身虚热者，甚良。若兼一毫外感，即不可用。如风寒、风温正盛之时，而用桑皮、地骨，或于别方中加桑皮、或加地骨，如油入面，锢结而不可解矣！"

王孟英云："此泻去肺热而保定肺气之方也。若肺不伤于热而伤于风寒者，诚有如鞠通所谓必将邪气恋定，而渐成劳怯矣。故用药必先议病也。"

《中药实用》云：咳嗽和水肿而属于寒者不宜用。

一沤按：吴鞠通论泻白散不宜用于外邪未净之咳嗽，与徐洄溪论熟地、五味子咳嗽用之过早即能恋邪，二文意义略同，但熟地、五味子之滋敛，人尚易知，桑皮、地骨皮则习焉不察。《中药实用》则直言属于寒者不可用，可谓一针见血。

清·莫枚士著《研经言》，其桑白皮根解曰："据《本经》主伤中、五劳、六极、羸瘦、崩中、绝脉，补虚、益气云云，则桑白皮补肺也。《别录》则主肺中水气、唾血、热渴、水肿、腹满、肺胀，利水道、去寸白、缝金疮，似桑白皮又泻肺也，岂相背哉？盖《本经》'中'字，皆指胃言。胃主肌肉，百脉秉谷气而成，则羸瘦绝脉亦系胃病。补虚者补胃之虚，益胃者益胃之气。胃以下行为顺，胃逆则肺不平，而肺病作。《本经》著治胃之效，而肺之平，不言可喻也。《别录》以经义隐约，故推衍之。其主治胃逆凌肺之证，一本一标，词相反，义相承。《肘后方》以之治消渴尿多，及产后下血，是宗《本经》为用。钱仲阳泻白散治小儿肺经实热，是宗《别录》为用。"

一沤按：此文莫氏解释桑白皮而未及地骨皮。徐洄溪曰泻白散能治肺中之饮，盖亦独指桑白皮也。

记 战 汗

孙雨亭与余及赵云青君同时学医，过从甚密。1929年，雨亭在津患温病，乃招余与云青同往。病已十余日，高热不退。一日早晨，将作战汗，突然烦躁焦急，胸闷气喘，脉数急。急请张师锡纯先生，对其脉之不静，神之不安，亦感惊异。因命急购犀角面和生石膏面，蘸梨片吃。约十分钟，头上蒸蒸汗出，继而颈项胸亦见汗，汗出过胸，略觉安适。周身汗彻，脉转沉缓，神情安顿，高热亦去，感到疲乏。稍吃些稀饭，即安然睡矣。一次战汗病即痊愈，未作二次。

又，某村程某，男，30余岁，在某年患温病发热十余天。战汗之日烦躁不宁，战抖磕牙，四肢发凉。家属来请诊，急至其家，患者头上已见汗，神稍安。移时汗彻，则神态自如，已安静矣。

又，某村荣某，男，40岁，某年患温病，发热八天，欲作战汗，烦躁异常。往视时，已汗彻而坦然安睡矣。

此三例战汗，皆在早晨，均一战汗出而病解。然温病欲解，不一定皆有战汗。

战汗多发在顷刻之间，无何表现可以预测。只在战汗将作之前，突然战栗发抖，神情烦躁，异常不安，四肢厥冷，呼吸急促，脉急无伦。医者宜参考治疗经过，切勿惊慌失措。此三例，除第一例张师给石膏、犀角、梨片外，余二例均未给药。

前人对"战汗"论述很多，如《伤寒论》云："太阳病未解，脉阴阳俱停，必先战栗，汗出乃解。但阳脉微者，先汗出而解。但阴脉微者，下之而解。"魏柳洲曰："脉象忽然双伏或单伏，而四肢厥冷，或爪甲青紫，欲战汗也。宜熟记之。"戴麟郊《广温热论》云："温病不论初起末传，俱以战汗为佳兆。以战则邪正相争，汗则正透邪出。然有透与不透之分，凡透者，汗必淋漓，汗后身凉，口不渴，舌苔净，二便清，胸腹胁无阻滞结痛，始为邪解之战汗。否则余邪未尽而复热，则又有再战汗而解者，有战汗须三四次而解者。……战汗之时，脉多停止，勿讶。得战汗之后，脉自见也。"叶香岩《外感温病篇》曰："若其邪始终在气分流连者，可冀其战汗透邪，法宜益胃。令邪与汗并，热达腠开，邪从汗出。解后胃气空虚，当肤冷一昼夜，待气还，自温暖如常矣。盖战汗而解，邪退正虚，阳从汗泄，故渐肤冷，未必即成脱证。此时宜令病者安舒静卧，以养阳气来复，旁人切勿惊惶，频频呼唤，扰其元神，使其烦躁。但诊其脉，若虚软和缓，虽倦卧不语，汗出肤冷，却非脱证。若脉急疾，躁扰不卧，肤冷汗出，便为气脱之证矣。更有邪盛正虚，不能一战而解，停一二日再战汗而愈者，不可不知。"此节未讲战汗前之脉，只讲战汗后之脉，能与戴之所论结合起来，则遇战汗前之脉停或伏，及战汗后之肤冷汗出，乃不致茫无主见，手足失措矣。

总之，战汗后以神清、脉静、身凉为佳。不因战而汗，汗后也以神清、脉静、身凉为顺境。叶氏谓脉急疾，躁扰不卧者为逆境。即使不在战汗后出现，亦为危候。如大孟庄王某，年60余岁，温病汗后热不解，脉急疾。侄女柳宗淑，亦因温病高热，脉数急不减，都寝至不救。

截 疟 退 热

疟疾的发热，一日一发或间日一发，或三日一发，均有规律。发作时先有寒战，然后壮热，伴有头痛口渴，最后汗出热清。诊断较容易。一般用常山、草果、槟榔等药治疗，效果很好。

清·王孟英论疟，有正疟与类疟之分。治正疟以小柴胡为主方。类疟则宜辨清其病因，不能板滞地固守一小柴胡方。

我们所见者，多是正疟，用小柴胡汤加入常山、草果、槟榔等药，取效甚捷。病久体虚者宜兼顾正气。兼有其他杂证者，分别给予对症的药物。

高秀英，女，31岁，某庄人，1973年1月13日诊。

产后五十多天，于11日晚六点先发寒战，随即高烧，移时出汗，汗后热解。12日又按时发作一次。来做疟原虫检查。口苦，乳汁不足，脉滑。

处方：柴胡8克，常山9克，草果仁6克，槟榔9克，当归8克，黄芩9克，太子参9克，半夏9克，建曲9克，甘草6克。水煎午后服。服药后寒热未发作，又服二剂，愈。

施某，女，77岁，杨村公社某大队人，1972年8月18日诊。

每日下午先冷后烧已数天。化验检查（上午检血）未找到疟原虫。脘满食少，便秘。苔白腻，脉滑。

处方：藿香9克，茵陈12克，滑石12克，薏苡仁12克，菖蒲6克，柴胡6克，黄芩9克，常山6克，草果仁6克，槟榔6克，郁李仁9克，甘草6克。取药二剂。

19日上午服一剂，当日寒热未作。20日服一剂。22日取药二剂，以巩固疗效。后一直未再复发。

高张氏，女71岁，城关公社某大队人，1976年8月31日诊。

午后先冷后烧，烧时头痛，已七八天，脘满，脉滑，苔稍腻。病情颇似疟疾。季节正是夏秋，问她村无患疟疾者。时值大地震后不久，未作疟原虫检查，给以清暑化湿和解少阳方：

柴胡9克，常山9克，草果仁9克，槟榔9克，半夏9克，藿香9克，滑石9克，薏苡仁12克，黄芩9克，焦曲9克，银花9克。取药二剂。9月1日、2日上午各服一剂，3日家属来说，服药两天均未发作。原方又取二剂。

回忆1940、1941两年，患疟者甚多。有一日一发者，有隔日一发者，多是愈后复发。亦有隔两日一发者，此占少数。当时我也被传染。初发时正值三伏天，出诊30余里，虽天气酷热，又骑车赶路，但无汗出。盖是发冷时也。归途中即感头晕，身酸楚。勉强到家，则高热大作，头痛如劈。吃点西瓜，停滞脘间，呕之不出。须臾汗出，头痛与热始解。知是疟疾。次日即服奎宁，隔日又服一次。未再发作。过半个多月出诊大王庄，路稍远，回来又发冷烧。此次是每日一发，仍用奎宁治愈。知疟疾可因劳复。又，吃生冷能使疟复发，也能致病，如张某，在天津仁寿堂药店学徒，端阳节吃冰镇粽子与鸡肉，随即午睡。过几天即发寒热。一个月后，形体消瘦，食欲大减。吃了两剂"一小堂开胸顺气丸"（中有黑丑），泻下未消化的粽子、鸡肉，寒热遂愈。

中药治疟，常山最为有效。应在发冷前六小时服药。即秦谦斋所说截疟退热法也。有谓常山服之多吐，盖单用之故也，我用过多例，均配半夏，故未见有此反应。亦曾治一孕妇病疟，因奎宁为孕妇禁忌，故用单味常山治之，疟愈而胎无恙。

癃　闭

小便癃闭原因不一，然大致可概括为湿热与虚寒两端。张师寿甫先生制"济阴汤"，治阴分虚损血亏不能濡润，小便不利。1934年东吕村范某，工人，三十岁。小便癃闭已一周，曾导尿一次，积尿排出，旋又不通。面色无华，不尿而小腹膨胀，时时皱眉，仰卧难于转侧。舌淡红，脉沉细。此阴分虚损而阳亦不足也。

先与麝香三厘，葱半斤，切碎、纱布包，放麝香于脐上，葱包放麝香上，再取暖水袋装热水置葱包上。约一小时，尿逐渐排出，腹胀顿消。更与济阴汤加威灵仙、党参。

处方：大熟地30克，生白芍15克，生龟板15克，地肤子3克，威灵仙3克，台党参15克，水煎服。另告家属采鲜茅根煮水常饮。共用三剂，尿遂畅通无阻，不复癃闭，后未再发。

蛔　厥

某年炒米庄，王姓男孩，年9岁。患腹痛，服山道年甘汞片驱虫，虫未下。又经他医用消导通便之大黄、瓜蒌等寒下剂，大便仍未下。反出现四肢厥逆，手冷及肘，足冷近膝。面青暗淡，冷汗频出，腹痛更剧，辗转呼号，不食且哕。脉沉极细，腹中积块，可以扪到。因考虑病孩本是虫积，服驱虫不误。唯体质偏弱，又被寒下药遏抑脾阳，故肢厥而冷汗频频也。

议先复其阳，助其健运，然后下之。最后决定温运通利驱虫并进。遂用桂枝、吴茱萸、干姜、附子温阳；雷丸、君子、苦楝皮、鹤虱驱虫；佐以具有既驱虫又能通便之黑牵牛、槟榔。水煎成，分三次服，以防其吐也。药服完，肢厥渐温，腹中作响，转矢气，先下蛔虫成团，数十条拧在一起，继又大下稀便与蛔虫。泻七八次，共下虫三百余条，是时患儿已思食，痛楚大消，继与调理脾胃药而愈。

消　渴

1977年，患者郑某，女，50岁，北蔡村公社某大队人。饮水量多于平日数倍，因咽喉之燥气不解。因多饮而尿亦频，半年未愈。查尿糖阴性。舌面微涩，脉缓。治以麦冬、花粉、党参、甘草、元参、石斛、黄精、玉竹、郁金、葛根，继加熟地。渴止，稍有带下，腰痛，耳鸣。再加山药、菖蒲，约服十二三剂，遂愈。

患者说："以前觉心慌气短，服过补中益气丸六十余剂，以后出现口渴、多饮、多尿。"补中益气中之参、芪、术为补脾药，升、柴为升提药，不宜于阴虚之人，遂犯"柴胡劫肝阴"之戒，服用且多至六十余剂，更造成伤阴耗液矣。

邹润安曰："柴胡为用，必阴气不舒，阳气不达者，乃为恰对。……凡阳气下脱，虚火上炎及阴虚发热，不因血凝气阻为寒热者，近此正如砒鸩矣。"

《温热经纬·叶香岩三时伏气外感篇》有"柴胡劫肝阴，葛根竭胃汁"句。所指本为幼年患疟，"庸俗但以小柴胡去参或香薷、葛根之属"而引起副作用。叶氏遂引申张凤逵《治暑全书》中语，唤起医者注意。

柴胡、葛根属于辛凉解表类，似不如是之烈，若在肝阴虚，胃阴不足之体，用时当斟酌再三。

我们用葛根，多伍于大队生津品中，故未见竭胃汁之弊。

遗　　尿

前人治遗尿，多以固涩，缩泉之法固其门户，是治标之意，非塞源治本之道。《素问·宣明五气篇》曰："膀胱不利为癃，不约为遗溺。"《张氏医通》认为：膀胱者，州都之官，津液藏焉，卧则阳气内收。肾与膀胱之气虚寒不能约制，故睡中遗尿。患儿虽脉舌正常，然先天禀赋不足，生后肾气虚弱，遂致此病。也有到二十余岁自愈者，是为后天脾胃强健，得水谷精微以充养先天，肾气足而遗尿自愈。所以在治疗方剂中，改用补阳之品如桂附等加入缩泉剂中，颇称应手。

基本方：桑螵蛸15克，覆盆子15克，熟地15克，山药10克，附子3克，远志3克，益智仁3克。水煎服，每晚一剂。

本方初用于杨氏姐弟二人，姐年14岁，弟年11岁，身体发育很好，无何衰弱表现，从小尿床，虽晚间控制饮水，仍是被褥湿漉，颇以为苦，且羞于就医。服上方三剂后即呈间断性遗尿，十余剂后痊愈。后又治疗几十例病人，都很满意。

临床中，检查无其他疾病如神经系统疾患、蛲虫、男儿包皮过长等为诱因者，皆可应用本方。

民间验方治疝气

小王甫村人用流传验方治"小肠疝气"。方为升麻、小茴香、荔核、瞿麦各9克，四味，水煎服。方子的来源不详。我曾用此方治过多例，亦验。

刘某，男，10岁，尖咀窝村人，1962年就诊。患疝气二年多，立则坠入阴囊，卧则复还腹内。立时左侧腹股沟有一条肿物。因其母仅一子，虑其绝嗣，来院就诊，遂用此方加入柴胡、橘核等药，连服二十余剂。药后至今未复发。

继治郭官屯许姓一幼童，症状与刘同，亦愈。

1973年6月28日，长屯大队黄某，男，36岁。患小腹痛，茎后有硬肿块，坠连睾丸，拘紧胀痛。脉沉弦，舌润。

外科诊为鞘膜积液，患者不愿手术而求诊于中医。

处方：茴香18克，瓜络12克，橘核12克，荔核12克，木香6克，云苓12克，薏苡仁30克，川楝子6克，元胡9克。

服二剂，坠痛不减，改服下方：

柴胡9克，升麻9克，薏苡仁30克，川楝子9克，荔核12克，元胡9克，瞿麦9克，木瓜9克，茴香15克，云苓12克，丁香6克。

十二剂，水煎服，每日一剂，至7月14日，肿痛全消，未再发作。

本院内科某大夫患此病，加入刺猬皮服二十余剂，亦效。其患有高血压病，服升麻血压竟无波动。

验方中的四味药，《本草纲目》载，茴香治疝气入肾（指阴囊），疝气偏坠。荔枝核治小肠疝气，或加茴香、青皮。此二味为主药，升麻能升提，升元气于至阴之下。方中用之，坠者能使其升。瞿麦利水化瘀用以为佐，是仿六味地黄丸之用泽泻，五子衍宗丸之用车前子，取其补中有泻之意也。

治 血 友 病

时美辰健在时，行医于杨村镇，1958年创设民办中医学校。颇能起奇疾，唯方不留副，且多散佚，故医案亦无法整理。忆其治一血友病，多方不验，津市诸医，亦束手。时君用10余剂药而病起，后未复发。惜其方不能全记，但知有生地炭二两，茅根炭二两，三七粉五钱。愚意血得热则妄行，生地、茅根皆凉血，炒之成炭，则止血之力更优，三七止血最强，唯少用则力不达。

定风珠治验

吴鞠通云："热邪久羁，吸烁真阴，神倦瘈疭，脉气虚弱，舌绛舌少，时时欲脱者，大定风珠主之。"陆九芝在其《世补斋医书》中，评《温病条辨》说："方名增液用元参、麦冬，以及一甲、二甲、三甲之复脉汤，小定风珠、大定风珠，无非滋腻伤阴，引邪内陷，……此之一甲、二甲、三甲、定风珠，方名之恶极者也。……"陆氏一代名医，做出此评，殊欠公允。

余于1963年春，治一名8岁女童孙某。发热四十余日不解，气微、神倦、手指蠕动，有汗而热不解。近三日来，饮食极少，身体羸瘦，舌赤，脉细数。曾经多医治疗不效，其父来请诊，不过以聊尽人事之意，无望复生。

此乃热邪久羁，阴虚风动。为开大定风珠原方，量减半。

处方：白芍10克，阿胶5克，生龟板7克，干地黄10克，火麻仁3克，生牡蛎7克，麦冬10克，炙甘草7克，生鳖甲7克，鸡子黄1个，五味子3克。

浓煎，一日三次分服，病大减。继服数剂，竟从此痊愈。

漏底伤寒难治案

下利因热盛，用解毒清热法获效者甚多。间亦有不效者。某年，某村何姓姑嫂，年均二十余岁。秋闻同时患温病。高热口渴，舌色绛，舌面隆起如覆盆子状，神糊，谵妄，脉数疾，下利一日夜十余次，粪稀臭秽。用大剂清营解毒药，症不稍减。请赵翰儒先生来，赵擅长治伤寒、温病。诊之，亦谓棘手。渐至神糊愈甚，泄仍不止，后更出现腹胀。昔人谓"漏底伤寒"为难治，盖以临证久而始有此结论也。

青蒿鳖甲汤治验

1958年秋，翟某，男，18岁，患温病，午后发热，至晚尤甚。舌绛，脉沉数。《温病条辨》云："夜热早凉，热退无汗，青蒿鳖甲汤主之。"又云："六七日以外，脉尚躁盛者，重与复脉汤。"遂二方合用。

处方：青蒿6克，生鳖甲12克，生地12克，知母6克，丹皮9克，炙甘草18克，麦冬15克，生白芍18克，阿胶9克，火麻仁6克。

服一剂热即轻，继服数剂，热全退，脉转和缓而愈。

湿热痢忌早服温热药

1940年，某村田姓妇女，50余岁，秋间病痢，其某亲知医，给米壳、诃子、炮姜、肉蔻等温涩药不效，遂来延诊，患者面赤唇红，壮热烦躁，口渴饮冷，泛恶频频，一日夜下痢二十余次，便时腹痛，肛门灼热，小溲短赤，舌红苔黄，脉数有力。湿热积滞未清。前医未加详察，以患者体质素弱，早投兜涩遂有此变。为疏白虎加参复白头翁法：生石膏、知母、粳米、甘草、西洋参、白头翁、秦皮、川柏、川连、银花、竹茹、滑石、桑叶。服二剂，热、泻、烦、恶皆减。略进稀粥。又服二剂，痢减至每天四五次。去膏、知，加石莲、白芍，养胃敛阴。最后以西洋参、寸冬、石斛、白芍、银花、内金、炒谷芽、槐蕊清养胃阴，并肃其肠中积留之湿热，逐渐痊愈。

痢疾滞热尚盛，误投涩敛，每生此变。《王孟英医案》中多有治验记载，此例亦师孟英法也。初投白虎时，病家见前医主温涩，今易清利，疑虑重重。其兄子霖亦知医，谓可试服。遂得获效。

温病误于辛温之教训

吴鞠通云："汗后脉躁，阴虚之极，能以甘凉沃之得法，亦有得生者。"此乃吴氏提示温病真阴大亏，可用甘凉沃之。然阴液枯涸已极者，多难挽救。

1937年春，某镇，戚某，男，五十余岁。发热一月不退，渐至神识极度昏糊。其婿侯某邀余往诊。见神识昏愦，在耳旁大声呼之不应，摇其头亦不醒，唯目微合如睡。手足蠕动，身热灼手。齿燥，血渍齿上如酱瓣。启齿视舌，干涸如炭，扪之，毫不湿润。气促，呼气有秽浊味。溲赤如血，自遗。腹软不胀。脉洪大而有结代。一个月中，每天吃药。出示前方，或为羌、防辛散，或为参术温补，无一顾及清解益阴者。热邪久羁，本即伤阴，益以辛温重伤阴液，所谓抱薪救火者也。勉作焦头烂额之客，为酌增液滋枯之法，作沃焦救焚之计，重剂投之，但已无及矣！

燮理汤治痢疾

燮理汤出张师寿甫先生之《医学衷中参西录》。1935年，北商村一罗姓妇女，年四十余岁。秋间患痢疾，已二十余日，身热不扬，下利红白，腹痛里急，一日如厕十余次，舌淡红，口干渴，唯不喜饮冷，气弱神倦，纳食甚少，脉濡稍数。肠中湿热未净，胃气已虚，遂用燮理汤加味。生山药、银花、白芍、炒牛蒡子、甘草、黄连、肉桂、石菖蒲、桑叶，服三剂，痢减一半，身热亦退，食欲略振。去桑叶，加炒谷芽，又服四剂，痊愈。

张师寿甫先生言："若下痢已数日，亦可服此方。又治噤口痢。"患者滞热未净，胃气甚虚，颇合本方。

加石菖蒲开胃，桑叶退身热下利。王孟英讲过，每治体弱者患利或下利日久，湿热不重者服此药多效。

又先生在方下注"如白痢加鸭蛋子二十粒去皮，药汁送服。"伊曾以鸭蛋子治滕玉可热痢便血。滕愈后赠以七绝一首云："一粒苦参一粒金，天生瑞草起疴沉。从今觅得活人药，九转神丹何用寻。"师云鸭蛋子即鸦胆子，有称"苦参子"者，但非苦参之籽实也。此事医林亦传为佳话云。

我村北邻田大娘患痢疾一年，时发时止，有人告其服鸦胆子，去皮，龙眼肉包好，吞服，每天三十粒，服至半个月即愈，后未复发。盖民间早已流传此方也。

一沤按：此药味极苦，服时需用龙眼肉或豆腐皮，馒头皮包吞，亦可用胶囊装，吞服。

养脏汤法治一虚性下痢

痢疾古称"滞下"，多以清利湿热，疏导积滞为治。并有"行血则便脓愈，导气则后重除"之说。若延之稍久，湿滞已不甚盛，则"燮理汤"为适用，若延之再久，中气亏虚，下焦不固，则宜用固涩之法，且可复以升提之品，即喻西昌所谓逆流挽舟法也。

1974年治一女性患者，年60余岁，患痢疾将近一月，面色苍白，目合懒睁，气怯声微，四肢不温，进食极少。且有恶哕，大便昼夜排五六十次，杂有脓血，粪呈腥气，略无臭味，大孔不闭，脉微欲绝。会诊共商，停用清热导滞之药，改用固脱涩敛、温中提升之法。处方为：赤石脂、禹粮石、米壳、诃子、肉桂、柴胡、葛根、人参、山药、银花、石莲、菖蒲，以此方加减，服至十余日，症状大见好转，一月后痊愈。

水蛭化癥瘕

一

赵云青先生，医学精深。1929年又礼盐山张锡纯先生于天津，治验极多。孟广璧室人，小腹癥瘕，月经不通已数月，畏针灸及汤药。先生治以水蛭（微炒）轧成粉末状，每日6克，加白糖冲服。服至90克，月经通，癥块消。

张锡纯先生言，水蛭宜生用，疗效优于制熟者。轧面也宜生用。余见捕水蛭者，均以铁丝穿贯晒干，味殊腥。入丸散时，以烘干为宜。

二

肖子华室人，经闭数月，小腹膨胀如覆釜。孙雨亭先生治以大剂化瘀药，主用水蛭24克，辅以虻虫、䗪虫、三棱、莪术、桃仁、西红花、山甲、皂刺、大黄、肉桂等。服第一剂略觉腹痛，服第二剂后腹大痛，继而下黑紫色血块甚多。同时，入人参30克、山萸肉120克，防其血大下而致虚脱。患者血大下时，有气不接续之感觉，急煎人参15克、山萸肉30克频频服之。后用益气和血法，调理月余而愈。

《神农本草经百种录》云："水蛭迟缓善入，迟缓则生血不伤，善入则坚积易破，借其力以攻积久之滞，自有利无害也。"此徐洄溪发挥水蛭之作用。遇此等病可以放胆使用，不必顾虑重重也。

又见刘山林治一妇女瘀血闭经，用大黄、三棱、莪术，每味6克，醋炒、存性、轧面，3日分服，月经即通，此又善于使用三棱、莪术者矣！

三

水蛭化癥瘕，不是每个患者服后皆有瘀血或肿物随之而下。某年治朱克俭室人，结核性腹膜炎用抗痨药已愈。唯体尚瘦弱，脐右有一肿块，触之如馒首大，亦不喜按。为其配制水蛭面，每日服3克，同时服人参养荣丸，每日一丸，以培正气。一个月后，块消痛除。体弱患者用化瘀药，同时辅以养正，使瘀消而正不伤，且能增强化瘀之力。

水蛭治遗精

水蛭化癥瘕、消积聚，《本草》称其为化瘀行血之妙品。我姨兄李瑞东得一铃医传授，用之治滑精，则非本草所载也。其法，取生水蛭用炒热之滑石粉烫（不能炒黑），轧成粉末状。加朱砂、琥珀。处方为水蛭3克，朱砂、琥珀各0.3克合研。白水送服。每日一至二次。治愈多人。其功用是缩阳。遗精、滑精者，有阴茎常勃起者，水蛭可抑制之。亦不引起阳痿。相火旺盛者宜之。

轻粉治蓄水

经云："大毒治病，十去其六。"某年，刘妪病蓄水，每隔二三月即吐一次，一星期不止。所吐水较寻常饮水多三四倍。用利水止吐法不验，用许叔微苍术治饮癖法亦不验，后以轻粉五分，分装胶囊，分三次服，每日一次。下积水色绿，量甚多，后竟未犯。

人参治吐血

安（次）武（清）两县合并时，卫协开会。安次孙姓老医谈，伊以人参一两煎汤，治愈一吐血重症患者。吐血已数日，倾碗盈盆，止血药如棕榈炭、军炭……服之无效，奄奄待毙。孙君以人参煎汤饮之而止。听者疑信相半，予则谓孙君乃深得唐容川止血治气之邃旨者。又人参补气，为水中之阳，甘寒滋润，大生津液，津液足而肺金濡润。肺生气，其叶下垂以纳气，此又纳气之旨也。

生石膏治热痹

余师愚治一嘴唇焮肿患者，"计用石膏八斤有零。……"江笔花尝治一独子患瘟病，"先后用石膏至十四斤余而瘢始透。……"此皆治瘢疹热毒太盛，敢于用大量石膏者。

孙雨亭治其表兄陈玉连，年30岁。某秋患温病，身烧已退，而热流下肢，两腿痛。只能仰卧，稍一转侧，痛即大作。呻吟之声达于户外。邻近医生悉以治风湿法，如蠲痹汤类与之，无效。雨亭往诊时，已逾一月矣。诊其六脉，洪大有力。初投以生石膏二两，略佐络石藤、忍冬藤、丝瓜络、桑枝、地龙等，痛微减。继以原方，生石膏再加二两，水煎服。另服生石膏细面，每天一两冲服，后增至每天二两，痛乃大减。在治疗过程中，单用生石膏面，效力尤著。凡服石膏至十三斤多，始痊愈。服生石膏面，对胃肠无不良影响。

生石膏治热痹用量如是之大，非有卓识，断不敢用。此堪与余、江二君媲美矣！雨亭往诊时，曾招余与赵云青医生会诊，故知之甚详。

益母草、白茅根治急性肾炎

益母草、白茅根治急性肾炎甚效。干品每味30～60克；鲜品90～120克。急性肾炎颇似中医学之"风水病"。但风水病人验尿不一定皆有变化。治风水或宣肺，或实脾。初病以宣肺为好，越婢加术汤为代表方剂。

益母草又名茺蔚，今则多以茺蔚名子，益母名草。《本经》谓子明目益精除水气，苏恭谓茎叶去浮肿下水……李时珍谓活血破血，调经解毒……大小便不通。

白茅根《本经》称主治劳伤虚羸，补中益气……利小便。时珍谓止吐衄诸血，伤寒哕逆，肺热喘急，水肿，黄疸……。

1969年长夏，张大庄马某，患急性肾炎，头面周身俱肿，转来我科。告以每日自采益母草、白茅根鲜品，每味100克，煮水饮。一周后肿大消，有时因心中发热，或尿色发黄，即加自采鲜旱莲草、鲜生地各30克，至一个月痊愈。查尿完全正常，后未复发。以后又用此法治疗多人皆效。可谓简、便、廉、验。

小蓟治舌衄

某年一杨姓妇女，20余岁，患舌衄。舌上有小出血点，每流血辄盈碗不止，已半年，久治无效。专科治之，效亦不显。有人告以单方，用刺儿菜根捣汁饮之，刺儿菜名小蓟，全草与根均主凉血。无鲜根，即煮干全草亦可。服三月后，血竟止。